国家卫生健康委员会"十三五"规划教材

全国高等学校教材

供口腔医学类专业用

口腔临床药物学

第 5 版

主　编　王晓娟

编　者　（以姓氏笔画为序）

于世宾（空军军医大学第三附属医院）

于维先（吉林大学口腔医学院）

王　智（中山大学光华口腔医学院）

王建莉（四川大学华西口腔医学院）

王晓娟（空军军医大学第三附属医院）

冯　斌（空军军医大学第三附属医院）

李国林（上海市第八人民医院）

吴飞华（上海交通大学医学院附属第九人民医院）

武和明（南京医科大学口腔医学院）

尚姝环（武汉大学口腔医学院）

郑利光（北京大学口腔医学院）

赵　科（四川大学华西口腔医学院）

主编助理　成黎霏（空军军医大学口腔医学院）

人民卫生出版社

图书在版编目（CIP）数据

口腔临床药物学 / 王晓娟主编. —5 版. —北京：
人民卫生出版社, 2020
第 8 轮口腔本科规划教材配网络增值服务
ISBN 978-7-117-28900-9

Ⅰ．①口⋯　Ⅱ．①王⋯　Ⅲ．①口腔疾病－药物学－医
学院校－教材　Ⅳ．①R988.2

中国版本图书馆 CIP 数据核字（2019）第 194105 号

| 人卫智网 | www.ipmph.com | 医学教育、学术、考试、健康，购书智慧智能综合服务平台 |
| 人卫官网 | www.pmph.com | 人卫官方资讯发布平台 |

口腔临床药物学
第 5 版

主　　编：王晓娟
出版发行：人民卫生出版社（中继线 010-59780011）
地　　址：北京市朝阳区潘家园南里 19 号
邮　　编：100021
E - mail：pmph @ pmph.com
购书热线：010-59787592　010-59787584　010-65264830
印　　刷：北京盛通印刷股份有限公司
经　　销：新华书店
开　　本：850 × 1168　1/16　印张：14
字　　数：422 千字
版　　次：2000 年 4 月第 1 版　　2020 年 3 月第 5 版
　　　　　2024 年 11 月第 5 版第 10 次印刷（总第 33 次印刷）
标准书号：ISBN 978-7-117-28900-9
定　　价：50.00 元
打击盗版举报电话：010-59787491　E-mail：WQ @ pmph.com
质量问题联系电话：010-59787234　E-mail：zhiliang @ pmph.com

国家卫生健康委员会"十三五"规划教材
全国高等学校五年制本科口腔医学专业
第八轮 规划教材修订说明

1977年,卫生部召开了教材建设工作会议并成立了卫生部教材办公室,决定启动第一轮全国高等医学院校本科口腔医学专业卫生部规划教材编写工作,第一轮教材共5种,即《口腔解剖生理学》《口腔组织病理学》《口腔内科学》《口腔颌面外科学》和《口腔矫形学》。自本套教材第一轮出版40多年来,在原卫生部、原国家卫生和计划生育委员会及国家卫生健康委员会的领导下,在教育部支持下,在原卫生部教材办公室的指导下,在全国高等学校口腔医学专业教材评审委员会的规划组织下,全国高等学校五年制本科口腔医学专业教材已经过七轮修订、一轮数字化升级,形成了课程门类齐全、学科系统优化、内容衔接合理、结构体系科学的由规划教材、配套教材、网络增值服务以及数字出版组成的立体化教材格局,已成为我国唯一一套长期用于我国高等口腔医学院校教学的历史最悠久、内容最权威、结构最优化、形式最经典、质量最上乘的口腔医学专业本科精品教材。老一辈医学教育家和专家们亲切地称本套教材是中国口腔医学教育的"干细胞"教材。

2012年出版的第七轮全国高等学校本科口腔医学专业卫生部规划教材共15种,全套教材为卫生部"十二五"规划教材,全部被评为教育部"十二五"普通高等教育本科国家级规划教材。

2017年本套第八轮教材启动修订,当时正是我国进一步深化医教协同之际,更是我国医疗卫生体制改革和医学教育改革全方位深入推进之时。在全国医学教育改革发展工作会议上,李克强总理亲自批示"人才是卫生与健康事业的第一资源,医教协同推进医学教育改革发展,对于加强医学人才队伍建设、更好保障人民群众健康具有重要意义",并着重强调,要办好人民满意的医学教育,加大改革创新力度,奋力推动建设健康中国。

教材建设是事关未来的战略工程、基础工程,教材体现了党和国家的意志。人民卫生出版社紧紧抓住深化医教协同全面推动医学教育综合改革的历史发展机遇,以全国高等学校五年制本科口腔医学专业第八轮规划教材全面启动为契机,以规划教材创新建设,全面推进国家级规划教材建设工作,服务于医改和教改。第八轮教材的修订原则,是积极贯彻落实国务院办公厅关于深化医教协同、进一步推进医学教育改革与发展的意见,努力优化人才培养结构,坚持以需求为导向,构建发展以"5+3"模式为主体的口腔医学人才培养体系;强化临床实践教学,切实落实好"早临床、多临床、反复临床"的要求,提高医学生的临床实践能力。

为了全方位启动国家卫生健康委员会"十三五"规划教材建设工作,经过近1年的调研,在国家卫生健康委员会、教育部的领导下,全国高等学校口腔医学专业教材评审委员会和人民卫生出版社于2017年启动了本套教材第八轮修订工作,得到全国高等口腔医学本科院校的积极响应。经过200多位编委的辛勤努力,全国高等学校第八轮口腔医学专业五年制本科国家卫生健康委员会"十三五"规划教材现成功付梓。

本套教材修订和编写特点如下:

1. 教材编写修订工作是在国家卫生健康委员会、教育部的领导和支持下,由全国高等医药教材建设研究学组规划,口腔医学专业教材评审委员会审定,院士专家把关,全国各医学院校知名专家教师编写,人民卫生出版社高质量出版。

2. 教材编写修订工作是根据教育部培养目标、国家卫生健康委员会行业要求、社会用人需求,在全国进行科学调研的基础上,借鉴国内外医学人才培养模式和教材建设经验,充分研究论证本专业人才素质要求、学科体系构成、课程体系设计和教材体系规划后,科学进行的。

3. 教材编写修订工作着力进行课程体系的优化改革和教材体系的建设创新——科学整合课程、淡化学科意识、实现整体优化、注重系统科学、保证点面结合。继续坚持"三基、五性、三特定"的教材编写原则,以确保教材质量。

4. 本套教材共 17 种,新增了《口腔医学人文》《口腔种植学》,涵盖了口腔医学基础与临床医学全部主干学科。读者对象为口腔医学五年制本科学生,也可作为七年制、八年制等长学制学生本科阶段参考使用,是口腔执业医师资格考试推荐参考教材。

5. 为帮助学生更好地掌握知识点,并加强学生实践能力的同步培养,本轮编写了 17 种配套教材。同时,继续将实验(或实训)教程作为教学重要内容分别放在每本教材中编写,使各学科理论与实践在一本教材中有机结合,方便开展实践教学工作,强化实践教学的重要性。

6. 为满足教学资源的多样化,实现教材系列化、立体化建设,本套教材以融合教材形式出版,将更多图片以及大量视频、动画等多媒体资源以二维码形式印在纸质教材中,扫描二维码后,老师及学生可随时在手机或电脑端观看优质的配套网络数字资源,紧追"互联网 +"时代特点。

获取网络数字资源的步骤

① 扫描封底红标二维码,获取图书"使用说明"。

② 揭开红标,扫描绿标激活码,注册 / 登录人卫账号获取数字资源。

③ 扫描书内二维码或封底绿标激活码随时查看数字资源。

④ 登录 zengzhi.ipmph.com 或下载应用体验更多功能和服务。

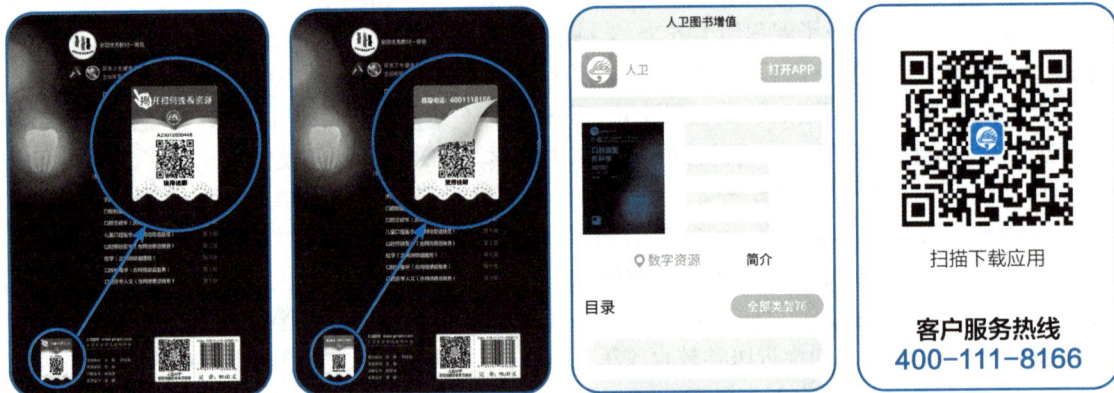

客户服务热线
400-111-8166

7. 本套教材采用大 16 开开本、双色或彩色印刷,彩图随文编排,铜版纸印刷。形式活泼,重点突出,印刷精美。

为进一步提高教材质量,请各位读者将您对教材的宝贵意见和建议**发至"人卫口腔"微信公众号(具体方法见附件)**,以便我们及时勘误,同时为下一轮教材修订奠定基础。衷心感谢您对我国口腔医学本科教育工作的关心和支持。

人民卫生出版社

2019 年 11 月

附件

1. 打开微信,扫描右侧"人卫口腔"二维码并关注"人卫口腔"微信公众号。

2. 请留言反馈您的宝贵意见和建议。

注意:留言请标注"口腔教材反馈 + 教材名称 + 版次",谢谢您的支持!

第八轮全国高等学校五年制本科口腔医学专业规划教材配套教材目录

教材名称	教材名称
口腔解剖生理学习题集	牙周病学习题集
口腔组织病理学习题集	口腔黏膜病学习题集
口腔颌面医学影像诊断学习题集	口腔正畸学习题集
口腔生物学习题集	儿童口腔医学习题集
口腔临床药物学习题集	口腔预防医学习题集
口腔材料学习题集	𬌗学习题集
牙体牙髓病学习题集	口腔种植学习题集
口腔颌面外科学习题集	石膏牙雕刻训练教程
口腔修复学习题集	

全国高等学校口腔医学专业
第五届教材评审委员名单

名誉主任委员

邱蔚六　上海交通大学　　　王　兴　北京大学
樊明文　江汉大学　　　　　俞光岩　北京大学

主 任 委 员

周学东　四川大学

副主任委员（以姓氏笔画为序）

王松灵　首都医科大学　　　赵铱民　空军军医大学
张志愿　上海交通大学　　　郭传瑸　北京大学

委　　　员（以姓氏笔画为序）

马　洪　贵阳医科大学	闫福华　南京大学	孟焕新　北京大学
王　林　南京医科大学	米方林　川北医学院	赵　今　新疆医科大学
王　洁　河北医科大学	许　彪　昆明医科大学	赵志河　四川大学
王佐林　同济大学	孙宏晨　中国医科大学	赵信义　空军军医大学
王美青　空军军医大学	李志强　西北民族大学	胡开进　空军军医大学
王慧明　浙江大学	杨　健　南昌大学	胡勤刚　南京大学
牛卫东　大连医科大学	吴补领　南方医科大学	聂敏海　西南医科大学
牛玉梅　哈尔滨医科大学	何三纲　武汉大学	高　平　天津医科大学
毛　靖　华中科技大学	何家才　安徽医科大学	高　岩　北京大学
卢　利　中国医科大学	宋锦麟　重庆医科大学	唐瞻贵　中南大学
叶　玲　四川大学	张祖燕　北京大学	黄永清　宁夏医科大学
白玉兴　首都医科大学	陈　江　福建医科大学	常晓峰　西安交通大学
冯希平　上海交通大学	陈莉莉　华中科技大学	麻健丰　温州医科大学
边　专　武汉大学	陈谦明　四川大学	葛少华　山东大学
刘　斌　兰州大学	季　平　重庆医科大学	葛立宏　北京大学
刘月华　复旦大学	周　诺　广西医科大学	蒋欣泉　上海交通大学
刘建国　遵义医科大学	周永胜　北京大学	程　斌　中山大学
刘洪臣　解放军总医院	周延民　吉林大学	潘亚萍　中国医科大学

秘　　　书　于海洋　四川大学

前　言

自 2012 年第 4 版《口腔临床药物学》出版以来，口腔药学学科在我国取得了飞速的发展，2012 年中华口腔医学会口腔药学专业委员会的成立标志着口腔药学在口腔医学领域起到了至关重要的作用，口腔临床安全、合理用药越来越受到重视。口腔医学专业学生应该充分学习掌握口腔临床常用药物及常见疾病的药物治疗，本教材希望本着"适用性""先进性"的原则满足全国多数口腔医学院校的教学需求。

第 5 版《口腔临床药物学》入选了国家卫生健康委员会"十三五"规划教材，是我国口腔医学本科教材的首套"融合教材"，是口腔医学教育领域的巨大飞跃。

本教材在修订过程中，一直秉承追踪临床和科研前沿的宗旨，在坚持"基础理论、基本知识、基本技能"的基础上，紧跟药理学、临床药物治疗学及口腔科药物治疗学领域的最新进展。本次教材编写主要参考《中华人民共和国药典 2015 版》和 *Goodman & Gilman's The Pharmacological Basis of Therapeutic* 等国内外著名的著作，同时根据国内外口腔临床药物治疗实际对教材中涉及的药物进行适当的删减与增补。本版教材共 21 章，与第 4 版相比删掉了抗组胺药及临床常用生物制剂两章，增加了口腔科急救用药一章及颞下颌关节紊乱病用药的相关内容。

第 5 版教材首次采用了二维码形式，配合图片、视频、动画等素材以提高教材表现力，使知识点形象生动，但毕竟作为此类形式教材的首次尝试，依然存在一些缺点及不足，恳请同行专家及广大读者提出宝贵意见及建议。

在此对曾参与前四版《口腔临床药物学》教材编写工作的专家表示最衷心的感谢，他们在前四版的撰写中奉献了宝贵的学识和经验，也对我国口腔药学学科的发展做出了重要贡献。

目　录

第十九章　口腔黏膜病用药

第一章　概　论

>> 提要

　　口腔临床药物学是新的临床应用型学科,其主要目的是应用药理学、临床药物治疗学的理论指导口腔临床用药实践,总结口腔临床应用药物的经验和规律,推进口腔医务人员合理用药水平。要求通过本章学习,明确口腔临床药物学的任务,我国在药学领域的法规及有关进展。

第一节　口腔临床药物学的研究对象与任务

　　药物是指引入机体后能调节机体生理功能,影响病理过程,用以诊断、治疗、预防疾病,增强机体及精神功能,规定有适应证或者功能主治、用法和用量的物质。包括中药材、中药饮片、中成药、化学原料药及其制剂、抗生素、生化药品、放射性药品、血清、疫苗、血液制品和诊断药品等。药物是医疗卫生服务的重要工具,是维护生命与健康不可或缺的武器。口腔临床药物学是现代药学与口腔临床医学相结合的学科,主要研究在口腔疾病预防、诊治和康复中应用药物的药理学、药剂学及治疗学的特点和规律,以便安全、有效地使用药物,并为医护人员及患者合理使用药物进行指导。

　　药物治疗口腔疾病在我国有悠久的历史。据司马迁史记《扁鹊仓公列传》记载,汉初著名医学家淳于意(公元前205年—公元前150年)曾用苦参汤漱口治疗龋齿疼痛。孙思邈的《备急千金要方》、李时珍的《本草纲目》、清代的《古今图书集成医部全录》等许多祖国医学著作中,都记载了中医中药治疗口腔疾病的丰富经验。从20世纪初引入西方医学治疗口腔疾病的技术和方法至今,药物在口腔疾病的治疗中始终发挥着十分重要的作用,如抗微生物药、抗肿瘤药、局部麻醉药已作为口腔临床的常用药物,镇痛药、糖皮质激素类药物、促凝血药等亦是不可缺少的药物。口腔科医师对于药物学的发展也做出了突出贡献。例如,美国口腔科医师威尔斯(Horas Wells)早在1844年应用氧化亚氮(笑气)进行拔牙,被尊为现代麻醉医学的首创者。

　　随着对口腔疾病病因、发生机制、疾病转归影响因素认识的不断深入,口腔临床药物学也得到了长足发展。疗效相对不佳或不良反应严重的药物被迅速淘汰,而新的疗效更好、不良反应更轻微的药物被迅速用于临床。例如,甲醛甲酚曾被作为口腔常用的根管消毒剂,但对根尖周组织有较大刺激性,且易引起过敏反应,现已逐渐减少使用,而不良反应少且能达到根管消毒效果的氢氧化钙已用于临床实践。

　　实验和临床实践证实,多种中药对口腔疾病有良好的疗效。如有学者通过临床研究证实黄连和黄柏配伍制成的中药漱口剂对口腔幽门螺杆菌有明显抑制作用;五倍子和蜂房有效成分组成的实验药物对口腔生物膜细菌有抑制和杀灭作用,还可能通过抑制细菌生物膜中葡萄糖转移酶活性,改变或调整生物膜的细菌组成和结构。从祖国医学宝库中挖掘有效的药物是口腔临床药物学有待进一步探索的新领域。

　　口腔临床药物学是一门综合性学科,旨在培养口腔医学生系统地开展口腔临床药物学研究的能力,有助于提高其合理用药水平。

口腔临床药物学的任务包括以下方面：

1. 介绍有关药物的法律和规章制度　使口腔医务人员了解在口腔临床用药过程中应该遵守的相关法律规范。

2. 介绍口腔临床常用药物　介绍口腔临床常用药物的药理学特点及其临床应用。

3. 运用循证医学原则指导合理用药　循证医学的精髓在于重视科学证据，强调从全国乃至全世界有关文献中收集经过临床验证的药物治疗学证据，结合个人的临床经验及具体条件，以及患者的病情和喜好，制订合理用药方案，从而提高药物疗效，减少不良反应，使患者以较小代价在较短时间内获得康复。

4. 培养规范的临床处方行为　针对临床处方的全过程，引导口腔医学生熟悉合理的药物治疗程序：①明确疾病诊断，准确评估疾病的严重程度和并发症；②按照病情的轻重缓急，确定药物治疗的目标，根据文献证据、他人和自己的临床经验预计药物治疗可能达到的效果；③列出可能的药物治疗方案，根据预期疗效、不良反应的利弊比及价格，综合比较，优选治疗方案；④按照处方实施药物治疗；⑤在整个药物治疗期内，对治疗药物进行监测，必要时调整药物的品种、剂量和给药途径；⑥适时停药，合理终止药物治疗。

5. 熟悉建立个人常用药物处方集的程序　大多数临床医生常用药物为数十种，在临床工作中建立个人常用药物处方集很有必要。选择这些药物的程序是：①确定具体的临床环境中常见疾病；②确定治疗的目标；③优先从基本药物目录中选择药物，编制候选治疗药物清单，其主要原则是考虑药物的有效性、安全性、经济性和适宜性；④通过文献查阅进行比较，确定适于进入药物处方集的药物，熟悉其用法、用量和药物相互作用。

6. 介绍血药浓度监测及药物不良反应监测知识　对安全范围较小、血药浓度变化在很大程度上影响着药物疗效及不良反应产生的药物进行血药浓度监测。如庆大霉素血药峰浓度超过 12mg/L，谷浓度超过 2mg/L 以上可出现毒性反应，对此类药物进行血药浓度监测有助于合理用药，确保用药安全。随着临床治疗中可供选择的药物种类增多，联合给药方案大量应用，药物不良反应的发生率更有上升趋势。口腔临床医生应能准确地判定药物与不良反应之间的因果关系，对不良反应采取有效的防治措施并按规定及时报告，关注临床发生的任何用药问题与药源性损害，在"药物警戒"方面发挥重要作用，促使政府有关部门及时对造成严重危害的药物生产、经营和使用采取必要措施，保证广大人民群众的用药安全。

7. 介绍药物临床试验原则和方法　口腔医务人员不但是药物的使用者，药物不良反应的监测者，也应能承担寻找新药和进行新药临床试验的责任。新药临床试验一般要求采用随机、对照的试验方法，准确测量和观察结局指标，在设计和实施中尽可能避免和减少系统误差。随机对照临床试验是检验药物有效性及安全性论证强度最高的方法。口腔临床医务人员必须掌握这种方法，为新药进入口腔临床把好关。

第二节　我国有关药物的法规

国家的药物政策是健康和保健政策的基本要素之一，是政府对公众的承诺，其基本目标是向人民群众供应买得起的基本药物，保证提供优质、安全和有效的药物，组织医护人员和公众共同推动合理用药，实现人人享有卫生保健的目标。

1984 年第 6 届全国人民代表大会常务委员会第 7 次会议通过的《中华人民共和国药品管理法》是我国第一部药品管理法，其目的是规范药物的生产、经营和使用，其实施对我国医药卫生事业的发展起到了重大作用。2001 年全国人大常委会对其不适应新形势要求的内容进行了修改，吸纳了药品管理法首次颁布以后 16 年的法律建设成果，通过并颁发了新的药品管理法，增加了基本药物管理制度，扩大了对药物生产、经营和使用的规范与调整的范围，强化了对违法行为制裁的针对性和可操作性，在 2013 年、2015 年分别进行过两次较小的修订，现行版本于 2009 年 8 月 26 日修订后通过。

中共中央、国务院 2009 年 3 月发布的《关于深化医药卫生体制改革的意见》，是建立中国特色医药卫生体制的纲领性文件，指出医药卫生事业的宗旨是保障人民健康，应将人人享有基本医疗卫生服务作为根本出发点和落脚点。为全面深化医药卫生体制改革，推进健康中国建设，2016 年12 月，国务院印发了《"十三五"深化医药卫生体制改革规划》，"建立科学合理的分级诊疗制度、建立规范有序的药品供应保障制度、建立高效运行的全民医疗保障制度、建立规范有序的药品供应保障制度、建立严格规范的综合监管制度、统筹推进相关领域改革"是"十三五"期间的重点任务。到 2020 年，普遍建立比较完善的公共卫生服务体系和医疗服务体系、比较健全的医疗保障体系、比较规范的药品供应保障体系和综合监管体系、比较科学的医疗卫生机构管理体制和运行机制。经过持续努力，基本建立覆盖城乡居民的基本医疗卫生制度，实现人人享有基本医疗卫生服务，基本适应人民群众多层次的医疗卫生需求。

一、建立医疗保障体系

我国已经初步建立了全面覆盖城乡居民的基本医疗保障制度，在政府统一规划、支持投入和监管下，我国医疗卫生事业得到了全面而相对均衡的发展，正探索建立城乡一体化的基本医疗保障管理制度，为在全国范围内向民众提供合格药品，推动合理用药建立良好的组织基础。目标是建立和完善以基本医疗保障为主体，其他多种形式医疗保险和商业健康保险为补充，覆盖城乡居民的多层次医疗保障体系。

二、建立国家基本药物制度

基本药物是指满足大部分群众的卫生保健需要，在任何时候均有足够的数量和适宜的剂型，其价格是个人和社区能够承受得起的药品。建立药品供应保障体系的关键是建立国家基本药物制度，并将其作为各级政府核心药物政策。《关于深化医药卫生体制改革的意见》规定，国家基本药物目录由中央政府统一制定和发布，按照防治必需、安全有效、价格合理、使用方便、中西药并重的原则，结合我国用药特点，参照国际经验，合理确定品种和数量。

1977 年世界卫生组织（World Health Organization，WHO）首次编辑出版基本药物示范目录，并很快得到许多国家的响应。1982 年我国颁布西药基本药物目录（第 1 版），1992 年我国政府决定制定并推行国家基本药物制度，1996 年发布了国家基本药物中成药和化学药物目录，在 1998 至2004 年间每两年进行了一次调整，现行国家基本药物目录为 2018 年国家卫生健康委员会同国家中医药管理局发布，目录中的药品包括化学药品和生物制品、中成药和中药饮片 3 部分。政府举办的基层医疗卫生机构全部配备和使用基本药物，其他各类医疗机构也都必须按规定使用基本药物。

三、建立药物的生产供应保障体系

为了建立完善的药物生产供应保障体系，鼓励创制新药，在研制新药及其审评机制中要贯彻药物非临床研究质量管理规范（Good Laboratory Practice，GLP）和药物临床试验质量管理规范（Good Clinical Practice，GCP）。

要求药物生产企业实行药物生产质量管理规范（Good Manufacture Practice，GMP），医疗机构配制制剂时要贯彻医疗机构制剂配制质量管理规范（Good Preparation Practice，GPP），药物经营企业要实施药物经营质量管理规范（Good Supply Practice，GSP）。严厉查处假劣药物，政府对药物生产、流通、使用各环节进行抽查检验，定期发布质量公告。

四、实行新的药学服务模式

医院药学的发展方向是医院药学部门的工作，从传统保证药物供应的模式改变为以患者为中心的药学技术服务模式，要求临床药师参加临床药物治疗，与临床医师共同为患者的药物治疗负责。

口腔医师应加强对本专业用药证据的搜集和学习，不断提高合理用药能力，加强与临床药师的合作，减少用药风险。

五、实施药品分类管理制度

2000 年我国正式实施"处方药与非处方药分类管理办法"，按照药物品种、规格、适应证、剂量及给药途径的不同,对药物按处方药与非处方药进行管理。处方药必须凭执业医师或执业助理医师处方才可调配、购买和使用;非处方药不需要凭执业医师或执业助理医师处方即可自行判断、购买和使用。药品分类管理有利于保障人民用药安全有效、使用方便,保证供应高质量的药物,提高效率,减少药物滥用带来的危害,这也是国际通用的药物管理模式。其要点是:①建立明确区分处方药与非处方药的管理法规以及处方药与非处方药互相转换的机制;②经营处方药和甲类非处方药机构应配备执业药师和药学技术人员,承担处方的审核及监督调配、提供用药咨询与信息、指导合理用药、开展治疗药物的监测及药物疗效的评价等临床药学工作;③鼓励民众用非处方药进行自我药疗,促进实现人人享受初级卫生保健的目标。

第三节 促进口腔临床合理用药

图片:ER1-1
药源性疾病

学习笔记

在药物治疗过程中,合理用药应该综合考虑药物的安全性、有效性、经济性与适当性,制订合理的治疗方案,获得最佳的效益/风险比。不合理用药可诱发药源性疾病,增加微生物耐药性,增加住院率、治疗和预防服务的工作量,增加患者不必要的痛苦甚至死亡,也会增加公众对医疗服务的不信任度,并在经济上导致巨大的资源浪费。

合理用药是最优治疗方案的体现,在口腔临床要大力提倡审慎用药,用药时必须根据病情、治疗潜在的风险与效益、疗程和费用等,综合考虑选择最适宜的药物,合理用药的标准是:①用药对象适当(无禁忌证);②用药指征适当;③药物的疗效、安全性满意,价格适当;④发放药物正确无误;⑤剂量、用法、疗程妥当;⑥调配无误(包括提供适宜的用药信息);⑦患者依从性良好。总的原则是应用合适的方法,将合适的药物用于合适的患者,以达到用药安全、有效和经济的目标。

合理用药与基本药物制度密不可分,口腔医师应从调查本地区口腔及颌面部常见病以及药物供应情况入手,制订适合本地区的基本药物目录及使用手册,而对不同亚专业的口腔医师来说,建立个人常用药物处方集是很有意义的。

口腔及颌面部疾病的种类繁多,复杂多变,因口腔组织、解剖的独特性使其药物治疗多以局部用药为主,同时很多口腔疾病又与全身疾病有密切关系,药物治疗占有非常重要的地位。然而就目前口腔临床药物治疗的效果及安全性而言,尚有许多不能令人满意之处。在不断寻找新的药物治疗手段,及时淘汰疗效差、毒副作用强、疗程长或价格高昂的药物方面口腔医师负有不可推卸的神圣使命。要完成这个任务,必须掌握现代科技信息手段,应用循证医学的原则和方法,放眼国内外,及时了解和掌握口腔药物治疗的新进展、新证据,与时俱进,才能真正做到合理用药。

口腔医师应积极参与临床治疗指南以及药物临床应用指导原则的制订,对治疗措施和用药的选择,还应考虑当地经济状况和患者支付能力。临床治疗指南以及药物临床应用指导原则应定期修订,作为口腔临床医务人员继续教育的培训教材和监督审查口腔医疗质量的重要依据。

(史宗道 刘 青)

参考文献

1. 彭婧. 国家基本药物目录合理性分析[J]. 中国卫生事业管理,2011(1):38-39.
2. 唐镜波,袁进. 基本药物-基本医疗卫生服务-合理用药的实践与依存性[J]. 中国药房,2010(12):1065-1069.
3. 王莉,喻佳洁,周帮旻,等. 17国国家药物政策的系统评价[J]. 中国循证医学杂志,2009,9(7):715-729.
4. 中华人民共和国卫生部第93号. 国家基本药物目录(2012年版)[S],2013.
5. 国务院发〔2016〕78号. 国务院关于印发"十三五"深化医药卫生体制改革规划的通知[S],2016.

第二章 药物代谢动力学与治疗药物监测

>> **提要**

药物代谢动力学是研究药物在体内变化规律的一门科学,也就是研究药物的吸收、分布、转化、排泄及量变规律,计算及预测血药浓度。在药物代谢动力学理论指导下,进行治疗药物监测,通过测定血液或其他体液中药物浓度,获取有关药动学参数,结合患者的实际情况,选择适宜的治疗剂量并及时予以调整,使给药个体化,达到合理用药及减少不良反应的目的。

第一节 药物代谢动力学

药物代谢动力学(pharmacokinetics,PK)简称药动学,它是研究药物在体内运转及代谢变化的过程和药物浓度随时间变化的规律性的科学。从广义上讲,泛指研究药物的体内过程即机体对药物的吸收、分布、代谢(生物转化)和排泄的过程及其量变规律。狭义的药动学则是指以数学模型和公式,研究体内药物随时间的量变规律。

一、药动学基本过程

(一)吸收

吸收(absorption)是指药物从给药部位进入体循环的过程。药物吸收是药物发挥作用的重要前提,其吸收速度和程度会直接影响药物作用的起始时间和强弱。影响药物吸收的主要因素有药物理化性质、剂型及给药途径等。

给药途径对吸收的影响最为重要。血管内给药直接进入血液,不存在吸收过程。血管外注射给药时,常以简单扩散及滤过方式迅速进入血液。口服药物的吸收较复杂,影响因素较多,主要为药物本身的脂溶性、解离度、分子量等理化性质,药物的剂型及崩解速度、溶出度,胃排空速度、肠蠕动等胃肠道功能状态以及胃肠血流动力学状况等。

口服药物吸收后通过门静脉进入肝脏,有些药物首次通过肝脏就发生转化,减少进入体循环的药量,这一现象称为"首过消除"(first pass elimination),也称首关消除。舌下(sublingual)给药可经舌下静脉绕过肝脏直接进入体循环,无首过消除,特别适合于口服给药易被破坏(如异丙肾上腺素片)或首过消除明显(如硝酸甘油片)的药物。传统观点认为,直肠(per rectum)给药的最大优点可避开肝脏的首过消除,但近年来研究发现,给药剂量的大约50%可经痔上静脉进入门静脉到达肝脏,不能完全避免首过消除,但可避免药物对上消化道的刺激。

不同的给药途径,临床效果大不相同。硝酸甘油类由于首过消除大,90%进入血液循环前被代谢灭活,不宜口服给药。地西泮、苯妥英钠等在肌内注射部位的水溶性很低,吸收慢而不完全,口服吸收快而完全。

(二)分布

分布(distribution)是药物随血液循环输送至各器官、组织,并通过转运进入细胞间液及细胞内的过程。药物在体内分布是不均匀的,且处于动态平衡状态中。只有分布到靶器官、组织或细

ER2-1

图片:ER2-1
药物的体内过程

ER2-2

视频:ER2-2
药动学的基本过程(吸收)

ER2-3

视频:ER2-3
首过消除

胞的药物，才能产生药理效应。药物在体内的分布主要受下列因素影响：

1. 药物的理化特性 如分子大小、酸解离常数、脂溶性等。

2. 药物与血浆蛋白的结合率 绝大多数药物都可不同程度地与血浆蛋白结合。结合后的药物活性消失，也不被代谢或消除，这是药物在体内的一种重要的暂时贮存形式及调节方式。药物与血浆蛋白结合可达饱和，若再加大剂量将会使游离药物浓度不成比例地升高，导致中毒。与血浆蛋白同一位点结合的药物间存在竞争性抑制，对血浆蛋白结合率高的药物尤应引起重视。如抗凝血药双香豆素的血浆蛋白结合率高达99%，若同时服用竞争同一蛋白结合位点的解热镇痛药保泰松，即使双香豆素血浆蛋白结合率仅降至98%，可发挥作用的游离药物浓度却变为原来的两倍，可能导致中毒。此外，血浆蛋白过少（如慢性肾炎、肝硬化）或变质（如尿毒症）时，药物血浆蛋白结合率下降，也易发生毒性反应。

3. 特殊的膜屏障 机体内存在多种膜屏障如血脑屏障、胎盘屏障及血眼屏障等影响药物的体内分布，其机制各不相同。脂溶性或小分子药物比水溶性或大分子药物更容易通过血脑屏障及血眼屏障。胎盘屏障的通透性与一般毛细血管无显著差别，几乎所有药物都能穿透胎盘屏障进入胚胎循环，在妊娠期间应禁用对胎儿发育有影响的药物。

4. 主动转运或特殊亲和力 少数药物可被某些组织细胞主动摄取而形成浓集，如甲状腺滤泡上皮细胞对碘的主动摄取，使甲状腺中的碘离子浓度比血浆高数十倍。

（三）代谢

在体内酶系统或肠道菌丛作用下，药物发生结构变化的过程称为代谢（metabolism），也可称为生物转化（biotransformation）。药物代谢主要使药物的药理活性发生改变，可产生4个方面结果：①转化成无活性物；②使原来的无药理活性的药物转化为有活性的代谢物，如可卡因需在肝脏脱甲基代谢为吗啡，才能发挥镇咳止痛作用；③将活性药物转化为其他活性物质；④产生有毒的物质。

肝脏微粒体细胞色素P-450酶系统是促进药物生物转化的主要酶系统，又称肝药酶。

药物代谢受多种因素的影响：

1. 年龄 胎儿和新生儿肝微粒体中的药物代谢酶活性很低，对药物的敏感性比成人高；老年人因生理功能的减退，肝功能低下，药物代谢功能减慢，对药物的耐受性较差，敏感性增加。这些人群用药时，常规剂量可能会出现很强毒性，用药时要注意剂量的调整。

2. 遗传差异 不同种族或个体间由于遗传因素的影响，对药物代谢存在极显著的差异。

3. 病理状态 许多疾病会对药物代谢产生影响，因为肝脏是药物生物转化的场所，因此最主要的是影响肝功能的疾病，如肝炎患者因葡萄糖醛酸结合反应和硫酸结合反应受阻，导致肝炎患者对乙酰氨基酚的半衰期比正常患者长33%。

4. 药物诱导和抑制 肝药酶可以受到某些药物的诱导而活性增加，如苯巴比妥、水合氯醛、苯妥英钠、利福平等；也可受到某些药物的抑制而活性减弱，如西咪替丁、氯霉素、对氨基水杨酸、异烟肼、保泰松等。如将肝药酶诱导剂或抑制剂与被此酶代谢的药物合用，则它们会影响这些药物的代谢而改变其消除速度和效应。

（四）排泄

排泄（excretion）是药物的原形及其代谢物通过排泄器官排出体外的过程。挥发性药物及气体由肺随呼吸排出；非挥发性药物主要由肾脏经尿液排出；也有少部分药物可随胆汁经肠道排出，以及经乳汁、汗液、唾液、泪液等排出。

肾脏是药物排泄的主要器官。两种或两种以上通过相同机制排泄的药物联合应用，可在排泄部位上发生竞争，易于排泄的药物占据了孔道，使相对不易排泄的药物排出量减少而潴留。如丙磺舒可减少青霉素、头孢菌素类的排泄而使之增效；减少甲氨蝶呤的排泄而加剧其毒性反应。肾小管重吸收作用与尿液pH有密切关系，碳酸氢钠能促进弱酸性药物的排泄，维生素C、氯化铵能促进弱碱性药物的排泄。

药物的代谢与排泄统称为药物的消除，这两个过程决定着药物的作用强度和维持时间。肝功能不全者需慎用在肝内灭活的药物，肾功能不全者需慎用经肾排泄的药物，以免造成药物在体内蓄积中毒。

二、药动学常用参数

根据时间 - 药物浓度曲线，采用相应的数理统计软件处理，算出药物相关的药代动力学参数，可对药物在体内过程进行预测。

1. **表观分布容积(V_d)** 表观分布容积是指药物进入机体后，在理论上应占有的体液容积量，并非指药物在体内所实际占有的体液真正容积。它常用体内药物总量与血药浓度的比值来表示：$V_d = D/C$，其中 D(mg)为体内药物的总量，C(mg/L)为血药浓度。

V_d 值的大小可反映药物在体内分布的广泛程度。药物的 $V_d = 5L$ 左右，对于 70kg 的正常人，大部分药物分布在血浆中；$V_d = 10 \sim 20L$，则分布于全身体液；$V_d > 40L$，则分布于组织器官中；$V_d > 100L$，则分布至某个器官内或大范围的特殊组织内。利用药物已知的 V_d 值和血浆浓度，可推算出达到期望药物浓度所需的给药剂量。

2. **消除半衰期($t_{1/2}$)** 指血药浓度减少一半所需要的时间，反映了药物在体内的消除速度。了解药物的消除半衰期有助于设计最佳给药间隔、预计停药后药物从体内消除的时间及连续给药后达到稳态血药浓度所需时间。除少数 $t_{1/2}$ 很短、很长或零级消除动力学药物(单位时间内消除一定数量的药物)外，按 $t_{1/2}$ 设计给药间隔时间是安全、有效的给药方法。

如重复给药时，经过 3.32 个半衰期，血药浓度趋近于稳态；6.64 个半衰期后，到达稳态，在这种情况下，不易发生积蓄现象。若给药时间短于半衰期时，就很容易产生积蓄作用。同理，单剂给药，药物经过 6.64 个半衰期的时间，则消除完毕。

3. **清除率(CL)** 指体内肝脏、肾脏和其他所有消除器官在单位时间内清除药物的血浆容积(mL/min，L/h)。大多数药物为一级消除动力学，即单位时间内消除恒定比例的药物，其清除率也是一个恒定值。

4. **峰浓度(C_{max})与达峰时间(T_{max})** 药物吸收后，血药浓度的最大值称峰浓度，到达峰浓度所需的时间称为达峰时间。反映了药物在体内吸收的程度和速度，不同的给药途径、不同的剂型均可影响药物吸收的程度和速度。临床上应用的控释、缓释等制剂可通过控制药物的释放达到控制药物的 C_{max} 和 T_{max}，从而产生理想的治疗效果。

5. **稳态血药浓度(Css)** 临床上除少数药物在单剂量获得疗效后，不需再次用药维持，可采用单剂量给药方式，大多数需要多次给药。若以一定时间间隔，以相同剂量多次给药，直至血药浓度维持一定水平或在一定水平内上下波动，该范围即称为稳态浓度，此范围的最大值称为稳态时最大血药浓度$(Css)_{max}$，最小值称为稳态时最小血药浓度$(Css)_{min}$。对于一级动力学消除的药物，剂量和给药间隔时间不变时，经过 $5 \sim 7$ 个 $t_{1/2}$ 血药浓度可达到稳态，若能将稳态浓度的波动控制在有效治疗血药浓度范围内是最理想的状态。

6. **生物利用度(F)** 是指经血管外给药后，测得所给药物达血液循环的速率和程度。生物利用度可通过测定药物进入全身血液循环的相对量($AUC_{0 \to \infty}$)表示吸收程度，以血药峰浓度(C_{max})与达峰时间(T_{max})表示吸收速度。生物利用度取决于药物制剂的理化性质，包括溶解度、颗粒大小、赋形剂等，因此同一药物的不同制剂或不同生产工艺的生物利用度会有很大差异。生物利用度仅就血管外给药而言，当药物由静脉给药时，药物直接进入血液，不存在吸收问题。

生物利用度可分为绝对生物利用度和相对生物利用度。绝对生物利用度为药物经血管外给药时吸收程度与静脉给药时的比值。

$$F绝对(\%) = \frac{试验制剂给剂量D后的血浆药物总量}{静脉注射剂量D后的血浆药物总量} \times 100\%$$

相对生物利用度是指与口服参比制剂相比，试验制剂中药物吸收的相对程度。

$$F相对(\%) = \frac{试验制剂给剂量D后的血浆药物总量}{参比制剂给剂量D后的血浆药物总量} \times 100\%$$

生物利用度可由血药浓度和累积尿药量两种方法计算。如下以血药浓度方法为例。

$$F绝对(\%) = \frac{试验制剂给剂量D后的AUC}{静脉注射剂量D后的AUC} \times 100\%$$

$$F\text{相对}(\%) = \frac{\text{试验制剂给剂量} D \text{后的} AUC}{\text{参比制剂给剂量} D \text{后的} AUC} \times 100\%$$

AUC 为药时曲线下面积，理论上应为时间由 $0 \rightarrow \infty$ 时的曲线下面积。

绝对生物利用度可评价同一种药物不同给药途径的吸收情况；相对生物利用度可评价药物制剂之间、厂家之间、批号之间的吸收情况是否相近或等同。通过比较试验药品和标准药品的 $AUC_{0 \rightarrow \infty}$、$C_{max}$、$T_{max}$ 等三个参数，可评价新制剂生物利用度的差异，这三个参数作为制剂生物等效性评价的重要指标。

第二节　治疗药物监测

大量的临床研究与药理学研究表明，药理作用与血药浓度间的相关性较药理作用与给药剂量间的相关性大。因此，通过测定药物的血药浓度，进而设计、调整给药方案，更有利于药物安全有效的使用。

ER2-7

图片：ER2-7
治疗药物监测
的一般流程

学习笔记

治疗药物监测（therapeutic drug monitoring，TDM）是通过灵敏可靠的分析测试技术，检测患者血液或其他体液中的药物浓度，获取有关药动学参数，应用药动学理论，指导临床个体化用药方案的制订和调整，以及药物中毒的诊断和治疗，以保证药物治疗的安全性和有效性。治疗药物监测，是药动学理论在药物治疗学中的具体应用，其目的是研究临床用药过程中，人体对药物的吸收、分布、代谢及排泄的影响，从而使给药方案个体化，以提高疗效，避免或减少毒副反应的发生。

从理论上讲，通过治疗药物监测测定血药浓度，应用药动学理论制订、调整剂量，对任何药物都适用。但在实际工作中，某些药物如青霉素、多数维生素等，本身安全范围大，不易产生严重毒性反应；另一些药物其治疗作用本身所致的生理、生化实验室指标的改变，已经可以作为可靠的用药剂量判断指征，无需再进行血药浓度的测定，如应用抗凝血药肝素、双香豆素类时对出、凝血功能的检测；此外，也出于经济的考虑，如果对所有药物都进行监测，一方面会给治疗药物监测增加不必要的工作量，同时也会给患者增加额外的医疗费用。由于上述原因，目前临床上真正开展 TDM 的药物数量有限。一般认为，对存在下列药效学、药动学特点或其他原因，并且其治疗作用、毒性反应呈血药浓度依赖性，而治疗血药浓度范围和中毒水平已确定的药物，应考虑进行治疗药物监测。

一、药效学方面

1. **安全范围狭窄、治疗指数低的药物**　一些药物的治疗窗和最小中毒浓度十分接近，甚至可重叠，极易中毒。强心苷、大多数抗心律失常药、抗躁狂症药锂盐等就属于这种情况。如普鲁卡因胺的有效血药浓度范围为 4～10μg/mL，而超过 10μg/mL 即可出现低血压及多种严重心律失常等毒性反应。

2. **需长期服药而又易发生药物毒性反应的药物**　此类用药目的不是初始治疗已存在的疾病，而是巩固疗效或控制发作、复发，大多需数月或数年的长期用药。如苯妥英钠控制癫痫大发作，环孢素用于器官移植术后抑制排斥反应的发生等。

3. **不同治疗目的需不同血药浓度的药物**　某些药物随治疗目的不同，所需有效血药浓度不同。如用地高辛治疗心房扑动或心房纤维性颤动时，大多数患者需血药浓度达 2ng/mL 左右或更高，但同样的血药浓度在治疗慢性充血性心力衰竭时，患者毒性反应的发生率明显升高。

4. **毒性反应与治疗的病症难以区分的药物**　某些药物毒性反应和该药用以治疗的病症难以区分，必须依赖于血药浓度监测帮助确诊。如苯妥英钠治疗癫痫，过量中毒时亦可致抽搐；强心苷可用于治疗心衰和某些心律失常，但其中毒表现为心衰加重、出现多种心律失常。若仅凭临床表现判断为剂量不足而加大剂量，将会产生严重后果。对这类药物过量中毒，通过治疗药物监测将有助于监控抢救效果、评估预后。

二、药动学方面

1. **治疗血药浓度范围内存在消除动力学方式转换**　根据非线性动力学消除的特点，若某药按恒定剂量用药，可导致由一级消除动力学转化为零级，仍按此剂量继续用药，将不会达到稳态浓度，血药浓度将持续上升,直至中毒死亡。应根据治疗药物监测确定具体患者该药的表观分布容积 V_d 和消除速率常数 k,计算、调整所需的给药速度,才能确保血药浓度维持在安全有效的稳态浓度。

2. 首过消除强及生物利用度差异大的药物 药物在体内过程中的生物转化能力由于受遗传、环境及病理因素影响,个体差异大。这种差异对首过消除强的药物生物利用度的影响显而易见。如服用相同剂型及剂量的普萘洛尔后,不同个体间的血药浓度差异可达 20 倍。此外,制剂的剂型、质量、胃肠功能状况、空腹或餐后用药等,均可影响药物的生物利用度,改变血药浓度。

3. 存在影响药物体内过程的病理情况 腹泻、呕吐将减少药物的吸收;肝脏疾病除降低对药物生物转化的能力外,还可因改变血浆蛋白浓度及比例,改变药物与血浆蛋白的结合率而影响药物的分布及排泄;肾功能减退,将对药物的排泄,特别是主要以原形药由肾脏排泄的药物产生明显影响。在治疗过程中当上述病理过程发生改变,势必产生相应药动学参数改变,也应通过治疗药物监测计算、调整剂量,保证药物治疗的有效性和安全性。

4. 需长期用药及可能产生药动学相互作用的联合用药 现已知常用药物中,至少有 200 余种是肝细胞混合功能氧化酶系的诱导剂或抑制剂,如苯巴比妥、苯妥英钠、利福平、异烟肼等。长期使用这些药物,对自身或合并使用药物的生物转化将产生促进或抑制作用。长期用药时,定期进行治疗药物监测,既可避免因剂量不足而延误病情,或过量产生慢性毒性,也可及时发现因任何影响体内过程的因素产生的血药浓度改变。

三、其他方面

当药物治疗无效或未达预期疗效时,通过治疗药物监测可排除患者是否未按医嘱用药,或服用了假冒伪劣药品,或对该药产生耐受性所致。此外,当涉及某些医学法律问题时,治疗药物监测可提供客观依据。如使用氨基糖苷类抗生素治疗泌尿系统感染时出现肾衰,借助治疗药物监测结果,可明确肾衰是由于本身疾病发展还是用药过量所致的毒性作用。

治疗药物监测对临床药物治疗有非常重要的意义,但在临床实践中需要监测的药物并不多,表 2-1 为目前常进行监测的药物及相应的治疗浓度范围和潜在中毒浓度。

表 2-1 治疗药物监测的品种、有效浓度范围和潜在中毒浓度

药物名称	有效血药浓度范围	潜在中毒浓度
庆大霉素	峰浓度 5～10mg/L	>12mg/L
	谷浓度 0.5～2.0mg/L	>2mg/L
阿米卡星	峰浓度 20～25mg/L	>30mg/L
	谷浓度 1.0～4.0mg/L	>8mg/L
卡马西平	单一用药:4～12mg/L	>12mg/L
	合并用药:4～10mg/L	
环孢素	5 天～4 周 400～800ng/mL	(注:全血浓度,多抗 TDX 试剂盒
	5～12 周 300～700ng/mL	或 HPLC 法)
	13～26 周 200～600ng/mL	
	以后 150～400ng/mL	
地高辛	0.8～2.2μg/L	>2.4μg/L
碳酸锂	0.8～1.4mmol/L	>2.0mmol/L
奎尼丁	2～5mg/L	>5mg/L(荧光测定法)
苯妥英钠	10～20mg/L	>25mg/L
苯巴比妥	15～40mg/L	>50mg/L
氨茶碱	儿童及成人 10～20mg/L	>20mg/L
	新生儿 5～10mg/L	>15mg/L
丙戊酸	50～100mg/L	未定
普鲁卡因胺	4～10mg/L	>16mg/L
利多卡因	1.5～5.0mg/L	>5.0mg/L
丙米嗪	200～300μg/L	>500μg/L

第三节 个体化用药

在临床治疗中，如果按照药品说明书或是药物治疗手册推荐的剂量范围给药，可能会得到有效治疗，也可能未达到预期疗效，有的可能会出现不良反应或严重毒性，结果的差异源于多种因素：内在因素诸如年龄、性别、种族／民族、体重、心理状态、疾病、脏器功能不全以及其他生理学变化如妊娠、哺乳等；外源性因素如吸烟、饮食、联合用药、环境污染等。通过治疗药物监测，利用药动学原理制订出具体用药方案，控制血药浓度处于治疗的有效安全范围，从而达到最佳疗效和最小毒副反应。血药浓度监测是帮助实现给药方案个体化的重要手段之一，给药方案个体化则是提高临床疗效的重要保证。

个体化给药的步骤是，患者经检查明确诊断并确定使用某种药物后，临床医生与实验室人员一起拟定药物的初始剂量和给药间隔时间；给药后，按一定时间采取适当次数的血浆标本，测定血药浓度；然后根据血药浓度－时间数据，求取患者的药代动力学参数；结合文献资料与患者的实际情况选择适宜的治疗血药水平（峰水平和谷水平），调整给药剂量和给药间隔时间。如有必要，重复上述过程进一步调整给药方案。

研究发现，个体间的某些基因差异也可导致药物代谢反应的差异。因此，通过测定基因也可实现个体化给药。等位基因突变导致酶活性改变，其表型大致可分为 4 种：慢代谢型、中间代谢型、快代谢型和超快代谢型。在使用突变基因控制代谢的药物时，需调节剂量，以免导致药物出现疗效不足、不良反应或毒性的表现。

随着医疗技术整体水平的提高，在治疗药物监测和基因检测的指导下制订调整个体化合理用药方案，是药物治疗学发展的必然趋势。

（刘　青）

参考文献

1. 徐叔云. 临床药理学[M]. 第 3 版. 北京：人民卫生出版社，2005.
2. 王乃平. 药理学[M]. 上海：上海科学技术出版社，2006.
3. 李惠芬. 细胞色素氧化酶 CYP2C9 基因多态性与个体化治疗[J]. 医学综述，2011，17（3）：351-353.
4. 任产兰. 浅谈药物基因组学与个体化给药及意义[J]. 中国实用医药，2011，6（7）：163-164.
5. 杨宝峰. 药理学[M]. 第 8 版. 北京：人民卫生出版社，2013.

图片：ER2-8
药物剂量与作用的关系

学习笔记

第三章　药物剂型与处方

>> 提要

　　药物制成各种剂型,有利于满足临床治疗的需要。口腔常用的药物剂型有溶液剂、涂剂、软膏剂、气雾剂、膜剂、贴剂、片剂、胶囊剂等。缓释与控释制剂具降低不良反应、使血药浓度平稳、使用方便等优点,在牙周病及口腔黏膜病的治疗中应用较多。处方是医师和药师共同对患者负责的一项重要的医疗文书,医师应根据《处方管理办法》的要求来开处方。

第一节　药　物　剂　型

　　由化学合成、植物提取或生物技术制得的各种原料药一般为粉末状、结晶状或浸膏状物质,不能直接用于临床,必须将其加工成具有一定形状和性质的可供临床使用的形式,这种适合于疾病诊断、治疗或预防的需要而制备的不同形式,称为剂型(dosage form)。如片剂便于口服,适用于一般患者;注射剂起效快,适用于急救等。剂型不同,其给药途径也不同,药物的吸收速率就有差异。一般说来,制剂吸收速率快慢顺序为静脉注射＞吸入＞肌内注射＞皮下注射＞口服＞直肠给药＞贴皮给药。改变剂型也是提高药物疗效,降低不良反应的一条重要途径。如治疗牙龈炎、牙周炎时有时需要使用甲硝唑,如口服使用,恶心、呕吐等消化道不良反应发生率较高,如使用由氯己定和甲硝唑组成的含漱液含漱,则能避免胃肠道不良反应的发生。制剂的不同能明显影响药物疗效,如治疗口腔黏膜疾病时,需要药物局部作用,地塞米松涂剂等局部使用剂型效果优于单独使用地塞米松口服剂型。因此,了解药物剂型知识,有助于临床合理用药。

一、药物剂型的发展

　　从传统的膏、丹、丸剂型到目前最新的定时、定向、定位精密化给药系统,药物剂型已有了长足的发展。随着制药工艺的不断改进,药理学、药剂学及其他相关学科知识的不断开拓,遵循高效、低毒、安全、方便的原则,药物剂型将不断改进和创新,以满足临床各类患者的需求。药物剂型的发展经历了以下几个过程:

　　1. **简单加工供口服或外用的传统剂型**　如膏剂、丸剂、散剂、糊剂等。

　　2. **工业自动化生产,临床应用广泛的剂型**　如片剂、注射剂、胶囊剂、气雾剂等,其中肠溶制剂和长效制剂对方便药物服用、使血药浓度保持相对稳定的水平有重要意义。

　　3. **以药动学理论为基础发展起来的缓释、控释给药系统及透皮给药系统**　具有减少给药次数,较长时间维持体内药物有效浓度、疗效好、不良反应少等优点。如心血管药物、口腔牙周用药等。透皮给药系统实际上是一种经皮肤给药的缓释剂型,除了具有缓释剂型的优点外,还可避免口服药物在消化道中被破坏及首过效应等。缺点是可能对皮肤产生刺激作用及耐受现象。如芬太尼可制成此剂型使用。

　　4. **靶向给药系统**　是为了提高抗癌药物作用,降低毒副作用而开发出来的新剂型,可以将药物递送到机体的特定部位和器官。通过将药物包裹在脂质体双分子脂质膜中,使之对癌细胞膜具有较强亲和力,药物浓集于靶癌细胞发挥杀伤作用,改善了抗癌药物在体内的选择性作用。

5. 定时、定向、定位精密化给药系统 如按机体时间药理学与生理节律同步的脉冲式给药，根据机体的信息反馈来调节给药等，后者是在发病高峰时体内释药量增加，所给药量与发病情况在药物安全范围内成正比，病情缓解时释药量减少或停止，适用于某些内分泌疾病的治疗，如胰岛素制剂治疗糖尿病。

二、常用剂型

1. 片剂（tablets） 是指原料药物或与适宜的辅料制成的圆形或异形的片状固体制剂。片剂使用方便，以口服普通片为主，主要在胃肠道崩解吸收，另有含片、口腔贴片、分散片、舌下片、泡腾片及肠溶片等。如西吡氯铵含片、氨来呫诺口腔贴片、阿莫西林克拉维酸钾分散片等。

2. 注射剂（injections） 是指原料药物或与适宜的辅料制成的供注入体内的无菌制剂。注射剂可分为注射液、注射用无菌粉末与注射用浓溶液。如注射用血凝酶及血凝酶注射液。

3. 酊剂（tinctures） 是指将原料药物用规定浓度的乙醇提取或溶解而制成的澄清液体制剂，也可用流浸膏稀释制成，供口服或外用。如碘伏。

4. 胶囊剂（capsules） 是指原料药物或与适宜辅料充填于空心胶囊或密封于软质囊材中制成的固体制剂，可分为硬胶囊、软胶囊（胶丸）、缓释胶囊、控释胶囊和肠溶胶囊。如双氯芬酸钠缓释胶囊。

5. 软膏剂（ointments） 是指原料药物与油脂性或水溶性基质混合制成的均匀的半固体外用制剂。因药物在基质中分散状态不同，可分为溶液型软膏剂和混悬型软膏剂。常用的基质有凡士林、羊毛脂、豚脂等油脂性基质，肥皂、高级脂肪醇等乳剂型基质，以及甘油明胶、聚乙二醇等水溶性基质。如他克莫司软膏。

6. 乳膏剂（cream） 是指原料药物溶解或分散于乳状液型基质中形成的均匀的半固体制剂。乳膏剂由于基质不同，可分为水包油型与油包水型乳膏剂。如复方曲安奈德乳膏。

7. 糊剂（pastes） 是指大量的原料药物固体粉末（一般 25% 以上）均匀地分散在适宜的基质中所组成的半固体外用制剂。可分为含水凝胶性糊剂和脂肪糊剂。如氨来呫诺糊剂。

8. 丸剂（pills） 是指原料药物与适宜的辅料制成的球形或类球形固体制剂。中药丸剂包括蜜丸、水蜜丸、水丸、糊丸、蜡丸、浓缩丸和滴丸等，化学药丸剂包括滴丸、糖丸等。如六味地黄丸。

9. 植入剂（implant） 是指原料药物与辅料制成的供植入人体内的无菌固体制剂。植入剂一般采用特制的注射器植入，也可以用手术切开植入，在体内持续释放药物，维持较长时间。如氟尿嘧啶植入剂。

10. 气雾剂（aerosolum） 是指原料药物或原料药物和附加剂与适宜的抛射剂共同装封于具有特制阀门系统的耐压容器中，使用时借助抛射剂的压力将内容物呈雾状物喷出，用于肺部吸入或直接喷至腔道黏膜、皮肤及空间消毒等。按处方组成可分为二相气雾剂（气相与液相）和三相气雾剂（气相、液相、固相或液相）。按给药定量与否又可分为定量气雾剂和非定量气雾剂。如利多卡因气雾剂。

11. 膜剂（films） 是指原料药物与适宜的成膜材料经加工制成的膜状制剂。供口服或黏膜用。如口腔药膜用于阿弗他溃疡的治疗。如复方氯己定地塞米松膜。

12. 颗粒剂（granules） 是指原料药物与适宜的辅料混合制成具有一定粒度的干燥颗粒状制剂。颗粒剂可分为可溶颗粒、混悬颗粒、泡腾颗粒、肠溶颗粒、缓释颗粒和控释颗粒等。如口炎清颗粒。

13. 散剂（powders） 是指原料药物或与适宜的辅料经粉碎、均匀混合制成的干燥粉末状制剂，供内服或外用。如外用溃疡散。

14. 溶液剂（solutions） 是指原料药物溶解于适宜溶剂中制成的澄清液体制剂。其中的口腔含漱剂在口腔临床使用较多。如聚维酮碘溶液。

15. 混悬剂（suspensions） 是指难溶性固体原料药物分散在液体介质中制成的混悬液体制剂。也包括干混悬剂或浓混悬剂。如布洛芬混悬液。

16. 凝胶剂（gel） 是指原料药物与能形成凝胶的辅料制成的具凝胶特性的稠厚液体或半固

体制剂。主要在皮肤及体腔局部应用。凝胶剂基质属单相分散系统,有水性与油性之分。水性凝胶基质一般由水、甘油或丙二醇与纤维素衍生物、卡波姆和海藻酸盐、西黄蓍胶、明胶、淀粉等构成;油性凝胶基质由液状石蜡与聚乙烯或脂肪油与胶体硅或铝皂、锌皂构成。如重组人表皮生长因子凝胶。

17. 贴剂(paste) 是指原料药物与适宜的材料制成的供粘贴在皮肤上的可产生全身性或局部作用的一种薄片状制剂。该制剂有背衬层、有(或无)控释膜的药物储库、粘贴层及临用前需除去的保护层。贴剂可用于完整皮肤表面,也可用于有疾患或不完整的皮肤表面。其中用于完整皮肤表面,能将药物输送透过皮肤进入血液循环系统的贴剂称为透皮贴剂。如芬太尼透皮贴。

18. 缓释与控释制剂

缓释制剂(slowly-release preparations)系指用药后能在较长时间内持续释放药物以达到延长药效目的的制剂。一般应在规定的释放介质中,能按要求缓慢地非恒速释放药物。

控释制剂(controlled-release preparations)系指药物能在设定的时间内自动以设定速度释放,使血药浓度长时间恒定地维持在有效浓度范围内的制剂。即在规定的释放介质中,能按要求缓慢地恒速释放药物。

缓释、控释制剂既包括口服用制剂,也包括眼用、鼻腔、耳道、阴道、直肠、口腔、透皮或皮下、肌内注射及皮下植入,使药物缓慢释放吸收,避免门脉系统的"首过效应"的制剂。

缓释与控释制剂和传统制剂相比具有以下特点:①对半衰期短的或需要频繁给药的药物,可以减少服药次数,使用方便,提高患者服药的顺应性,特别适用于需要长期服药的慢性疾病患者。②使血药浓度平稳,避免或减小峰谷现象,有利于降低药物的毒副作用。③用最小剂量达到预期药效,可减少用药的总剂量。

缓释与控释制剂在龋病防治、牙周病及口腔黏膜病治疗中都有较多研究和应用,目前应用较多如盐酸米诺环素软膏,将抗菌药物制成缓释剂置于牙周袋内局部应用,克服了口服抗菌药物时局部药物浓度不高的缺点,提高了疗效。

视频:ER3-1
控释制剂释药
过程

第二节 处 方

处方(prescription)是指由注册的执业医师和执业助理医师在诊疗活动中为患者开具的、由取得药学专业技术职务任职资格的药学专业技术人员审核、调配、核对,并作为患者用药凭证的医疗文书。处方包括门诊处方和医疗机构病区用药医嘱单。医师应当根据医疗、预防、保健需要,按照诊疗规范、药品说明书中的药品适应证、药理作用、用法、用量、禁忌、不良反应和注意事项等开具处方。开具医疗用毒性药品、放射性药品、麻醉药品和精神药品的处方应当严格遵守有关法律、法规和规章的规定。未取得相应处方权的人员及被取消相应处方权的医师不得开具相应处方。

一、处方内容

1. 前记 包括医疗机构名称、费别、患者姓名、性别、年龄、门诊或住院病历号、科别或病区和床位号、临床诊断、开具日期等。可添列特殊要求的项目。

麻醉药品和第一类精神药品处方还应当包括患者身份证明编号,代办人姓名、身份证明编号。

2. 正文 以 Rp 或 R(拉丁文 Recipe 为"请取"的缩写)标示,分列药品名称、剂型、规格、数量、用法用量。

3. 后记 医师签名或者加盖专用签章,药品金额以及审核、调配,核对、发药药师签名或者加盖专用签章。

二、处方颜色

为加强处方管理,在我国处方分四种颜色:

1. 普通处方的印刷用纸为白色。

画廊:ER3-2
处方

2. 急诊处方印刷用纸为淡黄色,右上角标注"急诊"。

3. 儿科处方印刷用纸为淡绿色,右上角标注"儿科"。

4. 麻醉药品和第一类精神药品处方印刷用纸为淡红色,右上角标注"麻、精一"。

5. 第二类精神药品处方印刷用纸为白色,右上角标注"精二"。

三、处方规定

(一)处方的权限

1. 经注册的执业医师在执业地点取得相应的处方权。医师应当在注册的医疗机构签名留样或者专用签章备案后,方可开具处方。

2. 医疗机构应当按照有关规定,对本机构执业医师和药师进行麻醉药品和精神药品使用知识和规范化管理的培训。执业医师经考核合格后取得麻醉药品和第一类精神药品的处方权,药师经考核合格后取得麻醉药品和第一类精神药品调剂资格。

医师取得麻醉药品和第一类精神药品处方权后,方可在本机构开具麻醉药品和第一类精神药品处方,但不得为自己开具该类药品处方。药师取得麻醉药品和第一类精神药品调剂资格后,方可在本机构调剂麻醉药品和第一类精神药品。

3. 二级以上医院应当定期对医师和药师进行抗菌药物临床应用知识和规范化管理的培训。医师经本机构培训并考核合格后,方可获得相应的处方权。其他医疗机构依法享有处方权的医师、乡村医生和从事处方调剂工作的药师,由县级以上地方卫生行政部门组织相关培训、考核。经考核合格的,授予相应的抗菌药物处方权或者抗菌药物调剂资格。

具有高级专业技术职务任职资格的医师,可授予特殊使用级抗菌药物处方权;具有中级以上专业技术职务任职资格的医师,可授予限制使用级抗菌药物处方权;具有初级专业技术职务任职资格的医师,在乡、民族乡、镇、村的医疗机构独立从事一般执业活动的执业助理医师以及乡村医生,可授予非限制使用级抗菌药物处方权。

4. 试用期人员开具处方,应当经所在医疗机构有处方权的执业医师审核、并签名或加盖专用签章后方有效。

5. 进修医师由接收进修的医疗机构对其胜任本专业工作的实际情况进行认定后,授予相应的处方权。

(二)处方的书写

处方书写应当符合下列规则:

1. 患者一般情况、临床诊断填写清晰、完整,并与病历记载相一致。

2. 每张处方限于一名患者的用药。

3. 字迹清楚,不得涂改;如需修改,应当在修改处签名并注明修改日期。

4. 药品名称应当使用规范的中文名称书写,没有中文名称的可以使用规范的英文名称书写;医疗机构或者医师、药师不得自行编制药品缩写名称或者使用代号;书写药品名称、剂量、规格、用法、用量要准确规范,药品用法可用规范的中文、英文、拉丁文或者缩写体书写,但不得使用"遵医嘱""自用"等含糊不清字句(表3-1)。

5. 患者年龄应当填写实足年龄,新生儿、婴幼儿写日龄、月龄,必要时要注明体重。

6. 西药和中成药可以分别开具处方,也可以开具一张处方,中药饮片应当单独开具处方。

7. 开具西药、中成药处方,每一种药品应当另起一行,每张处方不得超过5种药品。

8. 中药饮片处方的书写,一般应当按照"君、臣、佐、使"的顺序排列;调剂、煎煮的特殊要求注明在药品右上方,并加括号,如布包、先煎、后下等;对饮片的产地、炮制有特殊要求的,应当在药品名称之前写明。

9. 药品用法用量应当按照药品说明书规定的常规用法用量使用,特殊情况需要超剂量使用时,应当注明原因并再次签名。

10. 除特殊情况外,应当注明临床诊断。

11. 开具处方后的空白处画一斜线以示处方完毕。

表 3-1　处方中常用拉丁缩写词及中文意义

缩写词	原文	中文意义
aa	ana	各
a.c	ante cibum	饭前
ad	ad	加至
adde	adde addatur	加，须加入
amp.	ampulla	安瓿
b.i.d	bis in die	每日两次
dt.d	da tales doses	给予用量
gtt	gutta	滴
h.s	hora somni	临睡前
i.h	injeetio hypodermic	皮下注射
i.m	injeetio intramuslulosa	肌内注射
i.v	injeetio intravenosa	静脉注射
n.no	numero	数目
p.c	post cibum	饭后
p.r.n	pro re nata	必要时用
qd	quaque die	每日 1 次
q4h	quaque 4 hora	每 4 小时
q.i.d.	quater in die	每日 4 次
q.m.	quaque mane	每晨 1 次
q.n.	quaque nocte	每晚 1 次
q.s.	quantum sufficiat	适量
sig	signa	用法
S.O.S	Si opus sit	必要时
S.S	Semis	一半
Stat 或 Sti	Statim	立即
t.i.d	ter in die	每日 3 次

12. 处方医师的签名式样和专用签章应当与院内药学部门留样备查的式样相一致，不得任意改动，否则应当重新登记留样备案。

13. 药品剂量与数量用阿拉伯数字书写。剂量应当使用法定剂量单位：重量以克（g）、毫克（mg）、微克（μg）、纳克（ng）为单位；容量以升（L）、毫升（mL）为单位；国际单位（IU）、单位（U）；中药饮片以克（g）为单位。

14. 片剂、丸剂、胶囊剂、颗粒剂分别以片、丸、粒、袋为单位；溶液剂以支、瓶为单位；软膏及乳膏剂以支、盒为单位；注射剂以支、瓶为单位，应当注明含量；中药饮片以剂为单位。

（三）处方的限量

1. 处方一般不得超过 7 日用量；急诊处方一般不得超过 3 日用量；对于某些慢性病、老年病或特殊情况，处方用量可适当延长，但医师应当注明理由。

2. 门（急）诊患者开具的麻醉药品注射剂，每张处方为一次常用量；控缓释制剂，每张处方不得超过 7 日常用量；其他剂型，每张处方不得超过 3 日常用量。

第一类精神药品注射剂，每张处方为一次常用量；控缓释制剂，每张处方不得超过 7 日常用量；其他剂型，每张处方不得超过 3 日常用量。哌甲酯用于治疗儿童多动症时，每张处方不得超过 15 日常用量。

画廊：ER3-3
各处方对比

第二类精神药品一般每张处方不得超过 7 日常用量；对于慢性病或某些特殊情况的患者，处方用量可以适当延长，医师应当注明理由。

3. 门（急）诊癌症疼痛患者和中、重度慢性疼痛患者开具的麻醉药品、第一类精神药品注射剂，每张处方不得超过 3 日常用量；控缓释制剂，每张处方不得超过 15 日常用量；其他剂型，每张处方不得超过 7 日常用量。

4. 住院患者开具的麻醉药品和第一类精神药品处方应当逐日开具，每张处方为 1 日常用量。

5. 对于需要特别加强管制的麻醉药品，如盐酸二氢埃托啡处方为一次常用量，仅限于二级以上医院内使用；盐酸哌替啶处方为一次常用量，仅限于医疗机构内使用。

（四）处方的有效时间

处方开具当日有效。特殊情况下需延长有效期的，由开具处方的医师注明有效期限，但有效期最长不得超过 3 天。

（五）处方的保管与销毁原则

普通处方、急诊处方、儿科处方保存 1 年，医疗用毒性药品、第二类精神药品处方保存 2 年，麻醉药品、第一类精神药品处方保存 3 年。处方保存期满后，经医疗机构主要负责人批准、登记备案，方可销毁。

（六）电子处方

随着医院信息化管理水平的提高，电子处方已在多数医院得到推广普及。电子处方直接与药房连接，可以及时显示药品的存储情况，一旦某种药品缺货，可直接在电脑上显示。医师利用计算机开具、传递普通处方时，应当同时打印出纸质处方，其格式与手写处方一致。打印的纸质处方经签名或者加盖签章后有效。药师核发药品时，应当核对打印的纸质处方，无误后发给药品，并将打印的纸质处方与计算机传递处方同时收存备查。

（七）处方的监督管理

1. 医疗机构应当建立处方点评制度，对处方实施动态监测及超常预警，登记并通报不合理处方，对不合理用药予以干预。

2. 医疗机构应当对出现超常处方 3 次以上且无正当理由的医师提出警告，限制其处方权；限制处方权后，仍连续 2 次以上出现超常处方且无正当理由的，取消其处方权。

3. 医师出现下列情形之一的，处方权由其所在医疗机构予以取消：

（1）被责令暂停执业；

（2）考核不合格离岗培训期间；

（3）被注销、吊销执业证书；

（4）不按照规定开具处方，造成严重后果的；

（5）不按照规定使用药品，造成严重后果的；

（6）因开具处方牟取私利。

四、处方举例

处方标准由国家卫生健康委统一规定，处方格式由省级卫生行政部门统一制定，处方由医疗机构按照规定的标准和格式印制。

例 1.

Rp　复方阿司匹林片　　0.5g×9 片

用法：每次 1 片，每日 3 次，口服。

　　医师签名：×××

例 2.

Rp 注射用青霉素钠　　80 万单位×24 瓶

用法：80 万单位，每日 4 次，肌内注射（皮试！）。

　　医师签名：×××

（肖忠革　赵　科）

参考文献

1. 吴梧桐，王友同，吴文俊，等. 生物技术药物的研究开发新进展[J]. 中国新药杂志，2002，11（11）：831-838.

2. 国家药典委员会. 中华人民共和国药典[S]. 2015 年版. 北京：中国医药科技出版社，2015.

3. 中华人民共和国卫生部令第 53 号. 处方管理办法[S]，2007.

4. ERION MD，VAN POELJE PD，MACKENNA DA，et al.Liver-targeted drug delivery using HepDirect prodrugs[J]. J Pharmacol Exp Ther，2005，312（2）：554-560.

5. 耿旦，黄祖贵，苏纯. 肿瘤靶向治疗药物研究进展[J]. 中国药房，2006，17（11）：865-866.

第四章　药物临床试验

>> **提要**

　　药物临床试验(drug clinical trial),指任何在人体(患者或健康志愿者)进行药物的系统性研究,以证实或揭示试验药物的作用、不良反应和 / 或试验药物的吸收、分布、代谢和排泄,目的是确定试验药物的疗效与安全性。药物临床试验是新药研究过程中重要环节之一,包括Ⅰ、Ⅱ、Ⅲ、Ⅳ期临床试验和生物等效性试验,其实施过程必须遵循药物临床试验质量管理规范,以保证试验过程规范,结果科学、可靠。

第一节　新药的概念及药物临床试验管理的发展

一、新药的概念

　　在人类与疾病斗争的进程中,药物在防治疾病、保障人类健康、提高人口素质方面发挥着十分重要的作用。随着新药的发现和应用,一些严重危害人类健康的疾病得到控制,但仍有不少疾病如艾滋病等尚无有效治疗药物。许多疾病如心血管疾病、糖尿病等的药物治疗仍不完善,一些原本有效的抗菌药物随着病原菌耐药性的产生而逐渐丧失抗菌活性。一些药品由于疗效欠佳或不确切、毒副作用大、使用不便或者价格昂贵等因素,仍不能满足疾病防治的需求。因此,世界各国都非常重视新药的研制和开发。

　　对于新药的界定,各国还没有公认一致的标准。在我国,新药的概念也进行了多次调整。2015 年,《国务院关于改革药品医疗器械审评审批制度的意见》指出,新药是指未曾在中国境内外上市销售的药品。为便于新药的研究和审批,2007 年国家食品药品监督管理局颁布施行《药品注册管理办法》,中药、天然药物注册分为 9 类;化学药品分为 6 类;生物制品分为 15 类。2016 年,国家食品药品监督管理总局对化学药品注册分类类别进行了调整,现分为 5 类。

二、药物临床试验管理的发展

　　鉴于历史上某些国家发生的化学药品致残、致死、致畸等药害事件的教训,人们认识到新药经过规范化的药物临床试验证明其安全性和有效性后才能上市的重要性。药物临床试验管理的发展经历了从无序状态到逐步形成国际统一标准的过程。

　　20 世纪 30 年代在美国发生的磺胺酊剂事件,使美国政府认识到药品上市前确定其安全性的重要性。1938 年美国国会通过了《食品、药品及化妆品法》,规定药品上市前必须进行临床试验。20 世纪 60 年代发生的反应停(沙利度胺)事件,导致 20 多个国家上万例海豹肢畸形胎儿出生。由于美国食品药品管理局(food and drug administration,FDA)未批准该药上市,美国仅发现了极少数海豹肢畸形胎儿。这种鲜明的对比使世界各国政府认识到通过立法确保上市药品安全性和有效性的重要性。

　　20 世纪 70~80 年代,多个国家药物临床试验规范化和法制化管理逐步形成,并在实践中逐步发现药物临床试验方法学及伦理学的重要性。1964 年第 18 届世界医学大会通过的《赫尔辛基宣言》对进行人体医学研究提出了指导性建议,此后进行的多次修订使之更加完善。其主旨是规定人体试验时必须把受试者或患者利益放在首位,在药物临床试验的全过程中确保受试者的权益受到保护。在此基础上,不少国家的政府相继作出了相应的法律规定。如美国、韩国、日本、加拿大、澳大利亚及欧共体等先后颁布了药物临床试验相关的一系列法规规范。我国原卫生部组织制定的《新药管理办法》(1979),对新药临床试验初步做了系统规定;之后随着《中华人民共和国药品管理法》《新药审批办法》《药品注册管理办法》等法规规范不断修订,我国新药研究和开发的管理进入到法制化时期。

20 世纪 90 年代初至今,药物临床试验管理进入了国际统一标准的时代。1990 年,美国、日本和欧盟发起召开了"人用药物注册技术国际协调会议"(international conference on harmonization of technical requirements for registration of pharmaceuticals for human use, ICH),制定了关于人用药品注册技术各个方面的标准及指导原则。世界卫生组织于 1993 年颁布适用于各成员国的《WHO 药物临床试验规范指导原则》,对促进国际化标准起到了重要的推动作用。现在世界各国的临床试验,特别是国际多中心临床试验,均以 WHO 和 ICH 的临床试验规范为参照标准,从而使药物临床试验规范化管理进入了国际统一标准的时期。我国药物临床试验管理规范的制定,也参照了 WHO 和 ICH 的临床试验指导原则。《新药审批办法》(1999)、《药品临床试验管理规范》等的正式颁布,标志着我国的药物临床试验管理进入了国际化时代。

第二节　我国药物临床试验质量管理规范概要

国家食品药品监督管理总局 1999 年颁布、2003 年修订、2020 年再次修订颁布实施的《药物临床试验质量管理规范》(Good Clinical Practice,GCP),是根据《中华人民共和国药品管理法》并参照国际公认原则制定的中国 GCP,其目的是保证试验过程规范,结果科学可靠,保护受试者的权益并保障其安全。GCP 是关于药物临床试验全过程的标准规定,包括方案设计、组织实施、监查、稽查、记录、分析总结和报告。其内容也包括了参加临床试验各方机构和人员的职责,以及质量保证等技术规范和管理要求。药物临床试验应遵循两大基本原则——研究的科学性和伦理的合理性。

一、受试者权益保障

受试者权益主要包括:知情权、自愿加入权和退出权、参加试验和试验中的隐私权、对试验药和对照药的免费使用权、获得医疗救治权等。

我国 GCP 规定,所有以人为对象的研究都必须符合《赫尔辛基宣言》和国际医学科学组织委员会颁布的《人体生物医学研究国际道德指南》的伦理学原则,遵守中国有关药品管理的法律法规。伦理委员会与知情同意书是保障受试者权益的主要措施。

1. 伦理委员会　伦理委员会审查是保护受试者安全与权益、保证药物临床试验遵循伦理学原则的重要措施之一。2010 年 11 月,国家食品药品监督管理局颁布了《药物临床试验伦理审查工作指导原则》,旨在规范伦理委员会在药物临床试验伦理审查工作中的职责,切实保护受试者的安全和权益。我国 GCP 要求伦理委员会应有医药相关专业人员、非医药专业人员、法律专家及来自其他单位的人员至少五人组成,并有不同性别的委员。

伦理委员会主要职责是:①审核药物临床试验方案及在实施过程中形成的相关修正方案;②审核研究者手册、知情同意书样稿;③审核受试者的入选方法及获取知情同意书的方式;④审查对受试药物所致受试者伤害的救治及补偿措施;⑤审核研究者的资格、经验及参加该项试验的时间保证等。

伦理委员会一般以会议形式对上述内容进行逐一审核。在充分讨论的基础上以投票方式作出同意、作必要的修正后同意、不同意、终止或暂停已批准试验的相关决定,并以书面批文形式及时通知药物临床试验的主要研究者。伦理委员会应建立工作程序,所有会议及其决议均应有书面记录,并按照要求进行保存。伦理委员会应相对独立,其决定不受任何参与试验者的影响,以充分保障受试者权益。

2. 知情同意书(informed consent form,ICF)　是每位受试者表示自愿参加某一试验的文件证明。研究者必须用知情同意书的形式向受试者说明有关临床试验的详细情况,包括试验目的、试验的过程与期限、检查操作、预期可能的受益和可能发生的风险与不便,告知可能被分配到试验的不同组别;参加试验是自愿的,试验中的个人资料均属保密;如发生与试验相关的损害时,受试者有获得治疗和适当补偿的权利;在试验的任何阶段都有权退出试验,其医疗待遇与权益不受影响。研究者应回答受试者提出的问题,受试者充分理解并且同意参加试验后,由双方签署试验知情同意书。

二、试验方案制订及试验相关各方职责

1. 试验方案　应在临床试验开始前制订试验方案,包括以下内容:立题理由、试验的目的、已知背景资料、对人体的可能危险与受益、试验设计、受试者的入选、排除及退出标准、样本大小、给药方法、临床观察、随访和实验室检查项目、中止和停止临床试验的标准、疗效评定标准、不良事件的记录要求和严重不良事件的报告方法、数据处理和质量控制等。试验方案必须由参加试验的主要研究者、研究机构和申办者签章并注明日期,并经伦理委员会批准同意后方可实施。在试验过程中,研究者必须严格遵循试验方案。如果试验开始后确有对试验方案修改的必要,研究者和申办者协商一致后将修改后的试验方案再次报伦理委员会审批,审批同意后方可执行。

2. 临床试验相关各方的职责

(1)研究者:药物临床试验须由具有相应专业资格的国家药物临床试验机构承担;同一专业不得同时进行不同申办者相同品种的药物临床试验;并不得同时进行多品种的临床研究(一般不超过3个品种)。凡承担药物临床试验的负责单位,必须同时参加该品种的临床试验。研究者应熟悉临床试验管理规范,具有试验要求的专业知识和经验;熟悉与临床试验有关的资料与文献,如试验用药的性质、作用、疗效及安全性等,并应及时掌握与该药物有关的新信息;保证有充分的时间在方案规定的期限内负责和完成临床试验;负责作出与临床试验相关的医疗决定,保证受试者在试验期间出现不良事件时得到适当的治疗,负责报告试验过程中发生的严重不良事件;保证数据真实、准确、完整,确保临床试验的质量;临床试验完成后写出总结报告。

(2)申办者:负责发起、申请、组织、资助和监查临床试验;给研究者提供有关试验用药的化学、药学、毒理学、药理学和临床前研究的(包括以前的和正在进行的试验)资料和数据;与研究者共同设计临床试验方案,提供试验用药和对照药(或安慰剂);试验用药应按试验方案的需要包装,注明批号或系列号;建立药物保管、分发的管理制度和记录系统;任命监查员负责临床试验的质量控制;应对与试验相关的损害提供保险,承担相关治疗费用,如发生严重不良事件,有责任保证受试者安全,并及时向药品监督管理部门报告。

(3)监查员:是申办者与研究者之间的主要联系人,熟悉药物临床试验管理规范、试验用药物的信息以及临床试验方案;保证试验遵循已批准的方案进行;保障临床试验中受试者的权益,并保证试验数据的准确完整。

三、试验药物管理、试验记录报告、数据管理和统计分析

1. 试验药物的管理　①临床试验药物的包装与标签必须符合试验设计的要求,在双盲试验中试验药物与对照药物在外形、气味、包装,标签和其他特征方面均保持一致;②临床试验药物应有专人管理,交接、分发、使用过程均应有完整记录,试验结束后的剩余药物应予回收并有相关记录;③临床试验药物应标明临床试验专用,由研究者负责使用于临床试验受试者,不得销售或转作他用;④临床试验药物的使用、分发等过程,应接受监查员的监查。

2. 试验记录与报告　受试者的病历和检查报告单是原始医疗文件,受试者的病例报告表(case report form,CRF)是临床试验中的衍生文件,必须保证病例报告表中数据的可溯源性。药物临床研究单位应完整保存临床研究全过程的原始记录,记录的基本要求是:真实、及时、准确、完

整，防止漏记和随意涂改。如必须修改，须在修改处画一条斜线，保证修改前记录能够辨认，并应由修改人签字，注明修改时间及原因；严禁伪造、编造数据。

临床试验总结报告应与试验方案一致，内容包括：纳入与排除病例数，随机进入各治疗组的实际病例数，失访及剔除病例数，剔除理由，不同治疗组的基本情况比较，各治疗组的有效性和安全性统计资料，是否存在组间差异，统计检验的方法及对结果的解释。

临床试验的各类文件，包括临床试验方案、批准文件、伦理委员会批文、病例报告表、数据统计资料、分中心小结及总结报告等，均应归档保存。GCP 以附录形式对临床试验各个阶段应保存文件的名称及责任方都作了明确的规定。所有资料按规定的存储条件和时限存档保存。

3. 数据管理与统计分析 在临床试验的各阶段均需有熟悉生物统计学的人员参与；试验方案中要写明统计学处理方法，此后如有变动必须说明理由；统计分析时遗漏、未用或多余的资料须加以说明；临床试验的统计报告必须与临床试验总结报告相符。

四、质量保证

GCP 强调建立质量保证体系，其要点如下：

（1）制订和实施标准操作规程：标准操作规程（standard operating procedure，SOP）是针对药物临床试验各工作环节，制订详细可行、规范具体的操作规程；它充分反映在进行临床试验时，研究单位在完成某项技术任务时的实际操作步骤及技术要求；它以书面形式确认，并要求研究人员遵照执行。

按 GCP 规定，申办者和临床研究机构都应根据各自的职责要求制订相应的配套 SOP。SOP 规定各类人员的职责，确保临床试验中各项具体工作的操作有章可循，有利于工作人员在各自岗位上各尽其责，配合默契；保证在临床试验过程中各类试验设施和仪器设备操作使用的规范性，符合临床试验既定的技术要求；确保临床试验所得数据和结果的准确性和可比性。因此，制订和实施 SOP，是药物临床试验质量保证的基础。随着技术的进步和认识的提高，SOP 应逐步修订完善，其修订过程亦应记录在案。

（2）质量控制（quality control，QC）：质量控制是药物临床试验质量保证体系中所采用的具体操作技术和实施行动。制订并实施 SOP 是保障 QC 得以实施的基础。其重点包括研究人员定期实施仪器维护和校准；自查数据记录的准确性与完整性；使用经过验证的统计学软件；采用可靠的数据输入办法等质量控制措施。

研究者、研究机构实行定期与不定期的逐级检查，监查员对临床试验过程实施监查，对临床试验质量控制有重要的促进作用。

（3）稽查（audit）：我国 GCP 规定，药品监督管理部门、申办者可委托有关人员对临床试验相关工作和文件进行系统性检查即稽查，据此评价试验是否按试验方案、SOP 及相关法规进行，并对试验过程及数据记录的真实性、完整性做进一步核查。

稽查是由不直接涉及试验的人员独立进行的检查。稽查内容可包括研究机构、具体的药物临床试验项目或临床试验过程中的某些具体环节。对稽查中发现的问题提出相应的改进建议，并对改进情况进行及时复查，保证发现的问题及时得到解决。

（4）检查：检查是指由药品监督管理部门对申办方和研究者在临床试验实施过程中各自的任务及执行的状况所进行的检查。这种检查可以是针对某一药物临床试验机构进行的现场检查，亦可能是对正在进行或已经完成的药物临床试验所进行的现场检查。定期视察是对临床研究机构的定期现场调查，以期提高临床研究机构的总体水平。有因视察是针对临床研究进程中或药品注册审评过程中发现的问题或疑点，对有关单位或研究项目进行现场调查或取证的过程。根据视察结果，对研究单位和受检查项目作出合格、基本合格或不合格的判断。

药物临床试验中，制订和实施各工作环节的 SOP 是质量保证的基础，研究机构内部的质量控制措施是实现质量保证的关键，而监查、稽查和视察则是源于外部的保障措施。这些过程相互联系，构成 GCP 完整的质量保证体系。

第三节　临床试验设计的基本原则和方法

一、临床试验设计的基本原则

1. 随机　目的是减少或消除选择性偏倚，使每个受试者有相等机会接受进行比较的干预措施，将已知和未知影响结果的因素均匀分布在试验组与对照组内。随机分组的方法有简单随机、区组随机、分层随机等。较常用的随机分组方法是采用随机编码，可用随机数字表法，也可用计算机软件产生。随机分组方案应予隐藏以保障随机方案的贯彻执行。

2. 对照　是比较药物疗效的基本方法，有利于排除精神心理因素、疾病自身变化等非干预因素造成的影响。根据待研究的药物特点以及所治疗的疾病特点，对照药一般情况下可以是安慰剂（placebo）或已上市治疗该疾病有效的药物。对于急性疾病、恶性肿瘤等威胁生命的疾病，除非有可靠的基础治疗措施，否则不宜用安慰剂对照。临床试验中一般要求同期对照，对反复发作且相对稳定的慢性疾病，如牙龈炎、牙周炎、高血压、糖尿病等，还可以采用受试者自身前后对照的方法或交叉对照。对于牙齿或牙周疾病可以用同口腔的左右侧对照，称为自身侧别对照（split mouth design）。

3. 盲法　可以减少测量偏倚，分为单盲法和双盲法。如果试验中只有受试者不知道试验措施或药物，称为单盲法。整个试验进程中试验者和受试者均不知道接受了哪种具体试验措施或试验药物，试验结果最后由第三者来评价，称之为双盲法。双盲法试验中，申办者需提供外观、色香味一致的试验药与对照药，如消除两药外在差异确有困难时，可采用双盲双模拟法（double-blind, double dummy technique），即同时制备与 A 药一致的安慰剂（C），与 B 药一致的安慰剂（D），两组病例根据随机分组，一组服 A+D，另一组服 B+C，如此两组之间所服药物的外观与色香味无区别。

临床试验中，应用最多者为双盲法，往往也要求试验结果的分析者亦不知道试验分配的方案。在临床试验中使用双盲法时，要特别注意受试者的人身安全，一旦出现严重不良事件，应立即打开标记该受试者入组顺序号的应急信件紧急揭盲，及时处理，该受试者即被作为退出试验处理。在双盲过程中要严格采取保密措施，严格执行盲底保存和揭盲的操作规程。试验完成并且数据锁定后进行第一次揭盲，拆开第一次揭盲信封，可以确定病例属于比较的两组或多组中的一个特定组别，但不能确定该组具体接受了哪一种干预措施或药物；得出统计结果后进行第二次揭盲，拆开第二次揭盲信封，区分出各组具体接受的治疗方案。揭盲必须在申办者和研究者共同参加的会议上进行，并要签字记录。

4. 多中心试验　指由多位研究者按照同一试验方案在不同研究地点或机构同时进行一种药品的临床试验。各中心按照同一方案同期进行临床试验，建立标准化的评价方法，强化质量控制。各中心评价疗效时，应考虑中心间存在的差异及其影响。多中心试验应根据参加试验分中心数目和试验的要求建立管理系统如协调委员会，负责整个试验的实施，对数据资料集中管理、分析与报告。

二、临床试验设计的基本方法

1. 同期平行对照设计　试验在随机分组的对照组与试验组间同时开始，同时结束。主要适用于以下几种情况：①一个疗程可能治愈或显示治疗差别的疾病；②试验所需的病例来源不困难；③需要进行多种药物比较；④治疗疗程长；⑤若采用交叉对照设计，第一种药物可能会影响后一种药物的效应。

2. 交叉对照设计　假定在试验第 1 周期 A 组被随机分配接受试验药，B 组接受对照药；洗脱期（略大于试验药的 5 个生物半衰期）过后则 B 组用试验药，A 组用对照药。可同时研究干预效应、后遗效应及干预措施顺序的效应。该方法不能用于试验中受试者完全治愈、加重不能再接受治疗、死亡，较多病例退出试验等对结果影响较大的情况。仅适用于反复发作的慢性疾病，病情相对稳定，而药效持续时间较短的情况。

第四节　各期临床试验及生物等效性试验要点

药物临床试验分为Ⅰ、Ⅱ、Ⅲ、Ⅳ期。新药需要进行各期临床试验，仿制药按照《药品注册管理办法》要求开展临床试验。在试验过程中，研究者要密切观察并记录所有不良事件（adverse event），并对不良事件与试验药物的关系做出评定，严重不良事件需在 24 小时内报告药品监督管理部门、卫生行政部门、申办者和伦理委员会。

一、Ⅰ期临床试验

Ⅰ期临床试验（phase Ⅰ clinical trial）是初步的临床药理学及人体安全性评价试验。主要观察人体对新药的耐受性和药代动力学特点，为制订给药方案提供依据。依次进行单次给药的耐受性试验、单次给药的药代动力学试验及连续给药的药代动力学试验与耐受性试验。Ⅰ期临床试验的受试者一般为健康志愿者，年龄 18～45 岁，例数为 20～30 例。

1. 单次给药耐受性试验　一般采用无对照开放试验，必要时设安慰剂对照组进行随机双盲对照试验。常设 3～7 个单次给药的剂量组，低剂量组 2～4 人，随着剂量的增加，受试者人数也逐渐增加，接近临床剂量组人数可增至 6～8 人；由最小剂量组开始，在确定前一个剂量组安全耐受前提下开始下一个剂量；每一级剂量递增的量根据药物的毒性而定；每人只接受一个剂量试验；准确完整地记录各种不良反应，及时处理意外不良反应；最大剂量相当于同类药常用临床单次治疗量；当最大剂量组仍无不良反应时，试验即可结束；当剂量递增到出现第一个严重不良反应时，也应该结束试验。

2. 单次给药的药代动力学试验　选择单次给药耐受性试验中全组受试者均能耐受的高、中、低三个剂量，每个剂量组 8～12 人，中剂量与准备进行Ⅱ期临床试验的剂量相同或接近，三个剂量之间呈等比或等差关系；采用三向交叉拉丁方设计，受试者随机进入三个试验组，每组受试者每次试验时分别接受不同剂量的试验药，每名受试者均按拉丁方设计的顺序接受过高、中、低三个剂量，两次试验间隔均超过试验药物的 5 个半衰期。

3. 连续给药的药代动力学与耐受性试验　受试者在Ⅰ期试验病房接受给药观察，以准备进行Ⅱ期试验的剂量给药，连续 7 天；根据单次给药的药代动力学求得的消除半衰期估算可能达到稳态浓度的时间（一般为 3～5 个消除半衰期），在达到稳态浓度后连续测定 3 日谷浓度；确定血药浓度达到稳态浓度并在最后 1 次给药后，采取包括吸收相、分布相和消除相的系列样本，求得稳态血药浓度 - 时间曲线；通过以上试验过程确定：①初试剂量及适宜的给药途径；②药物在人体内的吸收、分布、代谢及排泄参数，药物代谢动力学数学模型，计算半衰期（$t_{1/2}$）、清除率（CL）、表观分布容积（V_d）、峰浓度（C_{max}）、达峰时间（T_{max}）以及各种速率常数等；③药物安全范围及可能的不良反应。

二、Ⅱ期临床试验

Ⅱ期临床试验（phase Ⅱ clinical trial）是对临床疗效的初步评价阶段。其目的是初步评价药物对目标适应证患者的治疗作用和安全性，也包括为Ⅲ期临床试验研究设计和给药剂量方案的确定提供依据。主要研究内容有：①药物是否安全有效；②确定适应证；③确定治疗剂量、给药途径与方法；④对受试药物危险性作出评价及提供防治办法。

Ⅱ期试验常用随机双盲平行对照试验（double-blinded randomized controlled clinical trial）；对照组可以是上市的有效治疗药物或安慰剂。

受试病例必须有明确的临床诊断和必要的化验检查或其他辅助检查结果，病例数需符合规定，试验药与对照药各至少 100 例共计 200 例。也可根据试验需要，按统计学要求估算试验例数，由 3 个或 3 个以上试验中心完成。

我国疗效评价一般采用 4 级评定标准：痊愈（cure）、显效（marked improvement）、进步（improvement）和无效（failure），以痊愈加显效计算有效率。

视频：ER4-4
耐受性试验

视频：ER4-5
单次给药的药代动力学试验

三、Ⅲ期临床试验

Ⅲ期临床试验（phase Ⅲ clinical trial）是治疗作用确证阶段。其目的是进一步验证药物对目标适应证患者的治疗作用和安全性，评价利益与风险关系，最终为药物注册申请的审查提供充分依据，为扩大的多中心临床试验，临床试验单位不少于 3 个。应遵循随机对照原则，采用随机盲法对照试验，部分病例可以不设盲进行随机对照开放试验（randomized controlled open-labeled clinical trial）；病例数可以根据适应证种类数、按照统计学要求确定，但至少试验组病例数≥300 例，对照组≥100 例；Ⅲ期临床试验的设计原则及一般要求与Ⅱ期临床试验相同。Ⅲ期临床试验完成后，该药物便可申请上市。

四、Ⅳ期临床试验

Ⅳ期临床试验（phase Ⅳ clinical trial）是新药上市后应用研究阶段。其目的是考察在广泛使用条件下的药物的疗效和不良反应，评价在普通或者特殊人群中使用该新药的利益与风险关系，以及改进给药剂量等。有时也指药品上市后监测，是申办者自主进行的临床应用研究。在Ⅰ、Ⅱ、Ⅲ期临床试验中，由于受试病例有限，对发生率低的不良反应难以发现，通过Ⅳ期临床试验更加贴近临床实际的设计方案、延长的试验期限及扩大规模的受试样本，可全面细致地综合评价新药的临床应用价值。受试病例数不少于 2 000 例。

五、生物等效性试验

生物等效性试验（bioequivalence trial）是指用生物利用度作为研究方法，以药代动力学参数为指标，比较同一种药物的相同或者不同剂型的制剂，在相同的试验条件下，其活性成分吸收程度和速度有无统计学差异的人体试验。一般受试者例数为 18～24 例。

通过生物利用度研究可评价药物的生物等效性。生物利用度（bioavailability）是指药物吸收进入血液循环的速度及程度。药物的吸收程度可通过测定给药后血浆药物 AUC 来估算，曲线下面积越大，吸收得越完全；药物的吸收速度可采用给药后能达到的 C_{max}、T_{max} 来评价。AUC、C_{max}、T_{max} 这三个动力学参数构成了生物利用度、生物等效性最重要的评价指标。除了测定血药浓度，生物利用度也可以尿中的药物浓度 - 时间曲线来确定。

生物等效性试验应在获得资格认定的药物临床试验机构Ⅰ期临床试验研究室进行生物样品采集，在具备条件的分析实验室进行生物样品测定。

（顾　宜　冯　斌）

ER4-6

视频：ER4-6 生物等效性试验

学习笔记

参考文献

1. 李俊. 临床药理学[M]. 第 5 版. 北京：人民卫生出版社，2013.
2. 国家药品监督管理局局令第 27 号. 药品注册管理办法[S]，2020.
3. 国家食品药品监督管理局局令第 57 号. 药物临床试验质量管理规范[S]，2020.
4. 国食药监注[2010]436 号. 关于印发药物临床试验伦理审查工作指导原则的通知[S]，2010.
5. 国发〔2015〕44 号. 国务院关于改革药品医疗器械审评审批制度的意见[S]，2015.

第五章　药品不良反应监测

>> **提要**

　　药品所致的不良反应屡见不鲜，为了识别和及时处理严重的药品不良反应，国家实行药品不良反应监测报告制度，报告内容应当真实、完整、准确。加强对药品上市后的监管，规范药品不良反应报告监测，可及时、有效控制药品风险，保障公众用药安全。

第一节　药品不良反应的危害性

　　药源性疾病是由药物引起人体功能或结构损害的一类疾病的总称，绝大多数是药品不良反应的后果。药品不良反应（adverse drug reaction，ADR）是指合格药品在正常用法用量下出现的与用药目的无关的有害反应。ADR 不属于药品质量问题，也不是医疗事故。

　　新药虽然经过了系统的临床前研究、临床试验和严格审查才被批准上市，然而，因实验动物在遗传、组织结构、代谢、行为表现等方面与人类间存在巨大差异，将动物体内进行的临床前研究结果直接推论于人体可能不够准确。在临床试验中，由于病例样本数量有限，病例纳入条件严格，用药单一，对人群的代表性相对较差，某些重要的临床指标可能被忽略而未列入观察；临床试验时间相对较短，罕见的、发作滞后的不良反应难以发现。因此，密切观察 ADR 是药品上市后的重要任务。

　　ADR 发生的原因可能与药物因素如药理作用，机体因素如种族、性别、年龄、营养状态、病理状态等，给药方法如用药途径、用药持续时间以及药物相互作用等有关。在疾病涉及多个系统时，特别是危重患者抢救过程中，常常联合应用多种药物，而联合用药的种类越多，ADR 的发生率就越高。据报道，合用 5 种药物，ADR 发生率为 4.2%；合用 6～10 种，发生率为 7.4%；合用 11～15种，发生率为 24.2%；合用 16～20 种，发生率为 40.0%；合用 21 种或以上药物，发生率为 45%。因此应该慎重对待联合用药问题，深入探讨不同药物联合应用时产生 ADR 的机制及其处理办法。

　　ADR 可以引起机体组织、器官产生功能性甚至器质性损害，引发一系列临床症状和体征，严重的可致患者死亡。医学文献中有不少关于严重 ADR 案例的报道，兹举例如下，详见表5-1。

　　据 20 世纪 90 年代末美国 150 家医院 39 项研究报告估计，美国每年有 200 多万患者由于 ADR导致病情恶化，十余万人死于 ADR，为死因顺位的第四位。WHO 报告指出，临床用药实践中，ADR 发生率高达 5%～20%，在住院患者中为 10%～15%。在我国每年约 5 000 多万住院人次中，与 ADR 有关的约 250 万人，其中死于 ADR 的约有 20 万人；我国 1 700 万聋哑人中 60%～80% 与使用氨基糖苷类抗生素（如链霉素、庆大霉素、卡那霉素）有关。有不少中成药的不良反应未能完全阐明，长期以来不少人认为中药没有不良反应，事实并非如此。例如，中成药龙胆泻肝丸被推荐用于治疗口舌生疮、心烦尿赤、水肿、热淋涩痛、白带、经闭乳少、湿热痹痛等，2000—2001 年文献报道因龙胆泻肝丸导致肾损害的患者累计为 157 例，可能与其含有的关木通成分有关。

　　ADR 同时还造成了人力物力的巨大消耗，我国每年因 ADR 消耗的费用超过 15 亿元，FDA 报道美国每年用于检查、诊断、治疗 ADR 的费用约 30 亿美元，全世界因 ADR 消耗的费用每年超过100 亿美元。

表 5-1　重大药物损害事件举例

药物	用途	毒性表现	时间及受害人数估计
甘汞	通便、驱虫、制牙粉	汞中毒	1890—1950 年欧、美、亚洲死亡儿童>585 人
醋酸铊	头癣（脱发用）	铊中毒	1930—1960 年半数用药者死亡（>1 万人）
氨基比林	退热、止痛	粒细胞缺乏	1922—1970 年引起死亡>2 082 人
硫代硫酸金钠	治疗类风湿病、哮喘	肝肾骨髓损害	约 1/3 用药者发生
二硝基酚	减肥	白内障	1935—1970 年在欧美引起近万人失明，死亡 9 人
非那西丁	止痛退热	肾损害、溶血	至 1953 年欧美及加拿大肾病>2 000 人，死亡 500 人
沙利度胺	治疗妊娠反应	海豹样畸胎	1956—1961 年欧美、日本>1 万人，死亡 5 000 人
氨苯唑啉	减肥	肺动脉高压	至 1967 年欧洲发生于 70% 用药者
异丙肾上腺素	气雾剂止喘	严重心律失常、心衰	至 1960 年英、美、澳死亡 3 500 人
氯碘喹啉	肠炎	脊髓变性、失明	1963—1972 年日本 7 856 人，死亡 5%
己烯雌酚	保胎（预防流产）	女性阴道腺癌	1933—1972 年美国>300 人
心得宁	抗心律失常	角膜、心包、腹膜损害	1968—1979 年美国 2 257 人

第二节　药品不良反应的类型及表现形式

一、药品不良反应的分型

按照与药理作用的关系，药品不良反应可分为以下三种类型：

（一）A 型（量变型）ADR

A 型 ADR 特点是：可以预测，通常与剂量有关，停药或减量后症状减轻或消失，发生率高，死亡率低。临床表现为副作用、毒性作用、后遗效应、继发反应等。A 型 ADR 与药物的药理作用增强有关，可因药代动力学原因及靶器官敏感性增强导致，如肝功能及肾功能障碍导致的药物代谢、排泄减慢导致药理作用增强。

（二）B 型（质变型）ADR

B 型 ADR 是与正常药理作用完全无关的一种异常反应。一般很难预测，常规毒理学筛选不易发现，发生率低，但死亡率高。临床表现为特异性遗传素质反应、药物过敏反应等。B 型 ADR 可因药物因素及机体因素两方面引起。机体因素主要与服药者的特异性遗传素质有关，大多数药物过敏反应可归类为 B 型 ADR。

（三）C 型 ADR

C 型 ADR 特点是：潜伏期较长，没有明确的时间关系，影响因素复杂，难以预测和重现。与引起癌症、畸胎的发病机制有关。如长期服用避孕药可能导致乳腺癌和血管栓塞增加。

二、药品不良反应的临床表现形式

1. **副作用**（side effect）　是在使用治疗剂量时出现的与治疗目的无关的令人感觉不适的药理反应。随着治疗目的的不同，副作用有时也可转化为治疗作用，如阿托品具有抑制腺体分泌、解除平滑肌痉挛、加快心率等作用，在全身麻醉时利用它抑制腺体分泌的作用，其松弛平滑肌引起腹胀或尿潴留是副作用；在利用其解痉作用时，口干和心悸成为副作用。

2. **毒性作用**（toxic effect）　剂量过大或体内蓄积过多，药品对靶器官、组织、细胞造成损害所致，对患者的危害性较大。用药后立即或短时间内发生者为急性毒性，例如大剂量使用苯巴比妥引起呼吸抑制。反复多次或长时间用药后发生者为慢性毒性，如反复注射庆大霉素引起耳聋，长期服用利福平引起肝损害。由于患者的个体差异、病理状态或合用其他药物引起敏感性增加，在治疗量时可出现毒性反应。

3. **后遗效应（residual effect）**　是指停药后血药浓度已降至最低有效浓度以下，但生物效应仍存在，如服用镇静催眠药后，次晨仍有困倦、头昏、乏力等后遗效应。

4. **变态反应（allergic reaction）**　是药物刺激机体而发生的免疫反应。某些药物本身不具有抗原性，但在体内能与高分子载体蛋白结合形成抗原；某些生物制品本身就是完全抗原，刺激机体产生抗体，当药物再次进入机体后，可发生抗原抗体反应即变态反应。这种反应的发生与药物剂量无关或关系甚少，治疗量或极小量都可发生。根据变态反应发生的速度不同，可分为速发型和迟发型两类。速发型反应中Ⅰ型为即发型，Ⅱ型为细胞溶解反应，Ⅲ型为免疫复合物反应，迟发型称为Ⅳ型变态反应。

5. **继发反应（secondary reaction）**　是由于药物的治疗作用所引起的不良后果，如健康人肠道内菌群之间相互制约，维持着平衡的共生状态，但长期服用广谱抗生素使许多敏感菌被杀灭或抑制，使肠道内菌群间的相对平衡状态受到破坏，一些耐药细菌如耐药性葡萄球菌及白色念珠菌等大量繁殖，引起葡萄球菌假膜性肠炎或白色念珠菌病等继发感染，称为二重感染（superinfection）。

6. **特异质反应（idiosyncratic reaction）**　由于先天性遗传异常，患者即使应用少量药物，仍发生与药物本身药理作用以及用量无关的严重反应，如乙酰化酶缺乏患者服用肼苯达嗪时容易引起红斑狼疮样反应；红细胞内缺乏葡萄糖-6-磷酸脱氢酶的患者，体内还原型谷胱甘肽不足，服用某些药物如伯氨喹，易引起溶血反应。

7. **药物依赖性（drug dependence）**　连续使用某些作用于中枢神经系统的药物后，用药者为追求欣快感而要求定期连续地使用该药，为精神依赖性；一旦停药会产生严重的戒断症状，这种反应又称生理依赖性。

8. **致癌作用（carcinogenesis）**　人类恶性肿瘤80%～85%为化学物质所致，有些化学药品具有诱发恶性肿瘤的作用。

9. **致突变作用（mutagenesis）**　药物引起遗传物质（DNA）的损伤性变化，可能是致畸、致癌作用的原因。

10. **致畸作用（teratogenesis）**　是指药物影响胚胎发育而形成畸胎的作用，因畸胎尚可能与其他因素有关，药物与致畸的因果判断困难，可通过流行病学调查估计特定药物致畸的危险度。

三、药品不良反应的分级

1. **ADR 严重程度分级**　根据患者的主观感受、是否影响治疗进程及对患者健康所造成的客观后果，ADR可分为：

轻度：患者可忍受，不影响治疗进程，不需特别处理，对患者康复无影响。

中度：患者难以忍受，需要撤药或作特殊处理，对患者康复有直接影响。

重度：危及患者生命，致残或致死，需立即停药并紧急处理。

2. **严重药品不良反应**　是指因使用药品引起以下损害情形之一的反应：①导致死亡；②危及生命；③致癌、致畸、致出生缺陷；④导致显著的或者永久的人体伤残或者器官功能的损伤；⑤导致住院或者住院时间延长；⑥导致其他重要医学事件，如不进行治疗可能出现上述所列情况的。

第三节　药品不良反应因果关系的判定和研究方法

一、药品不良反应因果关系的判定和处理

在实际工作中，判断一个药品不良反应有时是非常困难的。因此，药品不良事件（adverse drug event，ADE）的概念在临床上具有非常重要的意义，它是指药品在使用期间发生的任何不良医学事件，这些事件不一定与使用的药品有因果关系。

用药治疗过程中一定要认真地观察患者各种临床症状和体征的变化，对那些意外的、与用药

目的无关的有害反应一定要详细记录,分析其与用药的关系。目前我国对药品不良反应因果关系的判定采用关联性评价方法,该方法主要关注的问题有:①用药与不良反应的出现有无合理的时间关系;②反应是否符合该药已知的不良反应类型;③停药或减量后反应是否消失或减轻;④再次使用可疑药品后是否再次出现同样的反应;⑤反应是否可用其他合并用药的作用、患者病情的进展、其他治疗的影响来解释。对上述问题依次回答,按药品不良反应因果关系表 5-2 进行判断,分析 ADE 与所使用药品之间的关联性。

表 5-2 药品不良反应因果关系判定表

问题	答案					
①合理的时间顺序	+	+	+	－	需要补充材料	评价的必须资
②属已知药品的反应类型	+	+	±	－	才能评价	料无法获得
③停药可以改善	+	+	±?	±?		
④再次给药可重复出现	+	?	?	?		
⑤可以用其他原因解释	－	－	±?	±?		
判断结果	肯定	很可能	可能	可能无关	待评价	无法评价

注:－表示否定;±表示难以肯定或否定;?表示不明。

发现 ADR 后,可根据其严重程度进行处理。对于患者可忍受、不影响治疗进程、对康复无影响的轻度反应,不需特别处理,但应注意观察。对于患者难以忍受、对康复有直接影响的中度反应,应该停用引起不良反应的药品,针对反应的临床表现和类型进行特殊治疗。对于危及患者生命、可能致残或致死的重度反应,需立即停药并紧急救治。

二、揭示药品不良反应因果关系的研究方法

1. **病例报告法(case report)** 就患者用药及可疑为药源性疾病的情况进行个案报告,例如口服避孕药使用者患心肌梗死的报告。这类报告可为更严密的研究方法提供某些线索,但本身并不能为可疑药品与发生事件之间的因果联系提供证据。

2. **系列病例报告法(case series report)** 就接触同一药品例如口服避孕药的患者患有同一类可疑为药源性疾病例如心肌梗死的临床事件进行报告。同一类事件某种程度地重复发生,特别是显示剂量-效应关系时,显然意味着某种客观规律的存在,比单个的病例报告增加了论据的说服力。但因没有对照,所以并不能从该系列病例报告得出接触口服避孕药品是引起心肌梗死的肯定结论。

3. **长期趋势分析(analysis of secular trends)** 是对一种趋势(可疑原因)与另一种趋势(可疑效果)之间的相关关系的研究,例如口服避孕药时间延长与心肌梗死发生率增高的趋势。平行相关趋势提供了两个事件之间可能具有因果联系的流行病学证据,但这种方法并不能排除其他因素致病的可能性。

4. **病例对照研究(case-control study)** 是将患某种疾病(可疑的药品不良反应)的病例与未患这种疾病的对照进行比较,追溯过去服用某种可疑药品的情况,然后将过去服用此药的病例数与对照例数的比值作为分子,过去未服用此药的病例数与对照例数的比值作为分母,运算结果即反映了过去服用此药与该待研究疾病的病因学关系,称为危险度比值比(odds ratio,OR)。阴道腺癌常发生于 50 岁以上的妇女。但是在 1966—1967 年间美国的 Vincent Memorial Hospital 竟发现有 7 例阴道腺癌发生于 15～22 岁青少年,其他医院发现 1 例。为每个病例选 4 个对照,尽可能收集可疑因素的资料,如母亲年龄、吸烟史、孕期子宫出血史、流产史、孕期和哺乳期 X 线接触史以及服用雌激素史等。发现患癌症的 8 个病例中有 7 个母亲在怀孕早期开始服用己烯雌酚,而对照组 32 例病例的母亲中无 1 例在怀孕早期服用己烯雌酚,危险度比值比达到统计学显著水平。这样母亲怀孕早期服用己烯雌酚与女儿阴道腺癌的因果关系就被提出来了,激发了关于服用雌激素是否与女性后代阴道腺癌有关的更深入的研究。

病例对照研究的优点是易于进行,费用不高,但偏倚因素较多。应注意以下几个方面:①选择病例时对疾病的定义应清楚明了,诊断应准确无误,如是癌症,需要有病理诊断;②对照者除没有

患所研究的疾病（不良反应）外，其他方面的特性如年龄、性别、职业、习惯等也应该与病例组大体一致或相似，常用配对法选择，对稀有病例进行的病例对照研究，可从医院其他病例、家庭成员及社区中选择多个对照；③可通过面谈、电话等方式询问和记录相关信息，或直接向研究对象索取某些客观记录等方法收集资料，病历档案及计算机数据库等也可作为研究资料来源；④如果危险度比值比达到统计学显著水平，有剂量效应关系，则可能存在可疑药品与不良反应之间的因果关系；如果不同病例对照研究有相同的发现，结果与其他流行病学研究和实验研究的结果一致，这种因果关系的可能性进一步增强。

5. **队列研究(cohort study)**　是将观察对象分为两个组：一组为暴露于某一药品的人群，另一组为不暴露于该药品的人群，随访观察两个人群中不良事件的发生率是否存在差异。可分为前瞻性、历史性和双向性队列研究。前瞻性调查是从现在时点起对研究人群进行观察，优点是对患者的随访持续进行，可收集到设计要求的所有的资料，可用相对危险度对因果关系进行估计，缺点是组织困难，人力物力等资源的需求量大。假若不良反应发生率低，为了得到统计学检验需要的病例数，需要扩大观察样本，费用较高。历史性队列研究从现在时点起对既往研究的人群进行回顾性研究，优点是花费较少，缺点是过去的资料不全面，适用范围窄。双向性队列研究是在历史性队列研究的基础上，继续前瞻性观察一段时间，故这种设计又叫混合性队列研究。该方法不但具有历史性队列研究的优点，还弥补了其不足。

6. **随机对照临床试验(randomized controlled trial,RCT)**　随机对照试验是临床研究药品疗效及不良反应最常用的方法。为前瞻性研究，一般采用随机分组及盲法观察，可设阴性或阳性对照或同时采取两者。在设计时应考虑到样本大小能得出有统计学意义的结论，对可能出现的偏倚提出切实可行的针对措施。随机对照临床试验设计严谨，可控制未知的或不能测量的混杂因素，是新药临床试验中监测发现不良反应的有效方法。

第四节　药品不良反应的监测

欧美国家的药品不良反应监测起步于20世纪50年代，20世纪60~70年代后逐渐形成了有效的监测系统，WHO成立了相应的机构，并采取一系列措施，在全球范围开展药品不良反应监测。我国这项工作起步虽晚，但进展较快，逐步和国际接轨。目前常用的药品不良反应监测方法主要有：

1. **自发呈报系统(spontaneous reporting system)**　分为正式和非正式自发呈报两种形式。

正式自发呈报系统指国家或地区设有专门的ADR登记处，成立有关ADR的专门委员会或监测中心，收集、整理、分析自发呈报的ADR资料，并负责信息反馈。1968年WHO开始建立ADR监测报告系统，收集10多个国家提供的自发呈报资料，1970年在设立国家级监测中心试验计划成功的基础上正式设立WHO药品监测合作中心，1997年更名为乌普沙拉监测中心(Uppsala Monitoring Centre, UMC)。中国于1998年成为该计划的正式成员国。至2016年底全世界有127个国家参加了WHO国际药物监测合作计划，截止2017年4月，UMC已收到各成员国自发呈报的ADR报表1 500万份。这些报表已成为了解和评估药物安全性的重要依据之一。正式自发呈报的优点是监测范围广、时间长。药物上市后就自然地加入被监测行列，且没有时间限制。可以及早形成假说，使ADR得到早期警告。报告者得到反馈后可以改善处方、合理用药。缺点是资料偏差和可能漏报。据估计，自发呈报的ADR仅占ADR的1%~10%。

非正式自发呈报无正式登记处，也不设监测中心等组织，大多由医生发现可疑ADR后向医院、药商报告，或在医药期刊杂志报道。由医生把在临床实践中观察到的ADR综合、整理后发表在医学杂志上属于这种类型。可以充分利用这些文献报道资料进行ADR综合分析。例如，杨申等从国内1960—1989年198种期刊杂志中收集了有关抗生素不良反应报道2423例，抗精神病药品的不良反应6617例，并同国外同类研究进行比较，发现庆大霉素、卡那霉素的过敏性休克在我国发生率较高。

2. **医院集中监测系统**　在一定时间（如数月、数年）、一定范围（某一地区、若干个病房或医院等）内根据研究目的详细记录ADR的发生情况，即医院集中监测系统(hospital intensive reporting system)。根据监测对象不同可分为住院患者或门诊患者监测。根据研究的目的可分为以患者为中心的（patient-oriented）或以药品为中心的（drug-oriented）监测。通过对资料收集和整理，可对 ADR 全貌有所了解。如 ADR 严重程度、发生部位、持续时间、是否因 ADR 而停药、是否延长住院时间、各种药品引起的不良反应发生率以及转归等。如波士顿药物监测协作计划（Boston Collaborative Drug Surveillance Program，BCDSP）开始于 1966 年，协作范围曾扩大到 6 个国家的 19 家医院。所有住院患者的不良反应资料都是通过受过培训的护士或药师收集，从用药开始登记调查表。服药期间如发现可疑 ADR 时，在 24 小时内由临床药师进行调查并填写不良反应调查表，详细记录不良反应的发生日期、表现形式、严重程度、类型、部位、持续时间、对不良反应的最终判定及预后等。该项目成果显著，如确定依他尼酸的使用和胃肠道出血有明显的相关性，苯妥英钠可使血尿素氮增高，水合氯醛增加华法林的活性，肝素在妇女特别是老年妇女更易引起出血等。

3. **记录联结（recorded linkage）**　是通过软件系统把一生中发生的健康相关事件如出生、死亡、婚姻、住院情况及处方等各种信息联系起来，易发现与药品有关的事件。如牛津记录联结研究始于 1962 年，研究的人群有 43 117 人，ADR 监测从 1974 年开始。Skegy 用此法对安定与交通事故关系进行了研究，发现服镇静剂与交通事故间高度相关。此外，如地高辛和腹泻、阿司匹林与脑出血间在统计学上均有意义。

记录联结的优点是能监测大量的人群，有可能研究不常用的药品和不常见的不良反应，可以计算不良反应发生率，能避免回忆或访问时的主观偏差，可用于病例的对照研究、队列调查等，可能发现延迟发生的不良反应。缺点是需要依赖其他已成熟的系统，费用昂贵。

4. **对医疗资助方案的药品分析和调查研究**　医疗资助方案是由某些经济发达国家为低收入个人和家庭提供的，形成了较完整的医疗 - 处方系统。美国至 1981 年该类患者总数达到 600 万，这一庞大的数据为药物上市后监测提供了宝贵资料，并已就此对非甾体类抗炎药品和胃肠道出血的关系、磺胺引起血小板减少症、口服避孕药引起胆石症等课题进行了研究。

5. **处方 - 事件监测**　英国实行的处方 - 事件监测（prescription-event monitoring，PEM）是药品不良反应有效监测方法之一。患者凭医生处方去药房取药，药房把处方交给政府的计价局，后者根据药品调研中心的要求挑出有关的处方。发现某种药品不良反应值得深入调查时，向曾开过该药处方的医生发出调查表，主要内容有用药指征、患者性别、出生日期、用药的开始日期、用药后发生的任何事件及结果、停药后的任何事件等。

处方 - 事件监测正式开始于 1982 年，已对许多药品进行监测。如雷尼替丁、吲哚美辛、依那普利等。目前通过 PEM 监测所有新上市的药品。收集上市后新药的所有处方，通常为一年，如有严重的或威胁生命的不良事件应立即填卡送回，对死亡者常规随访其亲属。

6. **记录应用（recorded use）**　是在一定范围内通过记录使用研究药物的每个患者的所有资料，以提供没有倚偏性的抽样人群，从而了解药物不良反应在不同人群的发生情况，计算药物不良反应发生率，寻找药物不良反应的易发因素。根据研究的内容不同，规模可能大小不一。澳大利亚把记录应用设计为药物上市后监测系统，以补充已经存在的"蓝卡系统"。

第五节　我国药品不良反应监测管理办法

我国监测药品不良反应的现行法规主要是：原卫生部颁布的自 2011 年 7 月 1 日起施行的《药品不良反应报告和监测管理办法》。

我国过去有关 ADR 的资料主要来源于医药杂志期刊的报道。1989 年国家组建国家药品不良反应监测中心，承担全国药品不良反应监测技术工作，地方各级药品监督管理部门负责本行政区域内药品不良反应报告和监测的技术工作。近年来，制药企业和药学研究工作者也参与了 ADR 监测工作，对 ADR 信息进行深入分析和评估。ADR 监测的范围已扩大至传统中草药。

我国实行药品不良反应报告制度。医疗卫生机构和药品生产经营企业必须指定专（兼）职人员负责本单位生产、经营、使用药品的不良反应报告和监测工作。

我国的药品不良反应报告范围包括：新药监测期内的国产药品应当报告该药品的所有不良反应；其他国产药品，报告新的和严重的不良反应。进口药品自首次获准进口之日起 5 年内，报告该进口药品的所有不良反应；满 5 年的，报告新的和严重的不良反应。但鉴于目前实际状况，为避免漏报，上报原则为"可疑即报"。

新的药品不良反应是指药品说明书中未载明的不良反应。说明书中已有描述，但不良反应发生的性质、程度、后果或者频率与说明书描述不一致或者更严重的，按照新的药品不良反应处理。

上报药品不良反应均需填写《药品不良反应 / 事件报告表》（表 5-3），填报内容应真实、完整、准确。报告人应认真仔细填写患者基本信息和相关情况，如姓名、性别、出生年月、原患疾病等，并完整填写怀疑药品和并用药品信息。怀疑药品是指患者使用的怀疑与不良反应发生有关的药品。并用药品指发生此药品不良反应时患者除怀疑药品外的其他用药情况，包括患者自行购买的药品或中草药等。

表 5-3　药品不良反应 / 事件报告表

首次报告□　　　跟踪报告□　　　　　　　　　　　　　　　　　　编码：_____

报告类型：新的□　严重□　一般□

报告单位类别：医疗机构□　经营企业□　生产企业□　个人□　其他□_____

患者姓名：	性别：男□ 女□	出生日期：　年　月　日 或年龄：	民族：	体重(kg)：	联系方式：

原患疾病：	医院名称： 病历号 / 门诊号：	既往药品不良反应 / 事件： 有□_____　无□ 不详□ 家族药品不良反应 / 事件： 有□_____　无□ 不详□

相关重要信息：吸烟史□　饮酒史□　妊娠期□　肝病史□　肾病史□　过敏史□_____　其他□_____

药品	批准 文号	商品 名称	通用名称 （含剂型）	生产 厂家	生产 批号	用法用量 （次剂量、途径、日次数）	用药 起止时间	用药 原因
怀疑 药品								
并用 药品								

不良反应 / 事件名称：	不良反应 / 事件发生时间：　年　　月　　日

不良反应 / 事件过程描述（包括症状、体征、临床检验等）及处理情况（可附页）：

不良反应 / 事件的结果：痊愈□　好转□　未好转□　不详□　有后遗症□　表现：_____

死亡□　直接死因：_____　死亡时间：　　年　　月　　日

停药或减量后，反应 / 事件是否消失或减轻？　　　　　是□　否□　不明□　未停药或未减量□

再次使用可疑药品后是否再次出现同样反应 / 事件？　　是□　否□　不明□　未再使用□

对原患疾病的影响：不明显□　病程延长□　病情加重□　导致后遗症□　导致死亡□

关联性评价	报告人评价：　肯定□　很可能□　可能□　可能无关□　待评价□　无法评价□　签名： 报告单位评价：肯定□　很可能□　可能□　可能无关□　待评价□　无法评价□　签名：
报告人信息	联系电话：　　　　　　　　　　　　　职业：医生□　药师□　护士□　其他□_____ 电子邮箱：　　　　　　　　　　　　　签名：
报告单位信息	单位名称：　　　　　联系人：　　　　电话：　　　　　报告日期：　年　月　日
生产企业请 填写信息来源	医疗机构□　经营企业□　个人□　文献报道□　上市后研究□　其他□_____
备注	

　　不良反应过程描述填写应体现出"3个时间、3个项目和2个尽可能"。①3个时间：不良反应发生的时间；采取措施干预不良反应的时间；不良反应终结的时间。②3个项目：第一次药品不良反应出现时的相关症状、体征和相关检查；药品不良反应动态变化的相关症状、体征和相关检查；发生药品不良反应后采取的干预措施及结果。③2个尽可能：第一，填写不良反应/事件的表现时要尽可能明确、具体。如为过敏型皮疹，要填写皮疹的类型、性质、部位、面积大小等。第二，与可疑不良反应/事件有关的辅助检查结果要尽可能明确填写。如怀疑某药引起血小板减少症，应填写患者用药前的血小板计数情况及用药后的变化情况。

　　我国对药品不良反应的报告和评价流程做了明确规定。药品生产经营企业、医疗机构上报新的、严重的药品不良反应应于发现或者获知之日起15日内报告，其中死亡病例须立即报告，其他药品不良反应30日内报告。有随访信息的，应当及时报告。个人发现新的或者严重的药品不良反应，可以向经治医师、药品生产经营企业或者当地的药品不良反应监测机构报告。

　　所有的报告将会录入药品不良反应监测数据库，专业人员会分析药品和不良反应/事件之间的关系。根据药品风险的普遍性或者严重程度，决定是否需要采取相关措施，如在药品说明书中加入警示信息，更新药品如何安全使用的信息等。在极少数情况下，当认为药品的风险大于效益时，药品也会撤市。

　　目前，我国已经基本建立了药品不良反应监测体系，加强了包括法律体系、技术体系、信息监测网络、信息评价和反馈机制、预警机制等的建设。但由于我国药品不良反应监测体系建立时间较晚、从业人员业务水平不等等原因，导致我国医药企业、医疗机构对药品不良反应的认识和处理存在偏差，药品不良反应漏报率高和监管滞后。此外，由于相关法律法规尚不健全，我国药品不良反应报告质量不高。医药企业、医疗机构和社会应该纠正对药品不良反应的错误观念，借鉴国外的成功经验，进一步完善我国药品不良反应监测体系。

（顾　宜　冯　斌）

参考文献

1. 李俊. 临床药理学[M]. 第5版. 北京：人民卫生出版社，2013.

2. 中华人民共和国卫生部令第81号. 药品不良反应报告和监测管理办法[S]，2011.

3. 张程亮，高萍，赵丽，等. 中国药品不良反应信息通报15年回顾分析，2016，25（11）：698-703.

第六章　抗微生物药

>> 提要

抗微生物药是指用以治疗病毒、衣原体、支原体、螺旋体、立克次体、细菌、真菌等微生物所致感染的各种药物。抗菌药物包括由微生物（如细菌、真菌、放线菌）生物合成所产生的抗生素及人工半合成、全合成药物。细菌对抗菌药物易产生耐药性，故临床用药时应结合先前的抗感染治疗反应及药敏结果来合理选择。抗病毒药进展较快，但仍然不能完全杀灭感染病毒，只能抑制病毒的繁殖，临床疗效有限，药物毒副作用较常见。抗真菌药有抗浅部真菌感染药和抗深部真菌感染药，前者有抗真菌抗生素、特比萘芬、萘替芬等；后者有氟胞嘧啶、两性霉素 B、三唑类抗真菌药（氟康唑、伊曲康唑、伏立康唑、泊沙康唑）、棘白菌素类（卡泊芬净、米卡芬净）。三唑类及棘白菌素类抗真菌药是目前临床抗真菌治疗的重要药物。

第一节　抗菌药物概论

抗菌药物是指治疗细菌、支原体、衣原体、立克次体、螺旋体、真菌等病原微生物所致感染性疾病病原的药物。不包括治疗结核病、寄生虫病和各种病毒所致感染性疾病的药物以及具有抗菌作用的中药制剂。理想的抗菌药物应具备：①对致病菌有高度选择毒性而对宿主无毒或毒性极低，或能与其他抗病原微生物药联合应用增强疗效，杀灭病原体；②细菌对其不易产生耐药性；③具有优良的药动学特点，最好为速效、强效及长效药物；④性状稳定，不易被酸、碱、光、热、酶等所破坏；⑤使用方便，价格低廉。

一、基本概念

药物抑制或杀灭病原菌的范围，称为抗菌谱。对多种病原微生物有抑制、杀灭作用的称为广谱抗菌药，如氟喹诺酮类、四环素类、氯霉素等对多种革兰氏阳性菌和阴性菌都有抑制作用。对一种或有限的几种病原微生物有抑制、杀灭作用的称为窄谱抗菌药，如青霉素对革兰氏阳性菌及少数的革兰氏阴性菌有作用。

抗菌活性是指药物抑制或杀灭病原菌的能力。临床上一般将抗菌药物分为杀菌药和抑菌药两类，按应用普通治疗剂量后，在血清和组织中的药物浓度所具有的杀菌或抑菌性能而区分。如青霉素类、头孢菌素类、氨基糖苷类、多黏菌素类等为杀菌药；大环内酯类、四环素类、氯霉素类等为抑菌药。抗菌活性的大小通常以最低抑菌浓度（minimal inhibitory concentration，MIC）或最低杀菌浓度（minimal bactericidal concentration，MBC）作为评价指标。

对药物安全性的评价，通常用其半数致死量与半数有效量的比值表示，称化疗指数。一般化疗指数越大，药物的毒性越小，疗效越好。但化疗指数不作为安全性评价的唯一指标，如青霉素的化疗指数很高，但也可引起过敏性休克甚至死亡。

二、抗菌药物作用机制

抗菌药物主要是通过干扰病原微生物的生理生化代谢过程而产生抗菌作用。现将几种主要

学习笔记

图片：ER6-1
抗菌药物作用机制

作用方式简介如下：

1. 抑制细菌细胞壁合成　细菌细胞壁主要结构成分是肽聚糖，又称黏肽。胞质内黏肽前体的形成可被磷霉素与环丝氨酸所阻碍；胞质膜阶段的黏肽合成可被万古霉素和杆菌肽所破坏；青霉素与头孢菌素类抗生素则能阻碍直链十肽二糖聚合物在胞质外的交叉联接过程。

2. 抑制细菌细胞膜功能　通过抑制细菌细胞膜功能发挥抗菌作用的药物，主要包括两性霉素B、多黏菌素和制霉菌素等。

3. 抑制或干扰细菌细胞蛋白质合成　抑制蛋白质合成的药物主要有氨基糖苷类、四环素类、大环内酯类、氯霉素类等。氯霉素、林可霉素和大环内酯类抗生素能与核蛋白体50S亚基结合，使蛋白合成呈可逆性抑制；四环素类等能与30S亚基结合而抑菌；氨基苷类等能与30S亚基结合而杀菌。

4. 抑制DNA、RNA的合成　抑制核酸合成的药物主要有喹诺酮类、磺胺类及其增效剂、乙胺嘧啶和利福平等。喹诺酮类抑制DNA回旋酶，阻碍敏感细菌DNA的复制；利福平能抑制以DNA为模板的RNA多聚酶，阻碍mRNA的合成；磺胺类与甲氧苄啶可分别抑制二氢叶酸合成酶与二氢叶酸还原酶，妨碍叶酸代谢，最终影响核酸合成。

三、抗菌药物分类

按化学结构分类可分为：①青霉素类（penicillins）；②头孢菌素类（cephalosporins）；③其他β-内酰胺类（other β-lactams），以上3类统称为β-内酰胺类（β-lactams）；④氨基糖苷类（aminoglycosides）；⑤四环素类（tetracyclines）；⑥大环内酯类（macrolides）；⑦林可霉素类（lincosamides）；⑧磺胺类（sulphonamides）；⑨喹诺酮类（quinolones）；⑩硝基呋喃类（nitrofurans）；⑪硝基咪唑类（nitromidazoles）等。

第二节　抗　生　素

抗生素（antibiotics）系指由细菌、真菌或其他微生物在生长繁殖过程中所产生的具有抗病原体或其他活性的一类物质。

一、青霉素类

青霉素类抗生素均含有6-氨基青霉烷酸（6-APA）母核，具有共同的抗菌作用机制——影响细菌细胞壁合成，为繁殖期杀菌药。对人体毒性小，但可致过敏反应，各品种之间有交叉过敏反应，使用前均需做皮肤过敏试验。根据其抗菌谱及抗菌作用特点，可分成以下五类：

1. 天然青霉素　以青霉素G在临床上最常用。主要作用于革兰氏阳性菌及某些革兰氏阴性球菌和螺旋体。

2. 耐酶青霉素　有甲氧西林、萘夫西林、苯唑西林、氯唑西林、双氯西林、氟氯西林等。本类青霉素的特点是耐青霉素酶，主要用于耐青霉素酶葡萄球菌感染的治疗。除甲氧西林外，其他品种均耐酸，口服吸收，可口服或注射给药。临床公认本组中最好的品种为氯唑西林。

3. 广谱青毒素　有氨苄西林、阿莫西林、依匹西林、海他西林、美洛西林、匹氨西林等。对革兰氏阳性及革兰氏阴性菌均有杀菌作用，耐酸可口服，但不耐酶。临床应用的品种主要是氨苄西林及阿莫西林。

4. 抗铜绿假单胞菌广谱青霉素　有羧苄西林、磺苄西林、替卡西林、阿洛西林、呋布西林、哌拉西林、阿帕西林。此类青霉素抗菌谱与氨苄西林相似，其特点是对铜绿假单胞菌有良好抗菌活性。其代表性品种为哌拉西林。

5. 抗革兰氏阴性杆菌青霉素　有美西林、匹美西林、替莫西林等。为窄谱抗生素，主要对肠杆菌科细菌有较好抗菌活性。美西林与其他β-内酰胺类合用常有协同作用。

图片：ER6-2
青霉素分类

青霉素 G Benzylpenicillin

【**药理作用**】 本品不耐酸，口服吸收差。肌内注射吸收好，半小时后血药浓度达到峰值，2～4小时胆汁浓度达峰值。广泛分布于组织、体液中，易透入炎症组织，难透入眼、骨组织、无血供区、脓腔及脑脊液中。血浆蛋白结合率为45%～65%，半衰期约为30分钟。主要经肾排泄。

本品对生长繁殖期的细菌有较强杀灭作用。对多数革兰氏阳性球菌（链球菌、肺炎球菌、敏感葡萄球菌）、革兰氏阴性球菌（脑膜炎球菌、淋病双球菌）有强大抗菌活性；对某些革兰氏阴性杆菌（白喉杆菌）、各种螺旋体、放线菌、梭状芽胞杆菌属等亦有较好的抗菌效果。

【**临床应用**】 青霉素 G 是多种感染治疗的首选抗生素。①肺炎球菌引起的肺炎、脓胸、脑膜炎等；② A 组或 B 组溶血性链球菌所致的各种感染，如咽炎、猩红热、蜂窝织炎、化脓性关节炎、肺炎、心内膜炎、败血症等；③敏感葡萄球菌所致感染，如化脓性脑膜炎；④淋病双球菌及梅毒螺旋体感染所致的淋病、梅毒；⑤革兰氏阴性杆菌感染所致的破伤风、白喉、炭疽病治疗时须与抗毒素并用；⑥对于风湿性心脏病或先天性心脏病患者进行口腔手术或操作前，使用青霉素 G 可预防感染性心内膜炎的发生。

【**用法用量**】 ①肌内注射：成人每日量为 80 万～320 万 U，可分 3～4 次给药；儿童每日量为 3 万～5 万 U/kg，可分 2～4 次给药。②静脉滴注：成人每日量为 200 万～2 000 万 U，分 2～4 次给药；儿童每日量为 20 万～40 万 U/kg，分 4～6 次加入葡萄糖液 50～100mL 中作间歇快速滴注，0.5～1 小时内滴注完毕。

【**不良反应**】 ①过敏反应发生率较高，可引起过敏性休克；②毒性反应肌内注射部位可发生周围神经炎，鞘内注射和全身大剂量应用可引起肌肉痉挛、抽搐、昏迷等；③其他有赫氏反应、二重感染等。

【**注意事项**】 ①用药前必须做过敏试验，过敏者禁用；②与其他 β- 内酰胺类抗生素可能发生交叉过敏反应；③本品可经乳汁使婴儿过敏，哺乳期妇女慎用。

【**制剂规格**】 注射用青霉素钠：0.24g（40 万 U），0.48g（80 万 U），0.6g（100 万 U）；注射用青霉素钾：0.25g（40 万 U）。

阿莫西林 Amoxicillin

为对位羟基氨苄西林，又名羟氨苄青霉素。

【**药理作用**】 为广谱抗生素，对革兰氏阳性及阴性菌均有作用。不耐酶，对产酶菌无效。对肠球菌及革兰氏阴性菌有较强抗菌活性，对肺炎链球菌与变形杆菌作用强于氨苄西林。本品耐酸，口服吸收好。口服及肌内注射后达峰时间分别为 2 小时和 1 小时，$t_{1/2}$ 为 1～1.3 小时。给药后 6 小时尿中排出量为给药量的 45%～68%。

【**临床应用**】 主要用于敏感菌所致的呼吸道、尿路、胆道感染及伤寒。

【**用法用量**】 成人：每日量 1～4g，分 3～4 次给药；儿童每日量为 50～100mg/kg，分 3～4 次给药。

【**不良反应**】 不良反应发生率为 5%～6%，常见为胃肠道反应、皮疹等。

【**注意事项**】 ①青霉素过敏者禁用；②传染性单核细胞增多症患者应避免使用；③不宜与口服避孕药同服。

【**制剂规格**】 胶囊：0.25g；干糖浆：125mg（包）；口服混悬液：5mL∶125mg，5mL∶250mg。

二、头孢菌素类

头孢菌素为一簇广谱半合成抗生素，均含有 7- 氨基头孢烷酸（7-ACA）的母核，在 3 位及 7 位碳原子上加入不同的基团，形成具有不同抗菌活性和药动学特性的各种头孢菌素。头孢菌素类具有抗菌谱广、抗菌作用强、耐青霉素酶、临床疗效高、毒性低、过敏反应较青霉素少等优点。按其上市年代的先后和抗菌性能的不同将其分四代。

第一代头孢菌素抗菌谱窄，主要作用于革兰氏阳性菌，抗菌活性强于第二、三代，对革兰氏阴

图片：ER6-3 头孢菌素分类和比较

性菌效差，对 β- 内酰胺酶不稳定，$t_{1/2}$ 偏短，多在 0.5～1.5 小时内，脑脊液浓度低，对肾脏有一定毒性。目前临床主要使用的品种有头孢唑林、头孢氨苄、头孢拉定等。

第二代头孢菌素抗菌谱较第一代广，对革兰氏阳性菌作用与第一代相仿或略差，对多数革兰氏阴性菌作用明显增强。对 β- 内酰胺酶较稳定，除个别品种（头孢尼西）外，$t_{1/2}$ 仍偏短，脑脊液中浓度较高，肾脏毒性小。其代表性品种有头孢呋辛、头孢孟多、头孢克洛等。

第三代头孢菌素抗菌谱广，对革兰氏阳性菌效差，对革兰氏阴性菌，特别是肠杆菌科细菌有强大抗菌活性，对 β- 内酰胺酶稳定，$t_{1/2}$ 延长，能透入脑脊液中，对肾脏几乎无毒性。其代表性品种有头孢噻肟、头孢曲松、头孢他啶、头孢哌酮等。

第四代头孢菌素抗菌谱较第三代更广，对革兰氏阳性球菌抗菌活性增强，对 β- 内酰胺酶特别是超广谱质粒酶和染色体酶稳定。其代表性品种有头孢吡肟、头孢匹罗等。

头孢唑林　Cefazolin

又名先锋霉素 V，为半合成的第一代头孢菌素。

【药理作用】　本品对金黄色葡萄球菌（包括产酶菌株）、肺炎链球菌、化脓性链球菌、大肠埃希菌、奇异变形杆菌、克雷伯杆菌、流感嗜血杆菌等有较强抗菌活性。对革兰氏阴性菌所产生的 β- 内酰胺酶不稳定，易产生细菌耐药性。

本品肌内注射后 1～2 小时血药浓度达峰值，血浆蛋白结合率为 74%～86%，$t_{1/2}$ 为 1.8 小时。除脑组织外，全身分布良好，80%～90% 给药量于 24 小时内自尿中原形排出。

【临床应用】　主要用于治疗敏感菌所致的呼吸道感染、败血症、感染性心内膜炎、肝、胆系统感染、尿路感染、皮肤软组织感染等。也可作为心脏手术和胆囊切除术预防感染用药。

【用法用量】　肌内或静脉注射。成人：1 次 0.5～1g，每日 3～4 次，病情严重者可适当增加剂量，但不超过每日 10g 为限。预防手术感染可手术前半小时肌内或静脉给药 1g，术中给 0.5～1.0g，术后每 6～8 小时给 0.5～1.0g。儿童每日量为 40～100mg/kg，分 3～4 次给药，病情较重可适当增加剂量。

【不良反应】　不良反应发生率较低。偶见皮疹，荨麻疹、发热、血清病样反应等过敏症状。肌内注射可出现局部疼痛、静脉注射可致静脉炎。

【注意事项】　①青霉素过敏者及肾功能不全者慎用；②供肌内注射剂有时含利多卡因，不可误注静脉内。

【制剂规格】　粉针剂：0.2g，0.5g。

头孢呋辛　Cefuroxime

又名头孢呋肟，为半合成的第二代头孢菌素类。

【药理作用】　对多数革兰氏阳性菌有良好抗菌活性。对大肠埃希菌、奇异变形杆菌、肺炎杆菌、普鲁威登菌、流感杆菌、奈瑟菌属等革兰氏阴性杆菌等有较强作用。对葡萄球菌和某些革兰氏阴性杆菌的 β- 内酰胺酶稳定。是第二代头孢菌素中抗菌作用较突出的品种。

肌内注射后 0.5～1.0 小时血药浓度达峰值，血浆蛋白结合率为 30%～50%，$t_{1/2}$ 为 1.1～1.4 小时。体内广泛分布于各组织、体液中。脑膜炎时可透过血脑屏障在脑脊液中达治疗浓度。24 小时内药物绝大多数以原形从肾排出。

【临床应用】　主要用于敏感菌所致的呼吸道感染、尿路感染、细菌性脑膜炎、败血症的治疗。还可用于胃切除、胆囊切除、胸外科及妇科大手术等预防术后感染用药。

【用法用量】　肌内注射或静脉注射。成人：每 8 小时给 0.75～1.5g，病情严重者可增加至 6g。儿童：每日量为 30～100mg/kg，分 3～4 次给药。

【不良反应】　不良反应轻而短暂。常见为肌内注射部位疼痛、皮疹、血清转氨酶升高等。偶见静脉炎、嗜酸性粒细胞增多、血红蛋白降低或 Coombs 试验阳性。

【注意事项】　①对青霉素过敏者慎用；②不可与氨基糖苷类抗生素置同一容器中注射；③与高效利尿药联合应用可致肾损害。

【制剂规格】 粉针剂：每瓶0.25g、0.5g、0.75g、1.0g、1.5g。

头孢曲松 Ceftriaxone

又名头孢三嗪。为半合成的第三代头孢菌素。

【药理作用】 对革兰氏阴性杆菌产生的广谱β-内酰胺酶高度稳定，对革兰氏阴性杆菌，特别是肠杆菌科细菌有强大抗菌活性，对革兰氏阳性球菌抗菌作用不如第一代头孢菌素。

口服不吸收，肌内或静脉给药后可被充分吸收。药物吸收后，组织穿透力强、体内分布广，可在各组织、体腔、体液中达到有效抗菌浓度，尤以胆汁中浓度较高。可透过血脑屏障及胎盘屏障。半衰期为7～8小时。主要以原形经肾与肝消除，其中50%～60%经肾随尿液排泄，40%～50%自胆道经肠道排出。

【临床应用】 用于治疗敏感菌所致的呼吸道感染、腹腔感染、泌尿生殖系统感染、皮肤软组织感染、骨和关节感染、耳鼻喉感染等。也可作为手术前预防用药。

【用法用量】 肌内或静脉注射给药。成人：1～2g/次，1次/d，4～14日一疗程；危重患者或由中度敏感菌引起的感染4g/次，1次/d，通常4～14日一疗程，严重复杂感染可适当延长；预防污染或非污染手术之后感染，推荐在术前30～90分钟单次注射1～2g。治疗淋病的推荐剂量为单剂肌内注射0.25g。小儿常用量：按体重20～80mg/kg，每日1次。12岁以上儿童用成人剂量。

【不良反应】 不良反应较少见，总发生率5%～7%。严重程度及发生率与治疗的剂量、疗程有关。表现为皮疹、药物热等过敏反应，恶心、呕吐等胃肠道反应；实验室检查异常，如白细胞减少、血小板减少、嗜酸性粒细胞增多；偶见肝肾功能异常，表现为一过性血清氨基转移酶、碱性磷酸酶或胆红素升高，血尿素氮、肌酸酐升高。

【注意事项】 ①为防发生严重不良反应，禁止与含钙药物混合或联合使用，即使是在不同部位使用不同给药方式，在使用该药48小时内不宜使用含钙药物。②交叉过敏反应：对一种头孢菌素类过敏者对其他头孢菌素也可能过敏；对青霉素类、青霉素衍生物或青霉胺过敏者也可能对头孢菌素类过敏。对青霉素过敏性休克或即刻反应者，不宜选用头孢菌素类。③对有胃肠道疾病史者，特别是溃疡性结肠炎者及胆道阻塞者慎用。④25℃以下保存。

【制剂规格】 注射用头孢曲松（按头孢曲松计）：0.25g、0.5g、1.0g、2.0g。

头孢他啶 Ceftazidime

为半合成的第三代头孢菌素。

【药理作用】 本品对铜绿假单胞菌及其他假单胞菌属、肺炎克雷伯杆菌及其他克雷伯杆菌属、奇异变形杆菌、大肠杆菌、不动杆菌属等革兰氏阴性菌有效。对金黄色葡萄球菌、表皮葡萄球菌、化脓链球菌、肺炎链球菌等革兰氏阳性菌有效。可耐受大多数的β-内酰胺酶。

本品血清半衰期为2.2小时，血浆蛋白结合率较低为10%。本品不在体内代谢，以原形药经肾小球滤过排入尿中，24小时内80%～90%的剂量可在尿中出现。本品在组织的分布浓度较好，血脑屏障穿透力差。

【临床应用】 主要用于治疗敏感菌所致的呼吸道感染、胃肠、胆及腹部感染、骨骼关节感染、尿路感染、皮肤软组织感染等。可与氨基糖苷类药物联用。

【用法用量】 肌内或静脉注射。成人：每8小时1g或每12小时2g。较轻的感染每12小时0.5g或1g。感染严重的患者可每8小时或12小时2g，或每12小时3g。对于年龄超过80岁的患者，每日剂量一般不超过3g。儿童每日量为30～100mg/kg，分2～3次给药，病情严重可增加剂量至150mg/kg，分3次给药。肾功能不全患者应根据肾小球滤过率调整给药剂量。

【不良反应】 不良反应发生率较低。偶见腹泻、一过性肝酶升高、荨麻疹等症状。肌肉注射时注射部位疼痛，静脉注射可致静脉炎。

【注意事项】 ①青霉素或β-内酰胺类过敏者禁用；②与氨基糖苷类药物联合使用应注意监测患者肾功能。③先后给予万古霉素和本品，应冲管。④不用碳酸氢钠注射液作为稀释液。

【制剂规格】 粉针剂：1g。

头孢吡肟　Cefepime

又名马斯平，为第四代注射用头孢菌素。

【药理作用】　本品对甲氧西林敏感的金葡菌、凝固酶阴性葡萄球菌、肺炎球菌、溶血性链球菌等均有良好抗菌作用，对革兰氏阴性球菌和肠杆菌科细菌的抗菌活性明显强于头孢他啶，对铜绿假单胞菌亦有良好作用。耐甲氧西林葡萄球菌、肠球菌、黄杆菌属及厌氧菌对本品耐药。

组织分布广，一次静脉注射 2g，组织中有效药物浓度可维持 8～12 小时。血清蛋白结合率为 15%～19%。血清消除半衰期 $t_{1/2}$ 约为 2 小时，老年人的 $t_{1/2}$ 可延长至 3 小时，肾功能减退者的 $t_{1/2}$ 明显延长。80%～90% 以原形由尿排泄出。

【临床应用】　用于敏感菌所致的呼吸道感染、皮肤和软组织感染、尿路感染、骨感染、败血症、妇科感染及其他全身严重感染。

【用法用量】　2～4g/d，分 2 次静脉注射；治疗严重感染可增加至 6g/d。

【不良反应】　主要有恶心、腹泻、呕吐、便秘等胃肠道反应及皮疹、头痛。发生率 1.2%～3.2%，偶见口腔及阴道念珠菌感染、假膜性肠炎、局部疼痛和静脉炎。

【制剂规格】　粉针剂：0.5g，1.0g。

头孢匹罗　Cefpirome

为半合成的第四代头孢菌素。

【药理作用】　本品对铜绿假单胞菌，假单胞菌属，克雷伯杆菌属，奇异变形杆菌，大肠杆菌，肠杆菌属、卡他莫拉菌、流感嗜血杆菌等革兰氏阴性菌有效。对金黄色葡萄球菌，凝固酶阴性的葡萄球菌属，肺炎链球菌等革兰氏阳性菌有效。对 β- 内酰胺酶稳定。

本品血清半衰期为 1.8～2.2 小时，血浆蛋白结合率低于 10% 且为剂量依赖性。本品主要经肾脏清，80%～90% 的剂量可在尿中出现。本品能较好地穿透组织和体液。

【临床应用】　主要用于治疗敏感菌所致的下呼吸道感染、下泌尿道感染、皮肤及软组织感染、中性粒细胞减少患者的感染、菌血症等。可与氨基糖苷类药物联用。

【用法用量】　静脉注射。成人：每 12 小时 1g。病情严重者可增加剂量至每 12 小时 2g。肾功能不全患者应根据肾小球滤过率调整给药剂量。

【不良反应】　不良反应发生率较低。偶见发热，腹泻，一过性肝酶升高，血清肌酐和尿素氮轻度升高，皮疹，荨麻疹等症状。静脉注射可致静脉壁炎性刺激及注射部位疼痛，以及味觉或嗅觉异常。

【注意事项】　①出现持续性或严重腹泻时应立即停药；②与氨基糖苷类药物联合使用应注意监测患者肾功能。

【制剂规格】　粉针剂：1g。

三、其他 β- 内酰胺类

（一）头霉素类

抗菌谱广，对革兰氏阴性菌作用较强，对多种 β- 内酰胺酶稳定。对厌氧菌包括脆弱类杆菌具良好抗菌活性。临床常用于口腔外科、腹部外科和妇产科等需氧菌和厌氧菌的混合感染。主要代表性品种有头孢西丁（cefoxitin）、头孢美唑（cefmetazole）。

头孢西丁　Cefoxitin

为头霉素类抗生素，抗菌谱类似第二代头孢菌素，对革兰氏阳性菌、阴性菌和厌氧菌均有杀菌作用。

【药理作用】　本品对克雷伯杆菌属，奇异变形杆菌，大肠杆菌，肠杆菌属、摩根变形杆菌、流感嗜血杆菌等革兰氏阴性菌有效。对葡萄球菌属、多种链球菌等革兰氏阳性菌有效。对厌氧菌有良好的抗菌活性，对 β- 内酰胺酶稳定。

ER6-4

图片：ER6-4
头霉素和二代
头孢的比较

肌内注射头孢西丁 1.0g，30 分钟后达血药浓度峰值。静脉注射本品血清半衰期为 41～59 分钟，肌注本品半衰期为 64.8 分钟。血浆蛋白结合率为 80.7%。本品以原型从肾脏排泄，给药 6 小时后 85% 的给药剂量可在尿中出现。本品在体内分布广泛，给药后迅速进入各种体液，但脑脊液穿透率较低。

【临床应用】 主要用于治疗敏感菌所致的上下呼吸道感染、泌尿道感染、腹膜炎及其他腹腔内、盆腔内感染、败血症、妇科感染、骨关节软组织感染、心内膜炎等。

【用法用量】 肌注、静脉注射或静脉滴注。成人：1～2g/ 次，每 6～8 小时 1 次。病情严重者可增加剂量至每 4 小时 1g 或 6～8 小时 2g。肾功能不全患者应根据肾小球滤过率调整给药剂量。

【不良反应】 不良反应轻微。最常见的局部反应为静脉注射后出现血栓性静脉炎。肌注后可有局部硬结压痛。偶见发热、腹泻、一过性肝酶升高、血清肌酐和尿素氮轻度升高、皮疹、荨麻疹等症状。

【注意事项】 ①青霉素过敏者慎用。②肾功能损害及有胃肠疾病史（特别是结肠炎）的患者慎用。③与氨基糖苷类抗生素合用时会增加肾毒性。

【制剂规格】 粉针剂：1g。

（二）碳青霉烯类

为抗菌谱最广，抗菌作用最强的一类抗生素，对 β- 内酰胺酶高度稳定，且本身又有抑酶作用，故具有广谱、强效、耐酶、抑酶等特点。临床应用较广的品种为亚胺培南 / 西司他丁的合剂。主要用于多重耐药菌、产酶菌所致的革兰氏阴性菌感染、混合感染、病原菌不明或免疫缺陷者感染。

亚胺培南 / 西司他丁　Imipenem-Cilastatin

系亚胺培南与西司他丁的配伍制剂。

【药理作用】 本品抗菌谱广，具高度抗菌活性。对革兰氏阳性和阴性需氧菌及厌氧菌皆有极强抗菌作用。对多重耐药菌或产 β- 内酰胺酶细菌亦有良好抗菌活性。

西司他丁无抗菌作用和 β- 内酰胺酶抑制作用，主要通过抑制肾脱氢肽酶活性从而减少亚胺培南降解，提高亚胺培南血药浓度而起作用。

口服不吸收，一次给予治疗剂量后，可在痰液、肺、扁桃体、上颌窦、肾、前列腺、胆汁、女性生殖器官、腹腔渗出液、伤口引流液中达到有效治疗浓度。亚胺培南血清蛋白结合率为 20%，西司他丁为 40%。$t_{1/2}$ 为 1 小时。

【临床应用】 用于敏感菌所致的腹膜炎、肝胆感染、腹腔内脓肿、阑尾炎、妇科感染、下呼吸道感染、皮肤和软组织感染、尿路感染、骨和关节感染及败血症等的治疗。

【用法用量】 静脉滴注 1～3g/d，分 2～4 次给药，每 1g 本品滴注时间应在 1 小时以上；肌内注射为每 12 小时 500mg 或 750mg。极量为 4g/d。

【不良反应】 常见有恶心、腹泻、呕吐、药疹、静脉炎、血清转氨酶升高、血小板增多和嗜酸性粒细胞增多等。患者如有中枢神经系统疾病、肾功能不全或给药剂量较大时，可引起惊厥、意识障碍等严重反应。

【注意事项】 本品不宜与其他 β- 内酰胺类抗生素合用，不得与乳酸盐溶液配伍。肌内注射剂因含利多卡因不得用于严重休克和心脏传导阻滞患者。禁用于中枢神经系统感染和 3 个月以下婴儿感染。有中枢神经系统疾病、肾功能不全者慎用。

【制剂规格】 粉针剂：0.25g，0.5g，1.0g。

（三）单环类

抗菌谱较窄，对革兰氏阳性菌和厌氧菌活性低，但对革兰氏阴性菌，包括气单胞菌属有强大杀菌作用，具有耐酶、低毒、与青霉素无交叉过敏反应等优点。临床应用的品种为氨曲南（aztreonam），用于革兰氏阴性菌所致的严重感染。

（四）氧头孢烯类

抗菌谱广，对革兰氏阴性菌有较强的抗菌活性，对厌氧菌包括脆弱类杆菌亦有良好作用，对多

种 β- 内酰胺酶稳定，血药浓度维持时间久。拉氧头孢（latamoxef）为代表性品种，但因影响凝血功能，大剂量用药时可导致出血倾向。

（五）β- 内酰胺酶抑制剂

对 β- 内酰胺酶有较强抑制作用，但本身几乎无抗菌活性，与 β- 内酰胺类抗生素合用时能显著增强后者的抗菌作用。临床应用的品种有克拉维酸（clavulanic acid，棒酸）与阿莫西林的合剂，舒巴坦（sulbactam）与氨苄西林的合剂，主要用于产酶菌所致的各种感染治疗。

阿莫西林 / 克拉维酸　Amoxicillin-Clavulanic Acid

系阿莫西林与克拉维酸的配伍制剂。

【药理作用】　克拉维酸可与 β- 内酰胺酶形成稳定的复合物，抑制后者活性。与阿莫西林配伍后，二者产生协同作用，使阿莫西林抗菌谱增宽，抗菌活性显著增强。对多种产酶菌，如葡萄球菌、肠球菌属、肠杆菌科细菌、脆弱类杆菌等有效。

【临床应用】　用于敏感菌引起的尿路、呼吸道、盆腔、皮肤软组织感染。

【用法用量】　一般感染，用 2∶1 片，每次 1 片，每 8 小时服用 1 次；重症或呼吸道感染，用 4∶1 片，每次 1 片，每 6～8 小时服用 1 次。

【不良反应】　参见阿莫西林。

【注意事项】　参见阿莫西林。

【制剂规格】　片剂：375mg（2∶1 片），625mg（4∶1 片）。注射剂：① 0.3g（阿莫西林 0.25g，克拉维酸钾 0.05g）；② 0.6g（阿莫西林 0.5g，克拉维酸钾 0.1g）；③ 1.2g（阿莫西林 1g，克拉维酸钾 0.2g）。

头孢哌酮舒巴坦钠　Cefoperazone-Sulbactam Sodium

系头孢哌酮与舒巴坦钠的配伍制剂。

【药理作用】　头孢哌酮舒巴坦钠复合制剂中头孢哌酮为第三代头孢菌素，通过抑制敏感细菌细胞壁黏肽的生物合成而达到杀菌作用。舒巴坦钠则对 β- 内酰胺酶具有不可逆性的抑制作用。两药组成复方制剂具有明显的协同作用，比单用头孢哌酮抗菌作用更强。

【临床应用】　用于敏感菌引起的呼吸道、腹腔、皮肤和软组织等感染。

【用法用量】　一般感染，3g q12h。在治疗严重感染或难治性感染时，3g q6h。成人舒巴坦每日推荐最大剂量 4g。

【不良反应】　常见有胃肠道反应如腹泻 / 稀便、恶心和呕吐，过敏反应如斑丘疹和荨麻疹等。偶有患者出现中性粒细胞轻微减少，注射部位出现一过性疼痛或发生静脉炎。

【注意事项】　①用药期间如发生过敏反应，需立即停药并给予适当的治疗。②头孢哌酮主要经胆汁排泄，舒巴坦钠主要经肾脏排泄，因此肝肾功能不全的患者需要调整给药剂量。头孢哌酮一日剂量一般不超过 2g，舒巴坦钠每日最高剂量 1～2g。③少数患者在应用头孢哌酮治疗后出现维生素 K 缺乏，应监测患者的凝血酶原时间，需要及时补充维生素 K。④头孢哌酮舒巴坦钠治疗可引起结肠正常菌群的改变，导致艰难梭菌相关性腹泻。⑤头孢哌酮舒巴坦钠与氨基糖苷类存在配伍禁忌，因此两药联用需间隔一定时间。如需序贯输注则需冲管。⑥溶媒避免选择乳酸钠林格注射液，两者存在配伍禁忌。

【制剂规格】　注射用头孢哌酮 - 舒巴坦钠：1∶1 制剂（0.5g，0.75g，1g，1.5g，2.0g，3.0g）

四、氨基糖苷类

氨基糖苷类抗生素系一个氨基环醇与一个或多个氨基糖分子通过配糖键连接而成。包括：①由链丝菌属培养滤液中获得者如链霉素、卡那霉素；②由小单孢菌属的培养滤液中获得者如庆大霉素、西索米星；③半合成品种有阿卡米星、奈替米星等。本类抗生素具有以下共同特点：①水溶性及稳定性好；②口服吸收差，须肌内注射或静脉滴注给药；③对各种需氧革兰氏阴性菌如大肠埃希菌、克雷伯菌属、肠杆菌属、变形杆菌属具高度抗菌活性；④作用机制主要是抑制细菌蛋白合成，具杀菌作用；⑤与血浆蛋白结合率低，多数以原形经肾排泄；⑥细菌对不同品种有部分或完全交叉耐药性；⑦均具有不同程度的耳、肾毒性及神经肌肉阻滞作用。

庆大霉素　Gentamycin

庆大霉素由小单孢菌产生，含有 C_1、C_{1a}、C_2 等组分。

【药理作用】　抗菌谱广，对大肠埃希菌、产气杆菌、克雷伯杆菌、奇异变形杆菌、铜绿假单胞菌、沙雷菌属、枸橼酸杆菌以及葡萄球菌等有较强抗菌活性。链球菌、肺炎球菌和厌氧菌对本品耐药，由于本品临床应用广泛，耐药菌株呈逐年递增之势。

肌内注射后 $0.5\sim1.0$ 小时血药浓度达峰值。主要分布于细胞外液，血浆蛋白结合率 $0\sim25\%$，其有效与安全的血药浓度较低（$4\sim8\text{mg/L}$）。$t_{1/2}$ 为 $2\sim3$ 小时，主要经肾排泄，部分经胆汁入肠排出。

【临床应用】　主要用于敏感菌所致的严重感染，如败血症、尿路感染、胆道感染、呼吸道感染、烧伤感染、皮肤软组织感染等。可与 β- 内酰胺类联合应用治疗肠球菌感染。

【用法用量】　肌内注射，1 次 80mg，每日 $2\sim3$ 次，间隔 8 小时。重症感染 1 日用量可达 5mg/kg。静脉滴注，1 次 80mg，溶于 100mL 输液中于半小时内滴完，每日 3 次。新生儿每日 $2\sim4$mg/kg，分 2 次给药。

【不良反应】　①肾、耳毒性。如蛋白尿、血尿、尿量减少及耳鸣、听力模糊等。②神经肌肉阻滞症状。如呼吸困难、嗜睡、极度软弱无力等。

【注意事项】　①用药期间须监测血药浓度，特别是新生儿、老年人及肾功能不全者；②停药后若发现听力减退、耳鸣等应引起警惕；③严格掌握用药剂量与疗程。

【制剂规格】　注射剂：1mL：40mg，2mL：80mg。

奈替米星　Netilmicin

又名乙基西梭米星，为半合成氨基糖苷类抗生素。

【药理作用】　抗菌作用与庆大霉素相似。但对葡萄球菌和其他革兰氏阳性球菌的作用优于其他氨基糖苷类抗生素。对细菌所产生的多种钝化酶稳定，但仍可被乙酰基转移酶钝化而失活。对肺炎球菌，各组链球菌的作用较差，对肠球菌属和厌氧菌无效。

肌内注射后 $0.5\sim1$ 小时的血浓度达峰值，$t_{1/2}$ 约为 2.5 小时。广泛分布于各种体液和主要脏器中，脑脊液和胆汁中浓度低。主要经肾以原形排出。

【临床应用】　主要适用于严重革兰氏阴性杆菌感染，或与青霉素或头孢菌素类联合用于病因未明的发热患者的经验治疗。

【用法用量】　成人：每日 $4\sim6$mg/kg，分 $2\sim3$ 次肌内注射或静脉滴注。新生儿（<6 周）：每日 $4\sim6.5$mg/kg；婴儿和儿童：每日 $5\sim8$mg/kg，分 $2\sim3$ 次肌内注射或静脉滴注。

【不良反应】　耳、肾毒性低，其余与庆大霉素相似。

【注意事项】　疗程中宜定期监测血药浓度及肾功能变化。

【制剂规格】　注射剂：1mL：50mg，2mL：100mg，2mL：150mg。

五、四环素类

四环素类是一类具有共同基本母核——氢化骈四苯的广谱抗生素。天然获得者有四环素、土霉素、金霉素，由链霉素菌产生；半合成品种有多西环素、米诺环素等。此类抗生素具有以下共同特点：①抗菌谱广，对多数革兰氏阳性菌及阴性杆菌有较好抗菌活性，对立克次体、支原体、衣原体、螺旋体及某些原虫有抑制作用；②细菌耐药性日趋严重，但对半合成四环素的耐药性较天然四环素轻；③口服吸收良好，半合成四环素的吸收不受食物影响；④胆汁中药物浓度较高，不易通过血脑屏障，半合成四环素在前列腺中可达有效浓度；⑤主要经肾排泄，肾功能不全时，四环素易在体内积聚，而多西环素则不受影响；⑥四环素主要用于布普菌病、霍乱、回归热、衣原体感染和立克次体病，半合成四环素可用于一般细菌感染治疗；⑦不良反应主要有胃肠道反应、肝肾毒性、过敏反应、二重感染及儿童牙齿黄染等。

四环素　Tetracycline

四环素由链霉菌制备而得,临床用其盐酸盐。

【药理作用】　为广谱抗生素,对大多数革兰氏阳性菌和阴性杆菌,包括流感杆菌、布鲁菌属、霍乱弧菌等均具有一定抗菌活性,对立克次体、支原体、衣原体、螺旋体及某些原虫有抑制作用。作用机制主要是干扰细菌蛋白质合成,属抑菌剂。

口服吸收率约为30%～70%,且易受食物、二价、三价阳离子和抗酸药物的影响。体内分布广泛,难透过血脑屏障。与血浆蛋白结合率约为30%,$t_{1/2}$为8～9小时,主要以原形经肾排泄。

【临床应用】　由于细菌对四环素耐药日趋常见,故临床主要用于治疗非细菌感染,如衣原体感染、立克次体病、支原体肺炎、回归热等。

【用法用量】　口服。成人:1次0.25～0.5g,每日4次;小儿每日量为25～50mg/kg,分4次服。

【不良反应】　①胃肠道反应;②长期应用可引起二重感染;③儿童服用可造成牙釉质或骨骼发育不良,妊娠中期到出生后4～6个月乳牙受影响最大,出生后6个月至5岁可对恒牙造成黄染、色素沉着或牙釉质发育不全等;④肝、肾损害;⑤过敏反应,如药物热、皮疹等。

【注意事项】　①孕妇、婴幼儿及儿童均不宜使用;②肝、肾功能减退者慎用;③不宜与钙盐、铁盐或铝盐等同时服用。

【制剂规格】　片剂:每片0.25g;胶囊剂:0.25g;注射剂:每瓶0.5g;软膏剂:每支10g(含四环素300mg);眼膏剂:每支2g(含四环素100mg);四环素可的松眼膏剂:每支2g(含四环素5mg)。

多西环素　Doxycycline

又名强力霉素,为土霉素的脱氧产物。

【药理作用】　抗菌谱和四环素相似,但抗菌作用明显强于四环素,且对四环素耐药的金葡菌有效。口服吸收好,不受食物影响,全身广泛分布,脑脊液中浓度较高。蛋白结合率80%～95%。药物大部分经胆汁排入肠腔形成肝肠循环,$t_{1/2}$长达20小时。大部分药物经肠随粪便排泄,仅少部分经肾排出。故肾功能减退时仍可应用。

【临床应用】　用于敏感菌所致的呼吸道感染如老年慢性气管炎、肺炎、麻疹肺炎及泌尿道、胆道和口腔、牙周感染的治疗。

【用法用量】　口服首次0.2g,以后每次0.1g,每日1～2次。8岁以上儿童,首剂4mg/kg,以后每次2～4mg/kg,每日1～2次。疗程一般为3～7日。

【不良反应】　常见为胃肠道反应,皮疹及二重感染少见。

【注意事项】　8岁以下小儿及孕妇、哺乳期妇女禁用。

【制剂规格】　片剂:0.05g,0.1g;胶囊剂:0.1g。

米诺环素　Minocycline

【药理作用】　抗菌谱和四环素相似,具高效性和长效性,抗菌作用是本类抗生素中最强的。

口服吸收迅速完全,较少受进食影响。给药后2～3小时血药浓度达峰值,有效血药浓度可维持12小时以上,血浆蛋白结合率为75%～83%。本品脂溶性比多西环素强,组织渗透性好,肝、胆、肺、扁桃体、泪、唾液、痰均可达有效药物浓度。$t_{1/2}$为16～18小时,34%药量由粪便排出,少量由尿液排出。

【临床应用】　适用于对本品敏感病原体引起的感染,如败血症、菌血症;毛囊炎、扁桃体炎等浅表性化脓性感染;乳腺炎、淋巴管(结)炎、深部化脓性疾病骨髓炎等;痢疾、肠炎、胆管炎、胆囊炎等。在口腔临床上可用于牙龈炎、牙周炎、冠周炎、下颌下腺炎等。还可用于立克次体病、支原体肺炎、淋巴肉芽肿等。

【用法用量】　口服,成人首次量200mg,以后每12小时100mg;或首次量后每6小时50mg。

【不良反应】　可引起前庭功能紊乱,部分患者服药物后出现头昏、眩晕、耳鸣、共济失调等,因反应严重而终止治疗者可达 12%～52%。其余同四环素。

【注意事项】 ①与含钙、铁、镁铝、铋的药物同服吸收减少；②与诱导肝药酶活性增加的药物合用可使本品 $t_{1/2}$ 缩短，血浓度下降。

【制剂规格】 片剂：0.1g。

六、大环内酯类

大环内酯类抗生素是由链霉菌产生的一类弱碱性抗生素，其分子中含有一个 14 元或 16 元大环内酯结构。具有以下特点：①抗菌谱较窄，细菌对不同品种有不完全交叉耐药性；②在碱性环境中抗菌活性较强；③除酯化物外可口服但不耐酸；④组织浓度高于血药浓度，不易透过血脑屏障；⑤主要经胆道排泄，毒性低。本类抗生素为速效抑菌剂，一般不用于严重感染的治疗，只适用于轻、中度感染。近 20 年来上市的一些新型大环内酯类抗生素，如罗红霉素、阿奇霉素、克拉霉素等，具有比红霉素更广的抗菌谱，更强的抗菌活性，半衰期长、趋组织性好的优点，已受到临床的广泛注意。

红霉素 Erythromycin

本品由链丝菌（S.erythreus）产物分离而得。

【药理作用】 对金葡菌（包括产酶株）、表皮葡萄球菌、肺炎球菌、各组链球菌和革兰氏阳性杆菌具有强大抗菌活性，脑膜炎球菌、流感杆菌、百日咳杆菌、布鲁菌属等革兰氏阴性杆菌对本品敏感。除脆弱类杆菌和梭杆菌外，对各种厌氧菌有一定抗菌活性。其作用机制是与细菌核糖蛋白体的 50S 亚基结合，抑制细菌蛋白质的合成。由于本品应用广泛，细菌耐药性已明显增加。

本品空腹口服肠溶片 250mg 后，药物在十二指肠内溶解吸收，蛋白结合率为 44%～78%。体内分布广，胆汁中浓度可为血浓度的 30 倍，但难透过正常的血脑屏障。$t_{1/2}$ 为 1.2～4 小时，主要经胆汁排泄，部分在肠道中重吸收。约有 10%～15% 以原形经尿排泄。

【临床应用】 主要用于敏感菌所引起各种感染的治疗。如扁桃体炎、肺炎、猩红热、丹毒和眼、耳、鼻、喉感染。临床上常用红霉素作为对青霉素过敏者的替代抗菌药物。成人剂量每日 1.2～2.0g，儿童每日 30～50mg/kg，分 3～4 次服用。本品以空腹口服较佳，肝功能和肾功能障碍者应减量。

【不良反应】 不良反应少而轻微。①多为胃肠道反应，如恶心、呕吐、腹胀、腹泻；②少数可出现药物热、荨麻疹等过敏反应；③可致碱性磷酸酶、胆红素、谷丙转氨酶和谷草转氨酶升高。

【注意事项】 ①本品可渗入乳汁及透过胎盘屏障，故孕妇及哺乳期妇女慎用；②严格按医嘱用药，以确保其疗效；③口服红霉素肠溶片时，应整片吞服，以免遭胃酸破坏；④红霉素可使茶碱、卡马西平、华法林等药物的作用加强，合用时须加注意。

【制剂规格】 肠溶片剂：0.1g，0.125g，0.2g，0.25g；眼膏剂：0.5%，1%；软膏剂：1%；栓剂：0.1g，0.2g。

阿奇霉素 Azithromycin

本品为半合成的 15 元大环内酯类抗生素。

【药理作用】 抗菌谱比红霉素广，抗菌活性较强。与红霉素比对流感嗜血杆菌、淋病双球菌的作用强 4 倍，对军团菌的作用强 2 倍；对衣原体、淋病双球菌、支原体感染效果较好。通过作用于 50S 核糖体亚单位抑制细菌蛋白质的合成发挥抗菌作用。

本品口服生物利用度高，半衰期长，为 40～50 小时，组织中浓度明显高于血液中浓度。

【临床应用】 主要用于呼吸道、皮肤、软组织及泌尿生殖器的感染。

【用法用量】 成人首日剂量 500mg，以后每日 250mg，每日 1 次；儿童 10mg/kg，连服 3 日。

【不良反应】 主要为恶心、呕吐、腹痛、腹泻等胃肠道反应。偶见皮肤过敏反应。

【注意事项】 肝功能不全者应慎用。妊娠期及哺乳期妇女不宜使用。

【制剂规格】 片剂：0.125g，0.25g，0.5g；干混悬剂：0.1g；注射液：2mL∶0.1g。

克拉霉素　Clarithromycin

本品为 14 元半合成的大环内酯素抗生素。

【药理作用】　抗菌谱与红霉素相似，抗菌活性较强。对多数革兰氏阳性菌、革兰氏阴性菌及厌氧菌有效。对肺炎球菌、流感嗜血杆菌、卡他布兰汉氏菌、嗜肺军团菌的抗菌活性较罗红霉素、阿奇霉素要强 2～4 倍。对化脓性链球菌、百日咳杆菌、幽门螺杆菌、嗜肺军团菌、沙眼衣原体、肺炎支原体、鸟型结核分枝杆菌的抗菌活性强。

口服迅速吸收，2～3 小时后血药浓度达峰值，生物利用度为 55%。全身广泛分布，组织渗透性强。主要经肝脏代谢，其代谢产物 14-羟基克拉霉素亦具较强抗菌活性，与克拉霉素联合对流感嗜血杆菌及其他病原菌产生协同或相加作用。主要经肾脏排泄，30%～40% 以原形或活性代谢物经肾排出，$t_{1/2}$ 为 3.5 小时。

【临床应用】　用于敏感菌所引起的呼吸道感染、泌尿道感染、皮肤及软组织感染的治疗。

【用法用量】　成人每次 250mg，每 12 小时 1 次，严重者可增至每次 500mg。

【不良反应】　发生率低，可有胃肠不适、头痛、皮疹等。

【注意事项】　孕妇及对大环内酯类过敏者禁用。

【制剂规格】　片剂：250mg。

七、林可霉素类

林可霉素类包括林可霉素和克林霉素。克林霉素为林可霉素的半合成衍生物。

林可霉素　Lincomycin

【药理作用】　本品系链丝菌产生的林可胺类抗生素，对大多数革兰氏阳性菌、某些厌氧的革兰氏阴性菌有较好的抗菌活性。对革兰氏阳性菌的作用类似红霉素。

口服迅速，2～4 小时血药浓度达峰值，对多数革兰氏阳性菌可维持最低抑菌浓度 6～8 小时。肌内注射本品后半小时血药浓度达峰值。全身广泛分布，唾液、痰、骨组织、关节中均可达有效药物浓度。可透过胎膜和进入乳汁，$t_{1/2}$ 为 4～6 小时。

【临床应用】　主要用于葡萄球菌、肺炎球菌、链球菌引起的呼吸道感染、骨髓炎、关节和软组织感染、胆道感染及败血症。也可用于厌氧菌感染的治疗。

【用法用量】　成人：口服，0.25～0.5g/ 次，3～4 次 /d；肌内注射 0.6～1.2g/d，严重感染者为 1.2～2.4g/d，分 2～3 次给予；静脉滴注应溶于 100～200mL 输液内，滴注 1～2 小时，剂量同肌内注射。

【不良反应】　可引起胃肠道反应，如恶心、呕吐、腹痛、腹泻等。偶见皮肤过敏反应。

【注意事项】　孕妇及哺乳期妇女慎用。

【制剂规格】　片剂或胶囊剂：0.25g，0.5g；注射剂：1mL：0.2g，2mL：0.6g。

八、糖肽类

万古霉素　Vancomycin

为糖肽类抗生素。

【药理作用】　本品为糖肽类抗生素。抗菌谱较窄，对革兰氏阴性菌无效。对耐甲氧西林金黄色葡萄球菌（MRSA）有效。对金黄色葡萄球菌、表皮葡萄球菌、化脓性链球菌、肺炎链球菌、难辨梭状芽孢杆菌等有较强的抗菌活性。

本品口服无效，也不可用于肌注。静脉给药后可广泛分布于全身大多数组织和体液中，但在胆汁中不能达有效抗菌浓度，不能迅速透过正常血 - 脑脊液屏障进入脑脊液中，在脑膜发炎时可渗入脑脊液并达有效抗菌浓度。本药蛋白结合率约为 55%。成人消除半衰期平均为 6 小时。给药量中约 80%～90% 在 24 小时内由肾小球滤过经尿以原形排泄。

【临床应用】 主要用于耐甲氧西林金黄色葡萄球菌及其他革兰氏阳性菌所致的感染，如败血症、感染性心内膜炎、骨髓炎、肺炎、腹膜炎等。

【用法用量】 静脉滴注。成人每6小时500mg或每12小时1g。老年人每12小时500mg或每24小时1g，儿童每日40mg/kg，分2～4次静脉滴注。新生儿每日10～15mg/kg，分2～3次。肾功能不全患者应根据肌酐清除率调整用药剂量，密切监测肾功能。每次静脉滴注在60分钟以上。

【不良反应】 常见恶心、呕吐、腹泻、输液部位反应、皮疹等症状。偶见肝酶升高、肾功能损伤、耳毒性、休克等。输注过快可导致红人综合征。

【注意事项】 ①肝肾功能损伤患者慎用。②老年患者应用期间应监测肾功能。③患者用药期间应监测血药浓度。④给药应注意药液浓度和静脉滴注速度，再次静脉滴注时应更换静脉滴注部位，防止血栓性静脉炎产生。

【制剂规格】 粉针剂：0.5g。

第三节 合成抗菌药物

一、喹诺酮类

喹诺酮类（quinolones）又称吡啶酮酸类，其分子中均含有吡啶酮的基本结构。根据药物的上市时间、抗菌活性及药动学特点等，将此类药物分为四代。第一代：抗菌谱窄，仅对少数革兰氏阴性杆菌有效，且细菌易产生耐药性，不良反应多见，临床已被淘汰，如萘啶酸。第二代：抗菌谱有所扩大，抗菌活性亦有提高，不良反应少见，用于尿路和肠道感染的治疗，如吡哌酸。第三代：为近年来合成的抗菌谱较广，抗菌活性高的含氟喹诺酮类衍生物。对多数革兰氏阴性杆菌有强大抗菌作用，细菌耐药性极少，口服吸收好，组织和体液中药物浓度高，不良反应轻微，在临床治疗中占有主导地位，如诺氟沙星、依诺沙星、培氟沙星、氧氟沙星、环丙沙星等。第四代：新氟喹诺酮类药物，具有吸收快、体内分布广、血浆 $t_{1/2}$ 长，既保留了第三代抗革兰氏阴性杆菌活性，又显著增强了抗革兰氏阳性杆菌活性，对厌氧菌、军团菌、支原体、衣原体亦有较强作用。现已上市应用的品种有格帕沙星、克林沙星、莫西沙星、加替沙星、曲伐沙星等。

由于氟喹诺酮类药物具有抗菌谱广，抗菌活性高，吸收快，体内分布广、血浆 $t_{1/2}$ 长的作用特点，近年来临床应用十分广泛，细菌耐药现象有明显增加的趋势，药物不良反应常见。研究显示，此类药物可引起儿童骨骼、关节发育不良，故禁用于未成年人。孕妇及哺乳期妇女也不宜使用。

左氧氟沙星 Levofloxacin

为第三代喹诺酮类抗菌药。

【药理作用】 本品是氧氟沙星（消旋体）的左旋体。对大肠埃希菌、铜绿假单胞菌、肺炎克雷伯杆菌、奇异变形杆菌、阴沟肠杆菌、卡他莫拉菌、流感嗜血杆菌等革兰氏阴性菌有效。对金黄色葡萄球菌、表皮葡萄球菌、化脓链球菌、肺炎链球菌等革兰氏阳性菌有效。对肺炎支原体、肺炎衣原体、嗜肺军团菌等非典型病原体有效。

本品口服制剂口服后迅速且几乎完全被吸收。绝对生物利用度为99%。通常在口服给药后1～2小时血浆药物浓度达峰值。服用本品与进食与否无关，但建议应在饭前1小时或饭后2小时服用。血浆清除半衰期为6～8小时，血清白蛋白结合率约为24%～38%。本品代谢量较低，主要以原形由尿中排出，约87%的药物在48小时内以原形形式由尿中排出。本品在组织的分布浓度较好。

【临床应用】 主要用于治疗成人（≥18岁）敏感菌所致的医院获得性肺炎、社区获得性肺炎、急性细菌性鼻窦炎、慢性支气管炎急性发作、慢性细菌性前列腺炎、复杂性尿路感染、急性肾盂肾炎、皮肤及软组织感染等。

【用法用量】 口服、静脉注射。成人：每日1次，每次0.5g。感染严重则可增加至每日1次，每次0.75g。根据患者的肌酐清除率调整用药剂量。

图片：ER6-7
喹诺酮类分类

【不良反应】 常见头痛、头晕、恶心、呕吐、腹泻、注射和输液部位反应、皮疹等症状。偶见肌腱炎和肌腱破裂。输注过快可导致低血压。偶见超敏反应、肝毒性、血糖紊乱。

【注意事项】 ①不用于18岁以下患者。②静脉给药0.5g的输注时间为不少于60分钟。③患者用药期间应多补充水分，以阻止尿中药物浓度过高。④口服制剂应与含镁抗酸剂、硫糖铝、铁离子、含锌制剂间隔至少2小时服用。⑤使用喹诺酮类可诱发癫痫的发作，既往有癫痫发作的患者应慎用。⑥使用本品患者如出现严重腹泻应立即停药，采取治疗措施。⑦妊娠及哺乳期妇女禁用。⑧老年患者在应用过程中需监测肾功能。

【制剂规格】 注射液：100mL∶0.5g；片剂0.5g。

环丙沙星 Ciprofloxacin

本品为第三代喹诺酮类药物。

【药理作用】 抗菌谱广，抗菌活性强于其他氟喹诺酮类。对革兰氏阴性肠杆菌科细菌有极强抗菌活性。对淋病双球菌、链球菌、军团菌、金黄色葡萄球菌、脆弱类杆菌亦有良好抗菌作用。

口服可吸收，生物利用度约为52%，体内分布广。服药后1.5小时血药浓度达峰值。$t_{1/2}$为3～5小时。主要经肾排泄，部分由肠道随粪便排出。

【临床应用】 适用于敏感菌所引起的呼吸道、泌尿道、消化道、胆道、皮肤与软组织感染、败血症、腹腔及耳鼻喉科感染等的治疗。

用法：①口服，成人每次250～500mg，每日2次。②静脉滴注，每次100～200mg，每日2次。预先用等渗氯化钠或葡萄糖注射液稀释，滴注时间不少于30分钟。

【不良反应】 偶见恶心、呕吐、腹泻、腹痛、眩晕、头痛、皮疹等。症状轻微，停药后可消失。

【注意事项】 ①孕妇、哺乳期妇女及未成年者不宜使用；②避免与抗酸药物，氨茶碱等同服。

【制剂规格】 片剂：0.2g，0.25g；针剂：100mL∶200mg。

莫西沙星 Moxifloxacin

为第四代氟喹诺酮类抗菌药。

【药理作用】 本品对铜绿假单胞菌及其他假单胞菌属、肺炎克雷伯杆菌及其他克雷伯杆菌属、奇异变形杆菌、大肠杆菌、卡他莫拉菌、流感嗜血杆菌、肠杆菌属等革兰氏阴性菌有效。对金黄色葡萄球菌、表皮葡萄球菌、化脓链球菌、肺炎链球菌、溶血葡萄球菌等革兰氏阳性菌有效。对大多数厌氧菌有效，对肺炎支原体、肺炎衣原体、嗜肺军团菌等非典型病原体有效。

本品口服制剂口服后迅速且几乎完全被吸收。绝对生物利用度约91%。口服药物不受饮食影响。口服0.4g后0.5～4小时达峰值。单剂量0.4g静脉滴注1小时后达血药浓度峰值。血清半衰期为12小时，血浆蛋白结合率为45%。本品经过肾脏和胆汁代谢。本品在组织的分布浓度较好。

【临床应用】 主要用于治疗成人（≥18岁）敏感菌所致的上下呼吸道感染、复杂腹腔感染、皮肤和软组织感染等。

【用法用量】 口服、静脉注射。成人：每日1次，每次0.4g。老年人不必调整用药剂量。

【不良反应】 常见头痛、头晕、恶心、呕吐、腹泻，一过性肝酶升高，注射和输液部位反应，皮疹等症状。偶见肌腱炎和肌腱破裂。

【注意事项】 ①不用于18岁以下患者。②静脉给药0.4g的输注时间为90分钟。③不用于妊娠与哺乳期妇女。④如发生威胁生命的过敏反应时应立即停药并予以相应治疗。⑤使用喹诺酮类可诱发癫痫的发作，既往有癫痫发作的患者应慎用。⑥使用莫西沙星患者如出现严重腹泻应立即停药，采取治疗措施。

【制剂规格】 注射液：250mL∶0.4g；片剂0.4g。

二、硝基咪唑类

这类药物具有抗多种厌氧的革兰氏阳性和革兰氏阴性细菌和原虫的活性，特别是溶组织内阿米巴、蓝氏贾第鞭毛虫和阴道毛滴虫。临床应用的品种有甲硝唑、替硝唑、奥硝唑、塞克硝唑等。

甲硝唑　Metronidazole

又名灭滴灵。

【药理作用】　有较好的抗滴虫和抗阿米巴原虫作用；对革兰氏阳性、阴性厌氧菌及脆弱类杆菌有较强的杀灭作用，对需氧菌则无效。

口服吸收良好，给药后 1~2 小时血药浓度达峰值。本品体内分布广泛，可进入唾液、乳汁、肝脓肿的浓液中，亦可透过血脑屏障进入脑脊液中。$t_{1/2}$ 约为 6~12 小时，主要经肾排泄，其 20% 以原药排出，少量由皮肤及粪便排出。

【临床应用】　①抗阴道滴虫感染及治疗肠道、肠外阿米巴病；②治疗各种厌氧菌引起的局部或系统感染；如腹腔、消化道、女性生殖系统、下呼吸道、皮肤及软组织、骨和关节感染及牙周感染（牙龈炎、牙周炎、冠周炎等）等。

【用法用量】　治疗厌氧菌感染，口服 0.2~0.4g，每日 2~4 次，疗程 5~10 日，静脉滴注，首剂 15mg/kg，维持量 7.5mg/kg，每 8~12 小时滴注 1 次，每次 1 小时内滴完。

【不良反应】　①消化道反应常见，如恶心、呕吐、厌食、腹痛等；②过敏反应，如荨麻疹、皮肤瘙痒等；③神经系统症状，如眩晕、共济失调、多发性神经炎等；④可引起二重感染，如假膜性肠炎。

【注意事项】　①本品偶尔可致严重不良反应，如严重过敏反应及神经精神症状，临床应注意观察；②可抑制酒精代谢，故用药期间应戒酒。

【制剂规格】　片剂：0.2g；注射剂：250mL：0.5g。

替硝唑　Tinidazole

本品为新一代 5- 硝基咪唑衍生物。

【药理作用】　具有较强的抗原虫和抗厌氧菌作用。与甲硝唑相比，本品具有口服后血药浓度高，有效浓度持续时间长等优点，$t_{1/2}$ 为 12~14 小时。

【临床应用】　①用于厌氧菌所致的各种感染，如腹部外科、妇科手术创口、皮肤软组织、肺、胸感染，牙周炎及败血症等；②阿米巴病、阴道毛滴虫病、蓝氏贾第鞭毛虫病的治疗；③可用于结肠或直肠手术、口腔手术的预防用药。

【用法用量】　抗厌氧菌治疗：口服，每日 2g，分 1~2 次服用。手术预防用药，总量 1.6g，分 1 次或 2 次静脉滴注；或术前 12 小时顿服 2g。

【不良反应】　与甲硝唑类似。

【注意事项】　①孕妇及哺乳期妇女禁用；②有血液病史者及器质性神经系统疾病禁用；③服药期间禁酒。

【制剂规格】　片剂：0.5g；注射液：100mL：0.2g，100mL：0.4g，200mL：0.4，200mL：0.8g

奥硝唑　Ornidazole

【药理作用】　类似于甲硝唑，对厌氧菌，阴道滴虫，阿米巴和贾第鞭毛虫等有抑制或杀灭作用。

一次静脉注射，在注射后 15 分钟血清中的奥硝唑浓度为 (24 ± 5.2) mg/L，其 $t_{1/2}$ 为 (14.1 ± 2.7) 小时，清除率为 (47 ± 12) mL/min。连续用药，每日 1g，并未发现有蓄积作用，用药期间的谷浓度（在药后 24 小时测定）仍然高于对敏感菌的 MIC。

给新生儿每天静脉滴注奥硝唑 20mg/kg，其稳态浓度平均 (11.8 ± 3.2) mg/L $(7.8~17.3$ mg/L)，其浓度均超过大多数临床厌氧菌的 MIC。

【临床应用】　①用于厌氧菌所致的各种感染，如眼眶周围蜂窝织炎等；②适用于治疗蓝氏贾第鞭毛虫病；③可适用于预防腹部手术后感染或预防破伤风等。

【用法用量】　治疗蓝氏贾第鞭毛虫病，按 40mg/kg 服用，1 次顿服；预防腹部手术后感染，在手术前 1 小时静脉注射 500mg，随后 3 日，每日 1g 或突击性 1 次静脉注射 1g；治疗绒毛膜羊膜炎时，可用 1g，每日 1 次，连续 5 日；新生儿每日按 20mg/kg，每日 1 次。

【不良反应】 可引起头晕、头痛、胃肠道不适及变态反应。

【禁忌证】 对本品过敏者禁用，妊娠早期妇女慎用。

【制剂规格】 片剂：0.25g，0.5g；注射剂：100mL：0.5g。

第四节 抗真菌药

抗真菌药（antifungal agents）是指具有抑制真菌生长、繁殖或杀死真菌的药物。根据化学结构的不同一般分为以下几类：①抗真菌抗生素，代表药物有两性霉素 B、制霉菌素、灰黄霉素等。除灰黄霉素仅对浅部真菌有效外，其他都属于治疗深部真菌感染药物。②嘧啶类抗真菌药，如氟胞嘧啶。此药毒性低，但抗真菌谱窄，且易产生耐药性，常与两性霉素 B 联合应用治疗严重深部真菌感染。③唑类抗真菌药，如酮康唑、氟康唑、伊曲康唑等。此类药物发展较快，近年来不断有新药上市，是临床抗真菌治疗的重要药物。具有抗真菌谱广、毒性低、可口服等优点。④丙烯胺类抗真菌药，如特比萘芬、萘替芬。这类药物是近年来开发的一类高效治疗浅部真菌感染的药物，不良反应少见。

制霉菌素 Nystatin

本品属多烯类抗生素类抗真菌药。

【药理作用】 本品具有广谱抗真菌作用，对念珠菌的抗菌活性最高。对曲菌、粗球孢子菌、隐球菌、组织胞浆菌、皮炎芽生菌亦有效。对治疗全身真菌感染无效。

本品口服不吸收，几乎全自粪便排出。局部应用后皮肤黏膜不吸收。

【临床作用】 用于念珠菌引起的消化道、口腔、阴道、皮肤等念珠菌感染。①口服治疗消化道真菌感染如念珠菌肠炎；②甘油悬液涂擦治疗口腔念珠菌感染；③皮肤黏膜念珠菌感染可外用其软膏或甘油悬液制剂。

【用法用量】 消化道念珠菌病：口服 1 次 50 万～100 万 U，每日 3～4 次，连用 7～10 日；口腔念珠菌病感染：含服锭剂至缓慢完全溶解，1 次 20 万～40 万 U，每日 4～5 次；服用混悬液 1 次 40 万～60 万 U，4 次/日；皮肤念珠菌病：外用软膏或霜剂，每日 2～3 次，取适量涂于患处。

【不良反应】 可发生恶心、呕吐、腹泻等消化道反应，停药后可消失。

【注意事项】 不宜作深部真菌感染治疗用药。

【制剂规格】 片剂：10 万 U，25 万 U，50 万 U；阴道泡腾片：10 万 U。

氟康唑 Fluconazole

本品为氟代三唑类抗真菌药。

【药理作用】 具广谱抗真菌作用，对浅、深部真菌均有良好抗菌活性，特别对念珠菌、隐球菌的抗菌活性高，对曲菌的作用较差，本品体外抗菌活性不及酮康唑。

口服吸收好，体内分布广，组织液及体液中药物浓度高于血药浓度 1～2 倍，可透过血脑屏障。血浆蛋白结合率 11%～12%，消除半衰期 30 小时。大部分以原形从肾排出。

【临床应用】 ①对慢性皮肤黏膜念珠菌感染、AIDS 患者口咽部念珠菌感染疗效较好；②对酮康唑疗效不佳者有效；③对深部真菌所致的各种感染疗效佳。

【用法用量】 用于治疗皮肤黏膜念珠菌感染，成人每日 50～100mg，疗程 7～14 日；治疗严重深部真菌感染，成人首剂 400mg，以后每日 200～400mg，疗程视疾病状况而定。

【不良反应】 ①轻度胃肠道反应；②皮疹等过敏反应；③头痛、头晕、失眠等神经系统反应；④可出现一过性血清转氨酶及血肌酐值的升高。

【注意事项】 ①对本品及同类药物过敏者禁用；②定期检查肝、肾功能。

【制剂规格】 片剂：500mg；胶囊剂：50mg，150mg；注射液：50mL：100mg，100mL：200mg。

伊曲康唑　Itraconazole

本品为三唑类广谱抗真菌药。

【药理作用】　抗真菌谱广，对深部真菌和浅部真菌均有不同程度的抗菌活性。口服吸收好，脂溶性强，99% 与血浆蛋白结合，分布广泛，在肺、肾、上皮等组织中浓度较高。多次给药 $t_{1/2}$ 可长达 30 小时，经肝脏代谢，代谢产物 50% 从粪便排出，35% 从尿中排出。

【临床应用】　临床主要用于深部真菌感染的治疗，如芽生菌病、组织胞浆菌病、类球孢子菌病、孢子丝菌病、副球孢子菌病等。对浅部真菌感染，如体癣、股癣、手足癣、甲真菌病、头癣、花斑癣等亦有一定疗效。

【用法用量】　体、股癣 200mg/d，连用 1 周；花斑癣、皮肤念珠菌病 200mg/d，连用 1 周；手足癣 200mg/d，连用 2～4 周；深部真菌感染，疗程视病情而定，不少于 200mg/d。

【不良反应】　多为胃肠道反应，如恶心、呕吐、腹痛腹泻等，亦可见头痛、头晕、嗜睡、瘙痒、皮疹等。

【注意事项】　妊娠期禁用。

【制剂规格】　片剂：100mg，200mg。

特比萘芬　Terbinafine

【药理作用】　对皮肤癣菌，如曲霉菌、镰孢菌和其他丝状真菌具有良好的抑菌活性，对许多丝状菌包括毛霉属在内具有杀菌效应，对念珠菌属的效果不如皮肤癣菌，其中菌丝型较酵母型敏感，为抑菌作用。近年已有研究显示特比萘芬也可用于治疗皮肤念珠菌病。

【临床应用】　主要用于治疗浅部真菌感染，效果优于伊曲康唑。治疗甲癣优于灰黄霉素，连续使用 12 周，治愈率达 90%。

【用法用量】　口服，每日 250mg，足（甲）癣连用 4～6 周；孢子丝菌病，每次 250mg，每日 2 次，连用 8～10 周；外用 1% 霜剂，每日 2 次，体、股癣连用 1～2 周，手足癣连用 2～4 周。

【不良反应】　其不良反应轻微，主要为胃肠道反应和头痛，较少发生肝炎和皮疹。

【制剂规格】　片剂：125mg，250mg；霜剂：1%。

第五节　抗 病 毒 药

抗病毒药物种类较多，但疗效令人满意者却不多见。这主要是因为病毒的结构和增殖方式不同于细菌，它们缺乏自身的酶系统，必须寄生于细胞内，借助于宿主细胞各种酶系合成自身的核酸和蛋白质才能生长繁殖，从而使药物在对病毒产生作用的同时亦对宿主细胞产生杀伤作用，影响了药物疗效。抗病毒药的作用机制一般通过抑制病毒 DNA、RNA 的合成，进而阻碍病毒核酸的复制。抑制 DNA 病毒药有阿昔洛韦、齐多夫定、碘苷、阿糖胞苷等；抑制 RNA 病毒药有利巴韦林、吗啉胍等。此外，金刚烷胺、干扰素通过阻止病毒脱壳或产生某些酶抑制病毒蛋白质的合成而发挥抗病毒作用。

ER6-9

图片：ER6-9 抗病毒药的作用机制

阿昔洛韦　Aciclovir

又名无环鸟苷，为化学合成抗病毒药。

【药理作用】　本品可选择性地被感染细胞所摄取，在细胞内经酶转化为三磷酸化合物，抑制疱疹病毒的 DNA 多聚酶，阻止病毒复制。对本品敏感的病毒为单纯疱疹病毒Ⅰ型、Ⅱ型、带状疱疹病毒及 EB 病毒。

口服吸收不完全，生物利用度为 15%～30%。口服 400mg 1.5 小时后血药峰浓度为 1.2μg/mL。静脉注射 5mg/kg 血药峰浓度为 10μg/mL，8 小时后可降至 0.7μg/mL。体内分布广，可透过血脑屏障，脑脊液浓度为血浓度的 50%。半衰期为 2.5 小时，主要经肾排出。肾功能减退者，其 $t_{1/2}$ 明显延长。

【临床应用】　适用于单纯疱疹病毒（Ⅰ、Ⅱ型）所致的感染，包括有免疫缺陷宿主皮肤、黏膜疱疹的复发，原发性及继发性生殖疱疹及新生儿疱疹的治疗。局部应用治疗疱疹性角膜炎。

【用法用量】　①口腔及颌面部单纯疱疹病毒感染，口服200mg，每日5次，疗程7～10日。5%软膏局部应用对复发性口疮有效。②单纯疱疹性脑炎，成人每次10～12.5mg/kg，每8小时静脉滴注1次，疗程不少于10日。③免疫缺陷者预防疱疹病毒感染，口服本品每次200～400mg，每日4次，严重患者250mg/m^{2}体表面积，每8小时静脉滴注1次，连续6周。④EB病毒感染，成人剂量每次10mg/kg，每8小时静脉滴注1次，疗程7日。对肾功能减退者应根据肌酐清除率调整用法用量。肌酐清除率为每分钟20～50mL/m^{2}者，每12小时给药1次；肌酐清除率为每分钟10～25mL/m^{2}者，改为每24小时给药1次；若肌酐清除率为0～10mL/m^{2}者，改为剂量2.5mg/kg，每24小时给药1次。

【不良反应】　①消化道反应，如恶心、呕吐、腹泻等；②可出现头痛、头晕、关节痛；③偶见皮疹、发热、乏力、失眠、咽痛、肌痉挛、淋巴结肿大；④局部用药可引起用药部位烧灼感；⑤静脉给药可致静脉炎，偶可见精神错乱、幻觉、震颤、嗜睡、抽搐甚至昏迷。

【注意事项】　①静脉给药时宜缓不宜快；②定期检查肾功能；③与甲氨蝶呤或干扰素合用时，或大剂量应用时应严密观察神经系统不良反应。

【制剂规格】　片剂：200mg，400mg；混悬液剂：5mL∶200mg；粉针剂：250mg；软膏剂：5%；眼膏剂：3%。

利巴韦林　Ribavirin

又名病毒唑、三氮唑核苷等。

【药理作用】　为单磷酸次黄嘌呤核苷（IMP）脱氢酶抑制剂。可干扰病毒核酸的合成。本品对多种病毒均有抑制作用。对本品敏感的DNA病毒有疱疹病毒、腺病毒和痘病毒；敏感的RNA病毒有甲型与乙型流感病毒、呼吸道融合病毒、副流感病毒、麻疹病毒、砂粒病毒、布拉尼病毒等。

口服本品600mg后1.0～1.5小时达血药峰浓度1.3mg/L，$t_{1/2}$为2小时，主要由肝脏代谢，约1/3药物由肾排出，不易透过血脑屏障。

【临床应用】　①用于呼吸道合胞病毒引起的病毒性肺炎及支气管炎；②用于皮肤疱疹病毒感染。

【用法用量】　每日3～4次，每次200mg；静脉滴注每日10～15mg/kg分两次给药，静脉滴注宜慢；滴眼，浓度0.1%，每日4～5次，用于疱疹性角膜炎治疗；滴鼻，0.5%溶液，每小时滴鼻1次，预防流感。

【不良反应】　大剂量长期应用可引起贫血、游离胆红素升高，网织细胞升高和皮疹等，停药可恢复。其他可见头痛、腹部痉挛、易疲劳等。

【注意事项】　①动物试验可致畸，孕妇特别是妊娠前3个月内禁用；②不宜大剂量应用，否则易产生毒性反应。

【制剂规格】　片剂：20mg，50mg，100mg；注射剂：1mL∶100mg，2mL∶250mg；滴鼻剂：0.5%；滴眼剂：0.1%。

碘苷　Idoxuridine

又名疱疹净。

【药理作用】　本品主要供局部应用。本品在病毒复制过程中掺入病毒DNA中，抑制DNA的合成，对单纯疱疹、带状疱疹病毒有抑制作用，对痘病毒和巨细胞病毒亦有一定作用。缺乏胸腺嘧啶激活酶的病毒可能对本品耐药。全身用药后在体内迅速代谢成碘尿嘧啶、尿嘧啶与碘，由尿排出而失去抗病毒作用。本品与血浆蛋白不结合，不易透入角膜组织。

【临床应用】　由于本品毒性大，故仅限于局部应用。0.1%眼药水和0.5%眼药膏用于单纯疱疹角膜炎，疗程2～3周。本品配成5%二甲亚砜溶液可局部涂于单纯疱疹或带状疱疹皮损处，每日 4 次,疗程 4 天;严重带状疱疹皮损可用本品的 40% 二甲亚砜溶液局部湿敷,敷料可保持 24 小时,但疗程不超过 4 天。

【不良反应】　局部反应偶见痛、痒、结膜炎、水肿等刺激作用。

【注意事项】　本品不可全身应用。角膜溃疡较深者疗程不宜过快,亦不宜与硼酸溶液同时局部应用,以免引起角膜穿孔。

【制剂规格】　滴眼液:0.1%;眼膏:0.5%。

第六节　抗菌药物的合理使用

抗菌药物是临床上应用最广、同时又较容易滥用的一类药物。抗菌药物在治愈并挽救了许多患者生命的同时,也出现了由于抗菌药物不合理应用导致的不良后果,如不良反应的增多,细菌耐药性的增长,以及治疗的失败等,给患者健康乃至生命造成重大影响。为提高细菌性感染的抗菌治疗水平,保障患者用药安全及减少细菌耐药性,原国家卫生计生委办公厅、国家中医药管理局办公室、解放军总后勤部卫生部药品器材局组织对 2004 年印发的《抗菌药物临床应用指导原则》进行了修订,形成了《抗菌药物临床应用指导原则(2015 年版)》,以及由原国家卫生计生委医政医管局、原国家卫生计生委合理用药专家委员会组织编写的《国家抗微生物治疗指南(第 2 版)》,作为临床上抗菌药物使用的重要指南。

一、细菌的耐药性

细菌的耐药性(resistance)可分为天然与获得耐药性两种,前者是细菌染色体基因决定,代代相传,一般不会改变;后者是指细菌在反复接触抗菌药物后,改变代谢途径,对药物的敏感性下降甚至消失。由于细菌耐药性的产生,给感染性疾病的治疗造成极大的困难。如细菌对一种磺胺类药物产生耐药性后,将对其他的磺胺类药物都不再敏感。

避免细菌耐药性的措施:细菌对任何抗菌药物都可能产生耐药,其耐药性可迅速出现,也可长期或反复用药之后出现。注意抗菌药物的合理应用,给予足够的剂量与疗程,必要时应联合用药,有计划的轮换给药等都是避免细菌耐药性的行之有效的措施。药学专家通过改造化学结构,使抗菌药物具有耐酶特性或易于透入菌体,从而不断创造具有高效对抗耐药菌株的新型抗菌药物。

二、合理使用抗菌药物的基本原则

1. **诊断为细菌性感染者方有指征应用抗菌药物**　根据患者的症状、体征及血、尿常规等实验室检查结果,初步诊断为细菌性感染者以及经病原检查确诊为细菌性感染者,方有指征应用抗菌药物;由真菌、结核分枝杆菌、非结核分枝杆菌、支原体、衣原体、螺旋体、立克次体及部分原虫等病原微生物所致的感染亦有指征应用抗菌药物。

2. **尽早查明感染病原,据病原种类及药物敏感试验结果选用抗菌药物**　原则上抗菌药物品种选用,应根据病原菌种类及病原菌对抗菌药物敏感或耐药,即细菌药物敏感试验的结果而定。因此对临床诊断为细菌性感染的患者应在开始抗菌治疗前,及时留取相应合格标本送病原学检测,以尽早明确病原菌和药敏结果。对于临床诊断为细菌性感染的患者,在未获知病原菌及药敏结果前,可根据临床诊断和感染症状,选择适当的药物进行经验治疗,获知细菌培养及药敏结果后,结合先前的治疗反应调整给药方案;对培养结果阴性的患者,应根据经验治疗的效果和患者情况采取进一步诊疗措施。

3. **按照药物抗菌作用特点及其体内过程特点选择用药**　各种抗菌药物的药效学(抗菌谱和抗菌活性)和人体药代动力学(吸收、分布、代谢和排泄)特点不同,因此各有不同的临床适应证。应根据抗菌药物上述特点,按临床适应证正确选用。

4. **抗菌药物治疗方案应综合患者病情、病原菌种类及抗菌药物特点制订**　根据病原菌、感染部位、感染严重程度和患者的生理、病理情况及抗菌药物药效学和药动学证据制订抗菌药物治疗方案,包括抗菌药物的选用品种、剂量、给药次数、给药途径、疗程及联合用药等。

三、抗菌药物的联合应用

图片:ER6-11
抗菌药物联合
应用结果

联合应用抗菌药物是为了提高疗效、降低毒性、扩大抗菌谱、延缓或减少耐药性的产生。若单一药物可有效治疗的感染,则不需联合用药。联合的药物愈多,产生不良反应的可能性愈大。需联合用药的指征有:病原菌尚未查明的严重感染,包括免疫缺陷者的严重感染;单一抗菌药物不能控制的严重感染,需氧菌及厌氧菌混合感染,2 种或 2 种以上复数菌感染,以及多重耐药菌或泛耐药菌感染;需长疗程治疗,但病原菌易对某些抗菌药物产生耐药性的感染,如某些侵袭性真菌病;或病原菌含有不同生长特点的菌群,需要应用不同抗菌药物机制的药物联合使用,如结核和非结核分枝杆菌;毒性较大的抗菌药物,联合用药时剂量可适当减少,但需有临床资料证明其同样有效。如两性霉素 B 与氟胞嘧啶联合治疗隐球菌脑膜炎时,前者的剂量可适当减少,以减少其毒性反应。联合用药注意事项:临床抗感染一般两药联用,3 种及 3 种以上药物联合仅适用于个别病情,如结核病的治疗。两种抗菌药联合应用可获得无关、相加、协同(增强)和拮抗 4 种效果。抗菌药物依其作用性质可分为 4 类:第 1 类为繁殖期杀菌药,如 β- 内酰胺类;第 2 类为静止期杀菌药,如氨基糖苷类、多黏菌素等;第 3 类为速效抑菌药,如四环素类、氯霉素类与大环内酯类抗生素等;第 4 类为慢效抑菌药如磺胺类等。应避免毒性相同的抗菌药物联合使用。

四、抗菌药物在口腔颌面部感染中的应用

图片:ER6-12
口腔感染的病
原治疗

口腔感染主要为口腔正常菌群和某些致病菌(如厌氧菌、草绿色链球菌和白色念珠菌等)的混合感染。包括牙周围组织感染,如牙周炎、冠周炎、急性根尖周围炎、干槽症、急性牙周脓肿等,以及口腔黏膜真菌感染。其治疗原则是:以局部治疗为主,如清除牙石、牙菌斑,冲洗局部,炎症产物引流(开髓、牙周袋引流)等,并注意口腔卫生,抗菌治疗为辅助治疗;伴有发热等全身症状者或患有糖尿病等基础疾病的患者在进行牙周病、牙体病治疗前后可短期口服抗菌药物 3~7 天;必要时可局部使用抗菌药物。

对于口腔感染引起的牙周炎、冠周炎、急性根尖周围炎、急性牙周脓肿宜选用阿莫西林、甲硝唑等;口腔黏膜真菌感染宜选用制霉菌素进行局部治疗。

图片:ER6-13
颌面部感染的
病原治疗

常见颌面部感染有面部疖、痈、口腔颌面部蜂窝织炎、急性化脓性颌骨骨髓炎、婴幼儿上颌骨骨髓炎等。主要的病原菌有葡萄球菌属、链球菌属、肠杆菌科细菌,或消化链球菌、普雷沃菌、梭杆菌等厌氧菌;偶有铜绿假单胞菌等。颌面部感染的治疗原则是:尽早进行血液和脓液的病原微生物检查和药敏试验;根据感染的来源和临床表现等推断可能病原菌,立即开始抗菌药物的经验治疗;联合应用抗需氧菌和抗厌氧菌药物,初始治疗宜静脉给药,病情明显好转后可改肌内注射或口服;获知病原菌及药敏试验结果后,结合经验治疗的效果调整用药;及时进行脓液引流,感染控制后给予局部处理。

对于甲氧西林敏感的金黄色葡萄球菌引起的颌面部感染,宜选用耐酶青霉素;对甲氧西林耐药的金黄色葡萄球菌宜选用糖肽类联合磷霉素或利福平;对溶血性链球菌引起的感染,宜选用青霉素、氨苄西林、阿莫西林;对肠杆菌科细菌引起的感染,宜选用二代或三代头孢菌素;对厌氧菌引起的感染,宜选用克林霉素、甲硝唑;对铜绿假单胞菌引起的感染宜选用具抗铜绿假单胞菌作用的 β- 内酰胺类。

(肖忠革　刘　青　吴飞华)

参考文献

1. 国家卫生和计划生育委员会、国家中医药管理局、总后卫生部. 抗菌药物临床应用指导原则[S],2015.
2. 国家卫生计生委医政医管局、国家卫生计生委合理用药专家委员会. 国家抗微生物治疗指南. 第 2 版.

[M]. 北京：人民卫生出版社，2017.

3. 肖永红. 有效抗菌药物，我们还有多少[J]. 中国处方药，2010，12（105）：27-29.

4. 林勇，凌雪峰. 合理使用抗生素[J]. 中国临床研究，2010，23（11）：953-956.

>> 提要

　　恶性肿瘤的治疗是临床医学迫切需要解决的问题,也是生物科学领域主要研究的方向之一。化学治疗、手术治疗与放射治疗并称为治疗恶性肿瘤的三大重要手段。大多数抗肿瘤药对癌细胞和人体正常细胞的选择性较低,使用时易引起种种毒副反应;产生耐药性也是治疗过程中的问题之一。本章着重介绍各类抗肿瘤药的作用机理以及临床应用。

　　恶性肿瘤是严重威胁人类健康的常见病、多发病。对于肿瘤的治疗包括外科手术、放射治疗、化学治疗、免疫治疗、中药治疗等,使用不同的治疗手段取决于肿瘤的类型和发展阶段。对于已扩散、转移、不易切除的肿瘤,化学治疗可达到全身治疗的目的。在临床上,化学治疗配合手术切除和放射治疗可使临床疗效显著提高。

　　抗肿瘤药(antitumor drugs)对肿瘤细胞和人体正常细胞的选择性低,导致不良反应较多且常较严重。另外,产生耐药性也是治疗过程中的问题之一,肿瘤细胞对抗肿瘤药不敏感是化学治疗失败的重要原因。近年来,随着分子生物学、细胞生物学等基础医学理论的发展,新靶点不断被发现,使抗肿瘤药从传统的细胞毒类药向多环节作用发展,如肿瘤诱导分化剂、肿瘤细胞凋亡诱导剂、生物反应调节剂、肿瘤基因治疗等。

第一节　抗肿瘤药概论

　　抗肿瘤药的临床应用始于 20 世纪 40 年代、50 年代取得很大进展,包括氟尿嘧啶、甲氨蝶呤、环磷酰胺等大批化疗药问世。20 世纪 60 年代后,蒽环类抗肿瘤抗生素、鬼臼类、长春新碱类以及顺铂等相继获得广泛应用。随着对肿瘤细胞动力学及化疗药代动力学研究的深入,联合化疗方案逐渐取代了单药治疗,给药途径也已发展到介入或腔内化疗等。

一、肿瘤细胞增殖周期与药物治疗的关系

　　肿瘤组织主要由增殖细胞群、非增殖细胞群(静止期 G_0)及无增殖能力细胞群组成。细胞的增殖周期分为: G_1 期(DNA 合成前期)、S 期(DNA 合成期)、G_2 期(DNA 合成后期)、M 期(分裂期)。

　　1. **增殖细胞群**　指不断分裂增殖的细胞,其所占整个肿瘤细胞的比例称为生长比例(growth fraction, GF)。GF 值高,瘤体增长迅速,对化疗的敏感性高。

　　2. **非增殖细胞群**　这些细胞有增殖能力但暂不进入细胞周期。当增殖周期的细胞减少时可进入增殖周期。G_0 期细胞对化疗药敏感性差,是肿瘤细胞复发的根源。

　　3. **无增殖能力细胞群**　这类细胞不进行分裂,有分化但濒临死亡。

二、抗肿瘤药的分类

抗肿瘤药根据其作用机制、对细胞周期敏感性及性质和来源进行分类。

　　1. **按作用机制分类**　抗肿瘤药作用于细胞增殖周期的不同阶段,导致核酸和蛋白质代谢障

ER7-1

动画:ER7-1
细胞的增殖周期

碍,而发挥抗肿瘤作用。按作用机制分为以下几类:

(1)干扰核酸合成的药物:这类药物分别在不同环节阻止DNA合成,抑制细胞分裂增殖,如抗代谢药二氢叶酸还原酶抑制剂甲氨蝶呤;胸苷酸合成酶抑制剂氟尿嘧啶;嘌呤核苷酸合成酶抑制剂硫鸟嘌呤;核苷酸还原酶抑制剂羟基脲;DNA多聚酶抑制剂阿糖胞苷等。

(2)直接与DNA结合并影响其结构与功能的药物:烷化剂如氮芥,能与细胞中的亲核基团发生烷化反应;破坏DNA的金属化合物如顺铂;DNA嵌入剂如柔红霉素、阿霉素等抗生素;直接破坏DNA并阻止其复制的抗生素如丝裂霉素等。

(3)干扰蛋白质合成的药物:干扰有丝分裂中纺锤体的形成,使细胞停止于分裂中期,如长春新碱、鬼臼毒素、紫杉类等;阻止蛋白质合成的药物,如三尖杉碱;影响氨基酸供应阻止蛋白质合成的药物,如L-门冬酰胺酶。

(4)改变激素平衡而抑制肿瘤的药物:肾上腺皮质激素、雌激素、雄激素等。与激素相关的肿瘤如乳腺癌、前列腺癌、子宫内膜腺癌、甲状腺癌等,可通过激素治疗或通过内分泌腺的切除而使肿瘤缩小。

2. 按对各周期细胞的不同敏感性分类 可将其分为以下两大类:

(1)细胞周期非特异性药(cell cycle non-specific drugs):可直接破坏DNA或影响肿瘤细胞的复制与功能,杀死处于增殖周期各期的细胞,包括G_0期细胞。给药剂量的大小与临床疗效成正比,故以一次大剂量间断性给药为宜。这类药物包括烷化剂、抗肿瘤抗生素和激素等。

(2)细胞周期特异性药(cell cycle specific drugs):仅对增殖周期的某些期敏感,对G_0期不敏感。如抑制核酸合成的药对S期作用显著;长春新碱、紫杉醇等作用于M期。这类药呈给药时相性,其作用受到处于某一期细胞数量的限制,开始对肿瘤细胞的杀伤与剂量成正比,当达到一定剂量时,正比关系消失,因敏感细胞被杀灭,不敏感细胞需要一定时间才能进入S期或M期等敏感周期。故推荐小剂量持续用药。

3. 根据其性质和来源分类 分为烷化剂、抗代谢药、抗肿瘤抗生素类、植物药类、激素及其他类。

三、抗肿瘤药的不良反应

肿瘤细胞与正常细胞间缺少根本性代谢差异,抗肿瘤药不能完全避免对正常组织的损害。常见不良反应有:①骨髓抑制:粒细胞、血小板减少,红细胞和血红蛋白下降等;②胃肠道反应:恶心、呕吐、口腔炎、咽炎、溃疡、食欲减退、腹泻、便秘等;③脱发;④毒性反应:主要有心脏、肝肾、呼吸系统、神经毒性及远期毒性等。远期毒性包括不育、致畸胎、第二原发肿瘤等。如博来霉素可引起肺纤维化、肺功能衰竭,蒽环类抗生素可引起心脏毒性,铂类化合物可引起肾毒性等。

第二节 烷 化 剂

烷化剂(alkylating agent)结构中含有活泼的烷化基团,可与生物大分子(DNA、RNA和蛋白质)中含丰富电子的基团发生烷化反应,抑制DNA合成,使细胞代谢和复制受阻,导致细胞死亡。烷化剂属细胞周期非特异性药,对处于G_1晚期、S期肿瘤细胞特别敏感,对G_0期细胞也敏感,具有广谱抗肿瘤作用。体内半衰期较短,较少产生耐药性,烷化剂间交叉耐药性较少。但对生长旺盛的正常细胞如骨髓、胃肠道上皮和生殖系统有较强的毒性,并有可能诱导人体发生肿瘤。临床应用中推荐短疗程,大剂量及间歇用药,以提高疗效、减轻毒性。

氮芥 Chlormethine

【药理作用】 本品为双功能烷化剂,可引起DNA双链间交叉联结,或在DNA与蛋白质之间交叉联结,阻止DNA复制,造成细胞损伤或死亡。在体液内迅速与细胞反应物结合,迅速水解失效。由于药物变化较快,原形物从尿中排出不到0.01%。

【临床应用】 对恶性淋巴肉瘤效果较好,与其他化学药合用治疗霍奇金病,对头颈部低分化

ER7-2

画廊:ER7-2
烷化剂作用机制

癌等有较高缓解率。由于该药的局部和全身毒性较强，目前主要用于恶性淋巴瘤，也可用于恶性肿瘤术后的创面湿敷。临用时必须新鲜配制，在数分钟内静脉冲入。每周 1 次，每次 0.1～0.2mg/kg，4～6 次作为 1 个疗程，或每次 0.4mg/kg 给药，每周 1 次，总量 30～60mg 为 1 个疗程。可动脉给药，也可腔内注射，0.1～0.2mg/kg，每周 1～2 次。

【不良反应】 主要表现为胃肠道反应，恶心、呕吐，可在用药后 1～2 小时出现，持续 24 小时，预先使用氯丙嗪可防止。骨髓抑制表现为白细胞减少及血小板减少，停药 2～3 周可恢复。其他常见不良反应为栓塞性静脉炎、脱发、致畸等。

【注意事项】 ①勿注入血管外，否则易引起局部硬结、组织坏死，药液漏出至组织中时，可局部注射等渗硫代硫酸钠或生理盐水，间歇冰敷 6～24 小时；②新鲜配制的药品要及时使用，否则 20 分钟失效；③操作者要注意保护眼睛和双手。

【制剂规格】 盐酸氮芥注射液：1mL∶5mg，2mL∶10mg。

环磷酰胺 Cyclophosphamide

【药理作用】 本品在体外无活性，进入体内后，在肝细胞色素 P450 混合功能氧化酶的作用下，部分代谢为醛磷酰胺，通过血液循环在靶细胞中进一步裂解为丙烯醛和磷酰胺氮芥，两者均有较强的细胞毒作用，可与 DNA 形成交叉联结，对增殖期细胞各期均有杀伤作用，对 S 期细胞毒性更强。口服易吸收，小剂量时生物利用度为 90% 以上，大剂量时为 74%±22%。服药后 1 小时血药浓度达到高峰。环磷酰胺本身不与血浆蛋白结合，其代谢物 50% 与血浆蛋白结合。静脉注射后血浆 $t_{1/2}$ 为 4～6.5 小时，50%～70% 在 48 小时内经肾排泄。

【临床应用】 环磷酰胺是烷化剂类中应用最广泛的药物。对霍奇金病、网织细胞肉瘤、恶性淋巴瘤疗效较好，单独用药缓解率 20% 左右，与长春新碱等抗肿瘤药合用，完全缓解率可达 60% 以上。儿童急性淋巴性白血病可完全缓解，对急性粒细胞白血病、多发性骨髓瘤、乳腺癌以及头颈部肿瘤也有一定疗效。与其他抗肿瘤药合用比单独用药疗效更好。

成人常用量：静脉注射按体表面积每次 500mg/m²，每周 1 次，每 2～4 周为 1 个疗程，总量 8～10g；口服每日按体重 2～3mg/kg，总量 10～15g。

小儿常用量：口服每日按体重 2～6mg/kg；静脉注射每次 2～6mg/kg，每日或隔日，或每次 10～15mg/kg，每周 1 次，以氯化钠注射液 20mL 稀释后缓慢注射。

【不良反应】 恶心、呕吐、脱发是常见的不良反应。也可产生骨髓抑制，白细胞下降较明显，给药后 10～14 日降到最低，多在第 21 日恢复正常。大剂量间歇用药时约 10%～40% 患者可能出现出血性膀胱炎，膀胱黏膜充血、出血、坏死，血尿，尿频、排尿困难等，一旦出现应停药。大剂量静脉用药时可造成心肌损害，弥漫性心肌坏死。可产生中等至严重的免疫抑制。也可发生皮肤色素沉着、黏膜溃疡、肺间质纤维变性、肝毒性等。

【注意事项】 ①孕妇，肝、肾功能不良者慎用；②使用苯巴比妥等肝线粒体酶诱导剂可能加重环磷酰胺毒性，应避免合用；③鼓励患者多饮水，频排尿，可减轻出血性膀胱炎发生率。

【制剂规格】 环磷酰胺片：50mg；注射用环磷酰胺：100mg，200mg。

异环磷酰胺 Ifosfamide

为环磷酰胺类衍生物，已经合成多年，但直到 20 世纪 80 年代有了尿路保护剂美司钠（mesna）后才进入临床。对多种实体瘤和某些白血病均有效。

【药理作用】 本品是环磷酰胺的同分异构体，在体外无抗肿瘤活性，在体内经肝内活化后，活性代谢产物与细胞内许多分子结构产生烷化或联结，通过与 DNA 和 RNA 交叉连接干扰两者功能从而产生细胞毒作用，也具有抑制蛋白合成作用。体内主要通过肝脏降解，活性代谢物仅少量可通过血脑屏障。按体表面积每次 3.8～5.0g/m²，血药浓度曲线呈双相，终末 $t_{1/2}$ 为 15 小时；按体表面积每次 1.6～2.4g/m²，血药浓度曲线呈单相，半衰期为 7 小时。70%～86% 经肾排泄，按体表面积每次 5.0g/m² 高剂量时，61% 以原形排出，按体表面积每次 1.2～2.4g/m² 剂量时，仅 12%～18% 以原形排出。因此，分次给药可减轻不良反应。

【临床应用】 适用于骨及软组织肉瘤、头颈部肿瘤、睾丸癌、卵巢癌、乳腺癌、肉瘤、恶性淋巴瘤和非小细胞肺癌等。本品与放疗同时应用，可使放疗引起的皮肤反应加重。本品用注射用水稀释后药物浓度不能超过 4%，可将 200mg 溶于 5mL 注射用水供静脉注射。若采用静脉滴注，可将上述稀释液注入 500mL 的复方氯化钠溶液、生理盐水、5% 葡萄糖或其他类似的静脉滴注液中，滴注 3～4 小时。溶液配制后应尽快使用。给异环磷酰胺的同时及其后第 4、8 小时，将保护药美司钠 400mg 溶于生理盐水 10mL 内，静脉推注（美司钠剂量为异环磷酰胺的 20%）。

【不良反应】 ①骨髓抑制为主要毒性，表现为轻、中度白细胞减少和血小板减少，给药后 7～14 日为最低，大多可在第 21 日恢复正常；②代谢产物可产生出血性膀胱炎，表现为排尿困难，尿频和尿痛；③中枢神经系统毒性与剂量有相关性，通常表现为焦虑不安、幻觉和乏力等；④长期用药可产生免疫抑制、垂体功能低下、不育症和继发性肿瘤；⑤偶见一过性无症状肝、肾功能异常，其他不良反应包括脱发、恶心和呕吐等。

【注意事项】 本品应与泌尿系统保护剂美司钠合用。低血浆蛋白血症、肝肾功能不全、骨髓抑制及育龄期患者应慎用。对本品过敏和双侧输尿管阻塞者、孕妇和哺乳期妇女以及严重骨髓抑制患者禁用。用药期间应定期检查白细胞、血小板计数和肝肾功能测定。与其他细胞毒药联合应用时，应酌情减量。

【制剂规格】 注射用异环磷酰胺：0.5g，1.0g。

第三节　抗　代　谢　药

抗代谢药（antimetabolic agent）是指与体内正常代谢物化学结构类似的抗肿瘤药，在体内可与相似代谢物竞争同一酶系，干扰正常代谢过程，或直接参与生化反应过程，但其产物无生理活性。该类药均能影响核酸、蛋白质的生物合成，主要抑制 DNA 合成，属于细胞周期特异性药，对 S 期最敏感。也能抑制 RNA、蛋白质的合成，对 G_1、G_2 期也有作用。

甲氨蝶呤　Methotrexate

又名氨甲蝶呤。

【药理作用】 叶酸同类物，为叶酸拮抗剂，与二氢叶酸还原酶形成不可逆结合，阻止二氢叶酸还原生成四氢叶酸，使细胞内叶酸辅酶减少，妨碍胸腺嘧啶核苷酸、嘌呤合成，干扰细胞内核酸代谢，抑制 DNA、RNA 合成以及蛋白质合成。主要杀伤 S 期细胞，推迟细胞进入 S 期。

常用剂量下口服易吸收，口服血药浓度 1 小时达峰，血浆 $t_{1/2}$ 为 2 小时。但剂量大时则吸收不完全，生物利用度 65%。吸收后可分布于全身组织，血浆蛋白结合率 50%～60%。不易通过血脑屏障，但大剂量时在脑脊液中也能达到需要浓度。主要以原形从肾排泄，少量经胆道从粪便排出。小剂量甲氨蝶呤及其代谢物可以结合形式贮存于肾和肝等组织中，有时可长达数月。清除率个体差异极大。

【临床应用】 本品为医学史中第一个能使绒毛膜上皮癌获长期缓解的药物。与放线菌素 D 合用可使绒毛膜上皮癌患者获得治愈，长期无瘤生存。对急性淋巴细胞白血病、非霍奇金淋巴瘤大剂量给药时有效率分别达到 90% 以上和 80%，对头颈部癌特别是口咽癌、恶性黑色素瘤、肉瘤及肺癌等也有一定疗效。对口腔颌面部鳞癌的总有效率可达 45%～52%。将本品与不同作用机制的抗肿瘤药合用，可对抗耐药性，提高疗效。口服成人每次 10～15mg，每周 1～2 次。静脉滴注每次 80～100mg/m²，5～10 日 1 次，5～10 次为 1 个疗程；小儿按体重 0.1～0.2mg/kg，每日 1 次。肌内或静脉注射，或按体表面积 20～30mg/m²，每周 1 次；鞘内注射，每次 10～15mg，每 3～7 日 1 次。

对头颈部肿瘤小剂量给药时疗效低，易产生耐药性。宜在严密监控甲氨蝶呤和四氢叶酸血药浓度的情况下大剂量给药，每周 1 次，按 250～1 000mg/m²，总剂量可达 3～7g。静脉滴注应在 4～6 小时内完成，并立即或稍后给予解救剂亚叶酸钙肌注。

尚可作为免疫抑制剂使用，用于器官移植，治疗肌皮炎、类风湿关节炎等。

【不良反应】 主要表现为骨髓抑制，白细胞及血小板减少，伴有出血。须及时输注血小板，加强抗感染措施。可能发生严重溃疡性口腔炎、腹泻、出血性肠炎甚至肠穿孔。可引起皮炎、脱发，大剂量可引起肝、肾毒性，干扰胚胎发育。

【注意事项】 ①肝、肾功能不全者慎用；②与水杨酸类、磺胺类、巴比妥类、苯妥英钠合用时，这些药物可竞争与血浆蛋白结合，增加甲氨蝶呤血药浓度，增加毒性；③孕妇禁用；④甲氨蝶呤在酸性尿中易沉淀，可在用药前1日及用药后第1、2日应用5%碳酸氢钠碱化尿液，补充电解质和足够液体，必要时应用利尿剂。

【制剂规格】 甲氨蝶呤片：2.5mg；注射用甲氨蝶呤：5mg。

氟尿嘧啶 Fluorouracil

又名5-氟尿嘧啶。

【药理作用】 属于尿嘧啶类抗代谢药，进入体内后，要经过代谢后转变为可掺入RNA干扰RNA合成的三磷酸氟尿苷（FUTP）、可掺入DNA干扰DNA合成的三磷酸氟尿苷（FDUTP）及脱氧氟尿单苷磷酸盐（FDUMP）才能起作用，后者为胸苷酸合成酶抑制剂，阻断尿苷酸转变为胸苷酸，使DNA合成障碍。对增殖细胞均有一定影响，对S期肿瘤细胞更敏感。

口服吸收不完全，口服后20分钟达血药浓度峰值；静脉注射后药物浓度迅速下降，$t_{1/2}$为15～20分钟，24小时后大部分消失；主要在肝中代谢，10%～30%从尿中以尿素形式排出，60%～80%从呼吸道以二氧化碳排出，持续静脉滴注时呼气排出90%，仅4%从尿中排出，可通过血脑屏障。缓慢静脉滴注比快速滴注时分解速度加快，从而可降低其毒性。

【临床应用】 对消化系统食管、胃、肝、胰腺、结肠等部位肿瘤有效。对乳腺癌、口腔咽喉癌、皮肤癌也有一定效果。可用作口腔颌面部肿瘤的动脉灌注治疗，对口腔颌面部鳞癌的有效率可达67%～70%。对放射治疗有增敏作用。

口服：每次100mg，每日3次，总量10～15g，可连续使用，出现毒性反应时减少剂量或停药。静脉滴注：按10～15mg/kg用生理盐水或5%葡萄糖液滴注，8小时完成，每日1次，连续5日后减少剂量1/2，并改为隔日静脉滴注，5～7g为1个疗程；如连续5天，每天24小时持续泵入，临床效果更佳。静脉注射：12mg/kg快速静脉注射，3～5日后减半，可改为隔日注射。出现口腔炎或腹泻等毒性反应时停止治疗，如无上述毒性反应，可在首次注射后4周开始下1个疗程，或每周1次静脉注射10～15mg/kg予以维持，总量8～12g。动脉灌注：每次250～500mg，每日1次，总量5～10g。尚有0.5%～2.5%软膏外用治疗皮肤癌及癌前病变。

【不良反应】 毒性反应出现较晚，首先表现为胃肠道反应如食欲降低、恶心、呕吐、口腔炎、腹痛、腹泻，出现时应停药；骨髓抑制是主要毒性反应，表现为白细胞减少，重者合并血小板减少及贫血；首次注射后9～14日白细胞减少最严重，停药2～3周可恢复；还可引起皮炎、皮肤色素沉着、脱发及注射部位静脉炎。

【注意事项】 ①有肝肾功能损害、消化道出血患者慎用，孕妇禁用；②老年患者、骨髓受肿瘤侵犯或放射治疗后患者、营养不良者应减少用量。

【制剂规格】 氟尿嘧啶注射液：10mL：0.25g。

阿糖胞苷 Cytarabine

【药理作用】 本品为主要作用于细胞S增殖时相的嘧啶类抗代谢药，进入体内后被脱氧胞苷酶催化磷酸化，转化为有活性的阿糖胞苷酸，再转化为二磷酸及三磷酸阿糖胞苷而起作用，抑制DNA多聚酶，从而阻止DNA合成及聚合，也可抑制RNA，干扰糖脂与糖蛋白合成，具有较强的免疫抑制作用。

口服吸收少，且易在消化系统内脱氨失活。静脉注射后迅速从血中消失，$t_{1/2}$为3～15分钟。易通过血脑屏障，连续静脉滴注时脑脊液浓度较高。在肝、肾等组织内代谢，易被嘧啶脱氨酶迅速脱氨形成无活性的阿糖尿苷。24小时内约10%以原形，90%以阿糖尿苷从肾排泄。

【临床应用】 为急性粒细胞白血病的首选治疗药，与其他抗肿瘤药合用时缓解率可达75%～

ER7-4

图片：ER7-4
氟尿嘧啶作用机制

学习笔记

85%。对急性淋巴性白血病、恶性淋巴瘤等也有一定效果。

静脉注射，每次 1mg/kg，每日 2 次，或 0.5～1mg/kg 连续静脉滴注，5～7 日后改为皮下注射 1mg/kg，每周 1 次或每两周 1 次维持。

【不良反应】 一般剂量可引起骨髓抑制，白细胞、血小板减少及贫血；消化道反应较轻，可有恶心、呕吐、腹泻；可伴有脱发、皮炎、血栓静脉炎等。

【注意事项】 ①肝肾功能不全、骨髓抑制、哺乳期妇女及痛风患者慎用；②孕妇禁用；③定期检查血象。

【制剂规格】 注射用盐酸阿糖胞苷：50mg，100mg。

第四节 抗肿瘤抗生素类药

抗肿瘤抗生素是从微生物代谢物中提取的具有抗肿瘤活性的物质，据报告已有千种以上，而临床应用有效者仅 10 余种。其化学结构包括蒽环类（如柔红霉素、多柔比星、表柔比星等）、亚硝脲类、糖肽类（如平阳霉素等）、糖苷类、氨基酸类、色肽类、蛋白质类、核苷类等，作用机制各不相同，多属于细胞周期非特异性药。

平阳霉素　Pingyangmycin

平阳霉素是我国自主研制开发的博来霉素（bleomycin）类药物，后者含 13 种组分，A_2 约占 55%～70%，B_2 约占 25%，A_5 约占 1%。平阳霉素是从浙江省平阳县土壤分离的轮枝链霉菌平阳变种培养液提取制成，与博来霉素成分相近，但为单一的 A_5 组分，毒性略低。对人类多种肿瘤如皮肤、头颈部癌等实体瘤有效，然而骨髓与免疫抑制作用轻微，肺毒性较博来霉素轻。近年来研究发现单克隆抗体如抗Ⅳ型胶原酶单抗 3G11 与平阳霉素的偶联物对实验动物移植肿瘤有较高的疗效。

【药理作用】 平阳霉素分子可插入 DNA，反复发生氧化 - 还原过程，使 DNA 单链或双链遭受损伤，发生断裂，并抑制胸腺嘧啶核苷酸掺入 DNA，抑制 DNA 复制，而影响 RNA 及蛋白质合成。对 G_2 期细胞杀伤活力强，并阻止 G_2 期细胞进入 M 期，属细胞周期特异性药。在皮肤和肺组织中组织浓度较高，由于缺乏平阳霉素水解酶，易产生毒性反应。

平阳霉素达峰时间静脉注射时 0.5 小时，肌注时 1 小时，$t_{1/2}$ 1.5～2.5 小时。少与血浆蛋白结合，由肾排出。

【临床应用】 对头颈部癌疗效显著，单药有效率 20%～55%，缓解期 2～3 个月，对耐药淋巴瘤近半数有效。对皮肤癌、肺癌、食管癌、甲状腺癌、恶性胸腔积液等有较好的效果。肌内或静脉注射，每日或 2～3 日 1 次，每次 8～16mg。静脉注射宜在 10 分钟内完成，总量不宜超过 400mg。可与骨髓抑制化疗药、作用于其他时相的细胞周期特异性化疗药联合应用。可增强放射线的杀灭肿瘤细胞作用。还被用来治疗一些非恶性肿瘤疑难病症，如银屑病、尖锐湿疣、翼状胬肉和眼睑黄色素瘤和脉管畸形等。

【不良反应】 3%～12% 用药者可能发生肺毒性，表现为肺活量减少、肺功能不良，随着病情进展出现肺炎样变及肺纤维变，其中 1%～2% 可能死亡。高龄患者、肺部接受放疗、既往肺部疾患等或总量 >400mg 时易发生。用药期间每 3 个月及停药后 2 个月应进行肺功能检查和胸部 X 线检查，一旦确诊肺毒性例如胸部 X 线片异常阴影、肺功能不良等，应立即停药，给予大剂量皮质激素进行治疗，预防肺部感染。1/3 患者给药后 3～5 小时可能发热，约 1% 淋巴肉瘤患者可能发生暴发性高热，并可能致死，可使用退热剂及激素进行治疗以避免严重后果。可在开始治疗前用平阳霉素试验性肌内注射 1～2mg，并从小剂量开始再增至常规剂量。部分患者可出现恶心呕吐，皮肤可能出现色素沉着，并可能引起口炎、脱发，但无骨髓抑制表现。

【注意事项】 ①过敏史者、恶性淋巴肉瘤患者治疗前可用本品皮试（1～2mg 皮内注射）；②咳嗽、肺功能减低、肺底部啰音时及时停药；③严重肾功能障碍及严重心脏病患者禁用，肝肾、心脏功能不良时慎用；④同时接受放疗或与其他抗癌药联合使用时可能增加肺毒性。⑤用药期间如接

图片：ER7-5 肺纤维变 CT 图像

受全身麻醉而常规给氧,可能诱发严重的甚至致命的肺毒性。

【制剂规格】 注射用盐酸平阳霉素:8mg。

多柔比星 Adriamycin

又名阿霉素,第二代蒽环类抗肿瘤抗生素,属广谱抗肿瘤药。近年来研究进展是靶区给药的药物载体研究,利用靶向制剂技术改善其动力学特性,降低毒性,提高疗效。

【药理作用】 从链霉菌培养液获得的蒽环类化合物。由于分子中蒽环配基上的醌-氢醌结构,可插入 DNA 相邻碱基对之间,发生交叉联结,使 DNA 双股螺旋解旋,DNA 链断裂,抑制 DNA 聚合酶和核酸的合成,干扰转录过程,阻止 mRNA 合成。另外也可能引起细胞膜破裂,呈现细胞毒作用,属细胞周期非特异性药。但最大细胞毒作用发生在 S 期,对早 S 期及 M 期细胞更敏感。

口服难吸收。静脉注射后迅速分布全身,三相半衰期 $t_{1/2}$ 分别为 8~25 分钟、1.5~10 小时、24~48 小时。经肝脏代谢,50% 原形药通过胆汁排除,5%~15% 经尿排出。清除所给剂量 50% 约需 7 日时间。其代谢物配氧糖基可能与心脏毒性有关。

【临床应用】 对急性淋巴细胞白血病、粒细胞白血病、恶性淋巴肉瘤疗效较好,对尤因肉瘤、骨肉瘤、软组织肉瘤、甲状腺癌、头颈部鳞癌、小细胞肺癌等多种实体瘤有一定疗效。常与其他抗肿瘤药合用。

临床多采用间断给药。每周 1 次给药法,每次 20~35mg/m²;每 3 周 1 次给药法,每次 40~60mg/m²;每 3 周连续 3 日给药法,每日 1 次,每次 20~30mg/m²,静脉注射速度宜缓,每次不少于 15 分钟。如合并用药时应减量,总量应控制在 400~550mg/m² 以下。

【不良反应】 主要为心脏毒性,累积剂量超过 400~450mg/m² 时,25%~30% 可能发生心电图异常,心律不齐,心功能降低,少数病例可能发生充血性心力衰竭,心肌变性、局灶性坏死,甚至引起死亡。60%~80% 可有骨髓抑制,表现为白细胞减少、血小板减少及贫血,7~14 日降至最低,第 3~4 周恢复。此外,尚可发生脱发、恶心、呕吐、口腔溃疡等。

【注意事项】 ①肝功能损害者慎用;②发生心肌病早期征象时及时停药;③鼓励患者多饮水,并适当补充辅酶 Q10、维生素 C、维生素 E;④配制药液时注意保护,勿接触药液或吸入药液气雾;⑤注射时勿漏出,以免引起组织坏死。

【制剂规格】 注射用盐酸阿霉素:10mg,20mg,50mg。

表柔比星 Epirubicin

又名表阿霉素(pharmorubicin)。第三代蒽环类抗生素,是多柔比星的同分异构体,与多柔比星分子空间结构上的差异使其更容易穿透细胞膜。

【药理作用】 表柔比星作用机制亦是嵌入 DNA 相邻碱基对之间,干扰其转录过程,对拓扑异构酶Ⅱ也产生抑制作用,属细胞周期非特异性药。细胞内峰浓度高于多柔比星。表柔比星与其代谢产物在肝内被葡萄糖醛酸化,形成水溶性不活泼产物。三相半衰期 $t_{1/2}$ 分别为 (3.1±4.8) 分钟、1.3~2.6 小时、20~40 小时。主要经胆道,其次经泌尿道排泄,比多柔比星能更快地被机体清除,清除所给剂量 50% 约需 4 日。

表柔比星与多柔比星具有共同的抗肿瘤谱,抗肿瘤疗效无显著差异,但是表柔比星由于毒性较低,可使用更高的剂量,因而具有较好的抗肿瘤效果。

据报道多柔比星和表柔比星的相同毒性剂量比,在血液毒性方面为 1:1.2,非血液毒性为 1:1.5,心脏毒性为 1:1.8。其他不良反应常见脱发、口腔黏膜炎、胃肠功能紊乱(如恶心、呕吐、腹泻),以及发热、荨麻疹等。

【临床应用】 单药治疗时,可每 3 周 1 次静脉注射或静脉滴注 60~90mg/m²,或将此剂量在 1~3 日内分次给药。联合用药时可使用单药剂量的 2/3。

可与环磷酰胺、5-氟尿嘧啶、塞替派、顺铂等联合应用,取得较好的抗肿瘤效果。

【不良反应】 心脏毒性较多柔比星轻,充血性心力衰竭常在累积剂量 700~800mg/m² 时出现;50%~60% 可有骨髓抑制,表现为白细胞减少,10~14 日降至最低,3 周后恢复;此外,60%~

90%可有脱发、恶心、呕吐，可使用止吐药预防；口腔溃疡多在用药后5～10日出现。

【注意事项】　①治疗中监测红细胞、白细胞和血小板计数、肝肾功能，并进行心电监护；②妊娠期、哺乳期妇女禁用，肝功能损害者减量；③注射时勿接触药液。

【制剂规格】　注射用盐酸表柔比星：10mg。

第五节　抗肿瘤植物药

人类自古就有从种类繁多的植物中寻找药物的传统。祖国中医药宝库中，植物药占了绝大部分。有计划的根据民间验方、中医理论等从植物提取物中筛选抗肿瘤药是一个值得重视的方向。证实有效并已用于临床的抗肿瘤植物药主要是生物碱类。

长春碱　Vinblastine

长春碱类为夹竹桃科长春花属植物长春花提取的生物碱。现已正式用于临床的有长春碱（vinblastine）、长春新碱（vincristine）及长春瑞滨（vinorelbine）等。

【药理作用】　细胞内微管聚合在有丝分裂纺锤丝形成中起着关键作用，微管重要成分是微管蛋白。长春碱低浓度时能与微管蛋白低亲和点特异性结合，抑制微管蛋白聚合，高浓度时能与微管蛋白高亲和点特异性结合，促使微管蛋白聚合形成类结晶，使之发生解聚，妨碍纺锤体微管形成，使细胞分裂终止于有丝分裂中期，染色体分散在细胞质内，导致细胞死亡。因此，该药属作用于M期的细胞周期特异性药。

口服吸收差，静脉注射后血液清除三相半衰期$t_{1/2}$分别为3.7分钟、1.64小时、24.8小时，在血中约75%与蛋白结合。主要经肝代谢，从胆汁排泄，粪便排出，少量以原形从尿中排出。

【临床应用】　是治疗恶性淋巴瘤最有效药物之一，可使50%～90%病例好转。与平阳霉素、顺铂合用可使转移性睾丸瘤缓解，部分患者完全缓解。对乳腺癌、头颈部癌、神经母细胞瘤、急性单核性白血病也有一定疗效。

初始剂量0.1mg/kg或6mg/m²，可用生理盐水或5%葡萄糖溶液20～30mL稀释后静脉注射，每周1次，或在输液时冲入。可每周增加剂量0.05mg/kg，但不得大于0.3mg/kg，1个疗程总剂量60～100mg。小儿每周1次，每次0.1～0.15mg/kg。

【不良反应】　骨髓抑制为剂量限制性毒性，主要表现为白细胞减少、血小板下降，一般用药后4～10日降至低点，2～3周可恢复；神经系统毒性表现为外周神经炎、暂时性抑郁、头晕、头痛等。此外可能发生恶心、呕吐、腹泻等胃肠道反应；少数患者可有脱发、口腔炎。

【注意事项】　①白细胞减少的患者禁用，肝功能不全、阻塞性黄疸患者慎用；②有致畸、致突变作用，孕妇、哺乳期妇女禁用；③静脉注射或滴注时防止药液外漏引起组织坏死。

【制剂规格】　注射用硫酸长春碱：10mg。

长春新碱　Vincristine

【药理作用】　对细胞内微管蛋白的作用与长春碱相同，除此之外，还能干扰蛋白质代谢，抑制RNA多聚酶活力，抑制细胞膜类脂质合成及氨基酸在胞膜的转运。为细胞周期特异性药，主要作用于M期，但剂量大时也杀伤S期细胞。可使增殖细胞同步化，比长春碱抗肿瘤作用更强，除可能与放线菌素D、多柔比星交叉耐药外与其他抗肿瘤药无交叉耐药性。

药代动力学与长春碱类似，组织摄取及分解破坏迅速，每次静脉注射血液清除$t_{1/2}$亦呈双相：$t_{1/2}$分别为6～10分钟、190分钟，经肝脏代谢，胆汁排出。

【临床应用】　对霍奇金病及其他恶性淋巴瘤、各类急性白血病有效。先注射长春新碱，6小时后应用平阳霉素，每周2次，对小细胞肺癌有效。对乳癌、宫颈癌、多发性骨髓瘤、生殖系统癌症等也有一定效果。

静脉滴注剂量1～1.4mg/m²，每周1次，1个疗程总剂量不超过20mg。

【不良反应】　对神经系统毒性比长春碱大，可有指、趾端感觉异常、肌无力、深部肌腱反射消失、头晕、头痛、复视等,其早期症状为耳鸣与肢体麻木感,及时减量或停药可避免严重神经毒性。对骨髓抑制较长春碱为轻。可引起脱发、恶心、呕吐、便秘、多尿、排尿困难等。

【注意事项】 ①孕妇禁用,哺乳期妇女、肝功能不全患者慎用;②静脉滴注时注意防止药液外漏。

【制剂规格】 注射用硫酸长春新碱:1mg。

长春瑞滨 Vinorelbine

又名异长春花碱、去甲长春花碱,为半合成长春花生物碱,现广泛用于治疗晚期非小细胞性肺癌,以及头颈部肿瘤在内的实体肿瘤。

【药理作用】 可与微管蛋白结合,阻止微管蛋白双微体聚合为微管,又可诱导微管蛋白解聚,妨碍形成纺锤体从而阻滞细胞在 G_2 与 M 期,是抗有丝分裂剂。与长春碱和长春新碱比较,在低浓度即可导致有丝分裂细胞的微管完全解聚,因此神经毒性小,具有更大的治疗指数。静脉注射后 80% 与蛋白结合,药代动力学符合 3 室模型,分布容积较大,血浆半衰期 $t_{1/2}$ 为 21 小时,静脉给药后组织摄取迅速,在组织中的浓度较高,主要在肝细胞代谢,75% 由胆汁经粪便排出,10%～15% 经尿排出。

【临床应用】 对非小细胞肺癌、转移性乳腺癌、晚期淋巴瘤、头颈部鳞癌有效。每周 1 次,每次 25～30mg/m²,生理盐水稀释后静脉内注射,6～10 分钟内完毕,然后用生理盐水 250～500mL 滴注,可避免局部强烈刺激反应。肾功能不全无需作剂量调整,但肝功能不全的患者应调整剂量。与顺铂合用对复发性晚期头颈部癌总缓解率 33%～60.7%,应在耐受剂量下足量给药。

【不良反应】 骨髓抑制为剂量限制性毒性。用药后 3～5 日可发生暂时性骨髓抑制,中性粒细胞减少最为多见,其次为血小板减少,通常可在 10 日内自然恢复,应注意防止感染。注射部位静脉炎是比较突出的毒副反应,药物外渗可引起组织坏死。神经毒性较低,轻度至中度发生率约为 20%,重度低于 1%,停止用药则症状消失。可见深部肌腱反射降低,偶有感觉异常。可引起恶心、呕吐、便秘等消化道反应,以及脱发、呼吸困难或支气管痉挛等。

【注意事项】 ①妊娠期、哺乳期妇女禁用,肝功能不全患者减少剂量;②用药期间密切观察血象变化;③静脉滴注时注意防止药液外漏;④防止药液污染眼部;⑤勿用碱性溶液稀释。

【制剂规格】 注射用长春瑞滨双酒石酸盐:10mg,50mg。

羟喜树碱 Hydroxycamptothecine

【药理作用】 珙桐科植物喜树果实或根皮中提取生物碱喜树碱的羟基衍生物,比喜树碱抗瘤谱广,与其他抗肿瘤药物无交叉耐药性,毒性较小。羟喜树碱可抑制 DNA 拓扑异构酶 I,从而抑制 DNA、RNA 合成,导致 DNA 链断裂,杀伤 S 期细胞,使其不能进入 G_2 期,属细胞周期特异性药。分布相半衰期 $t_{1/2}\alpha$ 为 4.5 分钟,消除相半衰期 $t_{1/2}\beta$ 为 29 分钟。随胆汁从粪便中排出,48 小时排出量 47.8%,尿中排出仅 12.8%。

【临床应用】 对急慢性粒细胞白血病、消化道癌以及头颈部癌有效。静脉注射每次 4～8mg,每周 2～3 次,60～120mg 为 1 个疗程。

【不良反应】 可有骨髓抑制,主要表现为白细胞减少。可引起轻微的厌食、脱水、呕吐和腹泻等胃肠道反应,较少发生泌尿道刺激症状。

【注意事项】 ①孕妇忌用;②用药多饮水;③宜以生理盐水稀释后立即注射。

【制剂规格】 注射用羟喜树碱:2mg,5mg,8mg,10mg。

紫杉醇 Paclitaxel

紫杉醇是短叶紫杉树皮提取物,现可半合成,是具有紫杉烯环的二萜类化合物,又称泰素(taxol)。

【药理作用】 可与肿瘤细胞微管蛋白结合,促进微管聚合,抑制微管解聚,导致微管在细胞中排列异常,或形成无功能的微管,使纺锤体失去正常功能。阻断有丝分裂,抑制肿瘤生长。细胞被

阻断于细胞周期的 G_2 晚期和 M 期，属细胞周期特异性药。体外实验表明尚有抗肿瘤血管生成和诱导肿瘤细胞凋亡的作用。

静脉注射后血清蛋白结合率 89%，消除半衰期 $t_{1/2}$ 为 5.3～17.4 小时，肝脏代谢，经胆道排泄，随胆汁从粪便中排出，尿中以代谢物形式排出甚微。

【临床应用】 对乳腺癌、卵巢癌、小细胞肺癌有效。紫杉醇单药治疗复发和转移性头颈部癌有效率 15%～40%，适用于治疗已经一线治疗或多次化疗失败的转移性卵巢癌、乳腺癌。推荐剂量 135～175mg/m²，3 小时静脉滴注，每 3 周重复。联合用药较单用紫杉醇效果好，但应注意联合用药的顺序。如与顺铂联用时，宜先用紫杉醇后用顺铂，否则会加重紫杉醇毒性；而与阿霉素或环磷酰胺联合用时，又以先用紫杉醇为宜，否则可能增加紫杉醇的耐受性。

【不良反应】 可有骨髓抑制，68% 病例可能发生白细胞减少，90% 可能发生贫血，其中严重贫血发生率为 24%，为主要的剂量限制毒性。外周感觉神经障碍为第 2 位重要的剂量限制毒性，可能出现低血压、心动过缓、关节痛肌痛症候群。有轻度至中度过敏反应，胃肠道反应如恶心、呕吐，脱发等。恶心、呕吐和腹泻见于 50% 的患者，但通常轻微。72% 的患者可发生虚弱。

【注意事项】 ①化疗期间密切观察呼吸、心率、血压，发现异常及时处理；②为减少体液潴留的发生及严重程度以及过敏反应的严重程度，每次治疗前应给肾上腺皮质激素、苯海拉明和 H_2 受体拮抗剂药；③可用 5% 葡萄糖或生理盐水稀释，应在玻璃容器中配制和贮藏稀释液，输注时间不宜过长。

【制剂规格】 紫杉醇注射液：5mL：30mg。

多西紫杉醇 Docetaxel

又名多西他赛，与紫杉醇化学结构相似。

【药理作用】 多西紫杉醇的作用机制与紫杉醇的相似，是通过加强微管蛋白聚合作用和抑制微管解聚作用，导致形成稳定的非功能性微管束，因而破坏肿瘤细胞的有丝分裂。多西紫杉醇在细胞内浓度和流出细胞的时间比紫杉醇高 3 倍，这是其在体外试验中比紫杉醇抗肿瘤活性大的重要原因。虽然两者结构相似，但是多西紫杉醇与紫杉醇并无交叉耐药。按剂量 100mg/m² 静脉滴注本品约 1～2 小时，体内平均分布容积为 113L，$t_{1/2}\alpha$ 为 4 分钟，$t_{1/2}\beta$ 为 36 分钟，$t_{1/2}\gamma$ 约为 11.1 小时。体内清除率约为 20L/h·m²，具有高蛋白结合率和低肾排泄率。在肝中代谢，主要经胆道从粪便排出，而经尿排泄仅占所给剂量 5%～7%；肝功能异常者使本品在体内清除率减少，但年龄差异对本品在体内的药动学无明显改变。

【临床应用】 主要治疗晚期乳腺癌、卵巢癌、非小细胞肺癌，对头颈部癌、小细胞肺癌；对胃癌、胰腺癌、黑色素瘤等也有一定疗效。静脉滴注给药，单药剂量为 75～100mg/m²，国内用 75mg/m²，联合用药使用 60～75mg/m²，静脉滴注 1 小时，每 3 周重复 1 次。推荐在使用多西紫杉醇前每日开始口服地塞米松 8mg，每 12 小时 1 次，连用 3 日，降低体液潴留发生概率。多西紫杉醇与顺铂联合应用与头颈部鳞癌治疗中，可明显增强顺铂的抗癌作用；使用时应先用多西紫杉醇后用顺铂，以免降低多西紫杉醇的消除率。

【不良反应】 多西紫杉醇单药治疗最常见报告的不良反应为中性粒细胞减少。可逆转且不蓄积；减少至最低点的中位时间为 7 天，发生重度中性粒细胞减少（<500/mm³）的中位持续时间为 7 天。其他不良反应包括贫血、脱发、恶心、呕吐、口腔炎、腹泻和虚弱。当多西紫杉醇与其他化疗药物联合使用时可增加多西紫杉醇不良事件的严重程度。

【注意事项】 ①由于可能发生较严重的过敏反应，用药期间建议密切监测；②在肝功能异常患者、使用本品高剂量治疗患者和既往接受铂类药物治疗的非小细胞肺癌患者，使用多西他赛剂量达 100mg/m² 时，与治疗相关的死亡的发生率会增加；③所有患者在接受多西他赛治疗前需预服糖皮质激素类以减轻体液潴留的发生；④多西他赛治疗期间可能发生外周神经毒性；⑤肝功能有损害的患者，存在发生严重不良反应的高度危险，如毒性死亡，包括致死的脓毒症，胃肠道出血，以及发热性中性粒细胞减少症，感染，血小板减少症，口炎和乏力。

【制剂规格】 多西紫杉醇注射液：0.5mL：20mg，0.5mL：20mg，4.0mL：80mg。

第六节 其他抗肿瘤药

顺铂 Cisplatin

又名顺氯氨铂（diaminodichloroplatin）。

【药理作用】 为无机水溶性铂类络合物，分子结构中的铂原子发挥重要作用，可与DNA分子鸟嘌呤或嘧啶碱基结合，形成DNA链内及链间交联，影响DNA合成与复制，抑制癌细胞分裂。也有人认为其抗癌作用与肿瘤细胞膜在顺铂作用下原先屏蔽的表面抗原暴露，刺激自身免疫系统有关。其细胞毒作用类似双功能基烷化剂，为细胞周期非特异性药。血浆蛋白结合率90%，血浆半衰期$t_{1/2}\alpha$ 20～49分钟，消除相半衰期$t_{1/2}\beta$ 58～73小时。主要经尿排出，5日后约排出50%。

【临床应用】 顺铂为广谱抗癌药物，对睾丸瘤、卵巢癌等效果较好。对鼻咽癌、头颈部鳞癌、肺癌、成骨肉瘤、黑色素瘤、间皮细胞瘤等也都有一定效果。见效快，但缓解期短。在单药治疗复发和转移性头颈部鳞癌时有效率14%～41%，平均28%，是最有效的药物之一。常与其他抗肿瘤药联合用药提高疗效。也可与放射治疗、热疗、手术等配合使用。长期使用可产生耐药性。

每日1次静脉滴注20mg/m²，连续5日，2～4周后重复，可重复3～4次为1个疗程；或80～120mg/m²静脉滴注，每3～4周重复1次，3～4次为1个疗程。大剂量用药时宜用水化疗法，用药前输入1 000～2 000mL液体，静脉滴注药物时与20%甘露醇200～250mL、生理盐水或5%葡萄糖溶液合用，6～8小时内滴完，此后可继续保持液体滴注或应用利尿剂，使用药后数小时内保持每小时尿量200mL左右，以减轻毒性。

【不良反应】 严重的恶心、呕吐为限制性毒性之一，用药后1～4小时，70%以上患者发生恶心、呕吐，可持续24小时。用药前用甲氧氯普胺、苯海拉明等可减少呕吐。肾脏毒性亦为剂量限制性毒性，可引起肾小管肿胀、退行性变、血清尿素氮升高、肌酐清除率降低、血尿、蛋白尿、甚至尿毒症，水化疗法有保护肾脏作用。可引起神经毒性、高频听力丧失及周围神经炎。可对骨髓产生轻度到中度抑制，白细胞减少及血小板减少多出现在用药后2～4周，可恢复。有时用药后数分钟发生过敏反应，宜及时采取静脉注射肾上腺素等抗过敏措施。

【注意事项】 ①对铂类化合物过敏、孕妇和哺乳期妇女及肾功能不良患者禁用；②勿与肾毒性和耳毒性药物合用；③勿与铝制剂配伍。

【制剂规格】 顺铂注射液：20mL：10mg，50mL：25mg，100mL：50mg。

卡铂 Carboplatin

又名碳铂（paraplantine）。

【药理作用】 第2代铂络合物，作用原理与顺铂相同，可与DNA鸟嘌呤残基结合而引起DNA链内或链间交联，阻止DNA合成及螺旋解链，为周期非特异性广谱抗癌药。静脉注射该药后，迅速分布全身，在血浆中较顺铂稳定，血浆蛋白结合率24%，血浆中分布相半衰期$t_{1/2}\alpha$ 1.1～2小时，消除相半衰期$t_{1/2}\beta$ 2.6～5.9小时。主要经肾排出，24小时可清除70%。

【临床应用】 对睾丸癌、卵巢癌、头颈部鳞癌、小细胞肺癌等有效。与其他化疗药无交叉耐药性，可单独用药，也可配合其他化学药物使用，并可配合手术、放疗以提高疗效。成人每次300～400mg/m²，加于5%葡萄糖注射液250～500mL中静脉滴注，每3～4周重复1次，2～4周期为1个疗程。

【不良反应】 骨髓抑制为剂量限制性毒性，用药2～3周白细胞及血小板减少达低点，4周后可恢复。肾毒性低于顺铂，约1/4患者可能发生肾功能受损。胃肠道刺激症状较、耳毒性小于顺铂，可能引起高频听力减弱。周围神经毒性发生率在6%以下，表现为感觉异常、深腱反射降低。过敏反应轻微，可有红斑疹、瘙痒、发热等。

【注意事项】 肾功能不全、骨髓抑制史、机体功能低下者应减量。

【制剂规格】 卡铂注射液：10mL：50mg；注射用卡铂：50mg，100mg。

奥沙利铂 Oxaliplatin

奥沙利铂是继卡铂之后的第 3 代铂类抗癌药。

【药理作用】 第 3 代铂类衍生物,与顺铂、卡铂的作用位点一致,但与之无交叉耐药性,能更加有效地抑制 DNA 转录、合成和复制,具有更强烈的细胞毒作用。可特异性地与红细胞结合,奥沙利铂静脉滴注 2 小时后,一半蓄积于红细胞,一半停留于血浆中,但在血浆中并不蓄积。与DNA 结合迅速,在 15 分钟内完成全部结合,排出相对缓慢,清除相半衰期约为 40 小时,不引起严重贫血,其游离铂对肾脏无损害,主要经尿排泄,少量经过粪便排出。

【临床应用】 对大肠癌细胞株及顺铂耐药的细胞株等多种肿瘤有显著的抑制作用,对结直肠癌、卵巢癌、淋巴瘤、非小细胞肺癌、头颈部恶性肿瘤有效。剂量为 $130mg/m^2$,静脉滴注 2~6 小时,每 3 周 1 次。与多种抗癌药可发挥协同或相加的抗肿瘤作用。可单药用于对氟尿嘧啶耐药的晚期大肠癌,与 5-FU 合用的联合方案可取得较高的缓解率(29%),无进展生存期延长(7.2 个月),更多的患者得到临床改善。使用无需水化,可用于肾脏损害者以及肾脏移植后发生肿瘤者。

【不良反应】 血液系统及胃肠道系统毒性轻微,没有肾脏毒性、心脏毒性和严重的听觉损伤。可能引起外周神经感觉异常,急性表现为肢端和 / 或口周的感觉迟钝、感觉异常,个别患者有咽喉部症状,可因寒冷或接触冷物体激发或加剧,将输注时间从 2 小时延长到 6 小时,并在给药的最初1~2 日内避免冷刺激,包括避免喝冷饮或呼吸较冷的空气,可有效预防症状出现。累积性的外周神经感觉异常为剂量限制性毒性,但具有可逆性。

【注意事项】 用注射用水或 5% 葡萄糖溶解,禁用生理盐水稀释,避免接触铝制品。可用 5%葡萄糖溶液滴注,滴注过程中应避光。用药期间勿食冰冷食品、饮料,以避免喉痉挛。

【制剂规格】 奥沙利铂冻干粉:50mg,100mg。

第七节 生物靶向治疗药

抗肿瘤药的靶向治疗是恶性肿瘤治疗的新方法,是指借助各种对肿瘤细胞有选择性亲和作用的物质作为载体,将治疗药物或制剂定向作用于肿瘤组织,而不损伤正常组织细胞的功能,是在基因水平调节与肿瘤发生、发展有密切联系的生命物质达到治愈肿瘤的目的,现已作为提高治疗肿瘤疗效的重要手段。

曲妥珠单抗 Trastuzumab

又名曲爱珠单抗。本品是 FDA 批准的首个单抗类分子靶向药。

【药理作用】 曲妥珠单抗为一种针对 HER-2 受体的高纯度重组 DNA 衍生的人源化单克隆抗体,1998 年被美国 FDA 批准上市。HER-2 蛋白(人类表皮生长因子受体 2 蛋白)是由位于人第17 号染色体 q11-22 位的原癌基因 HER-2/neu 编码的单链跨膜糖蛋白,分子量为 185kD,因而又称P185。体外和动物实验中,曲妥珠单抗能显著抑制 HER-2 过度表达的乳腺癌细胞和卵巢癌细胞的增殖。曲妥珠单抗与多种化疗药有相加或协同作用。小鼠移植瘤实验中,曲妥珠单抗与紫杉醇联合运用,抑癌率从单药的 35% 提高至 93%,与多柔比星联合也明显提高抑癌率。Ⅲ期临床研究显示,可使乳腺癌易感女性的乳腺癌复发风险降低 52%。2 年随访的生存分析显示,本品可使患者的总生存数提高 49%。此外,曲妥珠单抗明显增强紫杉特尔、塞替派、依托泊苷、甲氨蝶呤和长春碱的抗肿瘤作用。曲妥珠单抗的药代动力学呈剂量依赖型,非线性特点。大多数患者的药代动力学符合一室模型,随剂量增加,药物半衰期延长,血浆清除率下降,血谷和峰浓度增加。曲妥珠单抗的平均半衰期为(5.83±4.30)日,平均血清清除率为每日(5.15±2.45)mL/kg,血清谷浓度于治疗第 12 周达到稳态,平均谷浓度 70μg/mL。

【临床应用】 单药或与化疗药联合治疗 HER-2 过度表达的转移性乳腺癌和转移性胃癌患者。转移性乳腺癌患者初次负荷剂量:建议初次量为 4mg/kg;维持剂量:建议每周用量为 2mg/kg。转移性胃癌患者建议初始负荷剂量 8mg/kg,随后 6mg/kg 每 3 周 1 次。

动画:ER7-6
靶向治疗

【不良反应】 单独使用曲妥珠单抗不良反应发生率≥5%的有：①腹痛、胸背痛、头痛乏力、寒战、发热等感冒样症状；②中度至重度心功能不全；③单独使用本药治疗的患者中 25% 发生消化不良、厌食、胃肠胀气、呕吐和恶心、便秘或腹泻；④水肿；⑤关节肌肉疼痛；⑥感觉异常、眩晕、嗜睡或失眠、焦虑或抑郁；⑦鼻出血、鼻炎、鼻窦炎、咳嗽增多、呼吸困难、哮喘、胸腔积液；⑧瘙痒、皮疹；⑨第 1 次输注本药时，约 40% 患者会出现轻或中度寒战、发热症候群，可用解热镇痛药（如对乙酰氨基酚）或抗组织胺药（如苯海拉明）治疗。其他症状、体征有：恶心、呕吐、头痛、眩晕、寒战、呼吸困难、低血压、皮疹等。但这些症状在以后输入本药的过程中很少出现。

单独使用本药治疗的患者中，WHO 分级Ⅲ级的白细胞减少、血小板减少和贫血的发生率 <1%。未见 WHOⅣ级的血液学毒性反应，但有 12% 发生了 WHOⅢ级或Ⅳ级肝毒性反应。

单独治疗或与化疗药合用如一种蒽环类（多柔比星或表柔比星）加环磷酰胺，或紫杉醇等偶可发生严重不良反应如过敏或中毒反应、脓毒血症、猝死等。

【注意事项】 出现心脏功能减退的症状和体征时，特别在与蒽环类药（多柔比星或表柔比星）和环磷酰胺合用时或在治疗前就有心功能不全的患者需特别小心。应对左室功能经常进行评估。在本药使用的灭菌注射水中用苯乙醇作为防腐剂，对新生儿和 3 岁以下的儿童有毒性。

【制剂规格】 注射曲妥珠单抗：440mg。

吉非替尼 Gefitinib

【药理作用】 吉非替尼是第 1 个用于治疗非小细胞肺癌的分子靶向药，通过选择性地抑制表皮生长因子受体酪氨酸激酶（EGFR-TK）的信号传导通路而发挥作用。吉非替尼通过阻断恶性肿瘤细胞中呈高表达 EGFR 信号传导通路，阻碍肿瘤的生长、转移和血管生成，并可诱导肿瘤细胞的凋亡。

吉非替尼单次口服 250mg 的生物利用度接近 60%，药时曲线下面积呈剂量相关。每日 1 次给药后，经 7～10 日达稳态血药浓度，半衰期为 12～58 小时，平均为 28 小时。血浆蛋白结合率近 90%。

【临床应用】 对既往接受过化疗或不适于化疗的局部晚期或转移性非小细胞肺癌患者，推荐剂量为 250mg，每日 1 次，空腹或与食物同服。可有明显的改善临床症状的作用，且这种症状改善与患者生存期的提高有相互关系。不推荐用于儿童或青少年。

【不良反应】 常见的不良反应为恶心、呕吐、腹泻、皮疹、痤疮和无力等，发生率在 20% 以上，轻微并且可逆，仅有 1% 需要停止治疗。偶尔可发生急性间质性肺炎，甚至可致死亡。如果出现气短、咳嗽、发热等或呼吸道症状加重，应该立即中断治疗，并查明是否为间质性肺炎。

【注意事项】 本品不宜用于妊娠期妇女，哺乳期妇女在治疗期间应停止母乳喂养。

【制剂规格】 吉非替尼片：250mg。

利妥昔单抗 Rituximab

【药理作用】 利妥昔单抗 1997 年获 FDA 批准，成为第一个获批的用于治疗淋巴瘤的单克隆抗体。利妥昔单抗是一种可以与 CD20 抗原特异性结合的嵌合鼠／人的单克隆抗体，可与仅存于前 B 和成熟 B 淋巴细胞的 CD20 抗原结合，引发 B 细胞溶解的免疫反应。体外研究证明，利妥昔单抗可提高药物抵抗性的人体淋巴细胞对一些化疗药的细胞毒性敏感。

以 125mg/m³、250mg/m³ 或 375mg/m³ 的剂量本药静脉滴注，每周 1 次，共 4 次，患者的血清抗体浓度随剂量的增加而增加。使用 375mg/m³ 剂量的患者中，第一次给药后利妥昔单抗的平均血清半衰期为 68.1 小时，最大浓度为 238.7μg/mL，平均血浆清除率为 0.045 9L/h。第四次给药后，平均血清半衰期 189.9 小时，最大浓度 480.7μg/mL，血浆清除率是 0.014 5L/h。此外，缓解患者在 3～6 个月后仍可测到利妥昔单抗。在第一次给药后，外周 B 淋巴细胞数明显降低，6 个月后开始恢复，在治疗完成的 9～12 个月后恢复正常。

【临床应用】 复发或耐药的滤泡性中央型淋巴瘤（国际工作分类 B、C 和 D 亚型的 B 细胞非霍奇金淋巴瘤）的治疗。先前未经治疗的 CD20 阳性Ⅲ～Ⅳ期滤泡性非霍奇金淋巴瘤，患者应与标准 CVP 化疗（环磷酰胺、长春新碱和泼尼松）8 个周期联合治疗。CD20 阳性弥漫大 B 细胞性非霍奇金淋巴瘤（DLBCL）应与标准 CHOP 化疗（环磷酰胺、阿霉素、长春新碱、泼尼松）8 个周期联合治疗。

【不良反应】 全身症状：腹痛、背痛、胸痛、颈痛、不适、腹胀、输液部位疼痛。心血管系统：高血压、心动过缓、心动过速、体位性低血压、心律失常。消化系统：腹泻、消化不良、厌食症。血液和淋巴系统：淋巴结病。代谢和营养疾病：高血糖、外周水肿、LDH 增高、低血钙。骨骼肌肉系统：关节痛、肌痛、疼痛、肌张力增高。神经系统：头昏、焦虑、感觉异常、感觉过敏、易激惹、失眠、神经质。呼吸系统：咳嗽增加、鼻窦炎、支气管炎、呼吸道疾病、阻塞性细支气管炎。皮肤和附属物：盗汗、出汗、单纯疱疹、带状疱疹。感觉器官：泪液分泌疾病、结膜炎、味觉障碍。

【注意事项】 部分患者使用利妥昔单抗后会出现肿瘤溶解综合征、感染心律失常、心绞痛肠梗阻、肠穿孔及白细胞减少症。患者在使用利妥昔单抗前或者使用期间不应使用活病毒疫苗。

【制剂规格】 利妥昔单抗注射液：100mg/10mL，500mg/50mL。

第八节　抗肿瘤药的合理使用

头颈部恶性肿瘤约占全身恶性肿瘤的 20% 左右，是世界范围内第 6 大常见的恶性肿瘤，列肿瘤相关死亡原因的第 8 位，其中 90% 为鳞状细胞癌，其生物学行为以局部浸润、扩散、淋巴结转移为主，局部复发和远处转移是影响预后的主要因素。20 世纪 50～60 年代将抗肿瘤药引入头颈部肿瘤治疗领域，20 世纪 70 年代证实手术或放疗后辅助化疗确能提高疗效，迄今化疗药在头颈部肿瘤治疗中得到了广泛的使用。

可以根据患者的具体情况灵活采用下列化疗方式合理应用化疗药。

1. **联合化疗（combined chemotherapy）** 在联合使用具有不同抗肿瘤机制、且毒性也不叠加的化学药物时，对某种化学药物耐药的肿瘤细胞可能对另外的药物敏感，联合化疗不仅可以提高疗效，还可能减轻毒副作用，减缓和防止耐药肿瘤细胞株的形成。其优势已得到广泛临床认同。对口腔鳞癌有多种类型的联合化疗方案，Browman 和 Cronin 对 1980～1992 年间随机对照试验结果进行 meta 分析，认为以顺铂为基础的联合化疗是治疗转移性头颈部鳞癌的有效方案，配合 5-氟尿嘧啶（FU）持续滴注的总有效率 32%，完全缓解率 5%～15%，中位生存期 6 个月，明显高于单药治疗。顺铂联合 5-氟尿嘧啶（FU）已作为复发性头颈部鳞癌的标准治疗方案，其总有效率达到 30%～40%。多西他赛联合顺铂对复发和晚期头颈部鳞癌效果也得到了证实，总有效率可达到 32%～52%，中位生存期达到 6.5～9.6 个月。应注意采取无交叉耐药的化疗方案，如果联合使用的药物品种较多，可采用交替序贯给药的方法。

2. **诱导化疗（induction chemotherapy）或新辅助化疗（neoadjuvant chemotherapy）** 即在手术或放疗之前配合化疗。由于局部血液循环未遭破坏，化学药物在肿瘤局部可达到较大的浓度，发挥药效。患者在未受到手术和放疗打击之前对化疗耐受性也会较好。诱导化疗时联合使用化学药物比使用单一药物疗效好。肿瘤体积缩小为手术或放射根治创造条件。研究发现多西他赛联合顺铂、5-FU（TPF）的诱导化疗方案可减少头颈部晚期鳞癌患者的远处转移；在喉癌及声门癌患者中，有助于其器官功能的保存。有的抗肿瘤药如 5-FU、甲氨蝶呤、放线菌素 D、博来霉素等还可起到放疗增敏作用。有作者报道口腔鳞癌组织中增殖细胞核抗原（proliferating cell nuclear antigen，PCNA）和抑癌基因 P53 的表达水平与化疗疗效的关系，发现前者高表达同时后者表达阴性的口腔鳞癌患者，对联合应用卡铂与 5FU 的治疗方案有效率可达 90.00%，提示如能选择敏感的预测化学治疗疗效的指标，可进一步提高诱导化疗的效果。

3. **辅助化疗（adjuvant chemotherapy）** 尽管手术或放疗可切除或消灭大部分肿瘤组织，如有少量残留而未得及时处理，静止的 G_0 期肿瘤细胞可迅速变为增殖细胞，大量繁殖，造成局部复发。由于其具有较高的增殖比，较短的细胞周期，对化疗药更为敏感。这种处于生长期的肿瘤如微小的远转移灶，手术或放疗处理有困难，配合化疗则可能消灭残存肿瘤细胞。仍然以联合用药为好，可联合选用周期非特异性药与作用于不同增殖时相的周期特异性药，以 3～4 个品种为宜，

图片：ER7-7
恶性淋巴瘤化疗

学习笔记

动画：ER7-8
TPF诱导化疗

给药 6 个周期,以尽可能地消灭残存的敏感肿瘤细胞。没有必要长时间维持化疗。大量研究报告证明手术或放疗后辅助化疗确可减少局部复发,延长无病生存期。辅助化疗应在手术后尽早开始,达到可耐受的最大剂量,并宜间断进行。

经过多个疗程化疗以后,如果机体免疫功能正常,在肿瘤细胞很少的情况下如 10^6(重量 1mg)以下时,机体自身免疫系统可能消灭残存的肿瘤细胞。从这个角度来说,联合使用保护骨髓和淋巴系统的支持治疗、过继免疫治疗等就很重要。Naomi Kiyota 等认为以铂类为基础的同步放化疗方案可以有效控制头颈鳞癌患者术后复发。

4. 姑息性化疗(palliative chemotherapy)　对晚期头颈部肿瘤,不能采用其他治疗手段者适用,可能延长病员生存时间,改善生存质量。应避免选用不良反应强烈且给药相对方便的药物,尽可能减少化疗对生命质量的影响。

5. 动脉插管化疗(intra-arterial chemotherapy)　动脉灌注化学药物时,局部药物浓度比静脉途径大为提高,增强了局部区域内化学药物的抗肿瘤效果,减少了对全身的毒性反应,同时,仍然对全身具有抗肿瘤活性,因此对不在灌注区的转移淋巴结也有效。头颈部鳞癌患者建议选用颞浅动脉和颈外动脉行插管化疗。

6. 分子靶向治疗(molecular targeted therapy)　应用分子靶向药物与致癌位点特异结合,诱使肿瘤细胞死亡,而不对正常组织细胞产生毒性的治疗方法。已成功用于临床的有表皮生长因子受体(EGFR)酪氨酸激酶抑制剂如吉非替尼、抗 EGFR 的单抗如西妥昔单抗、尼妥珠单抗、抗 HER-2 的单抗如赫赛汀、Bcr-Abl 酪氨酸激酶抑制剂如甲磺酸伊马替尼(格列卫)、血管内皮生长因子受体抑制剂等。西妥昔单抗单药应用或联合放、化疗,都表现出优异的抗肿瘤活性,晚期头颈部鳞癌多 EGFR 阳性,西妥昔单抗在其治疗中亦表现出较佳的抗肿瘤作用。有研究显示,西妥昔单抗联合多西他赛、顺铂作为一线治疗方案治疗复发或转移的头颈部鳞癌表现出较佳的抗肿瘤作用。

(刘　青　史宗道　武和明)

参考文献

1. 郎锦义,高黎,郭晔,等.中国头颈部鳞癌综合治疗专家共识(2013 版)[J]. Future Onco,2014,10(9):1635-1648.
2. 中国抗癌协会淋巴瘤专业委员会,中华医学会血液学分会.中国弥漫大 B 细胞淋巴瘤诊断与治疗指南(2013 年 2 月修订版)[J]. 中华血液学杂志,2013,34(9):816-819.
3. FORASTIERE A,KOCH W,TROTTI A,et al.Head and neck cancer[J]. N Engl J Med,2001,345:1890-1900.
4. GLISSON BS,MURPHY BA,FRENETTE G,et al.PhaseⅡtrial of docetaxel and cisplatin combination chemotherapy in patients with squamous cell carcinoma of the head and neck[J]. J Clin Oncol,2002,20:1593-1599.
5. MA J,LIU Y,HUANG XL,et al.Induction chemotherapy decreases the rate of distant metastasis in patients with head and neck squamous cell carcinoma but does not improve survival or locoregional control: A meta-analysis[J]. Oral Oncol,2012,48(11):1076-1084.
6. NAOMI Kiyota,MAKOTO Tahara,MASATO Fujii.Adjuvant treatment for post-operative head and neck squamous cell carcinoma[J]. Japanese Journal of Clinical Oncology,2015,45(1):2-6.
7. GUIGAY J,FAYETTE J,DILLIES AF,et al.Cetuximab,docetaxel,and cisplatin as first-line treatment in patients with recurrent or metastatic head and neck squamous cell carcinoma: a multicenter,phaseⅡGORTEC study[J]. Ann Oncol,2015,26(9):1941-1947.

图片:ER7-9 口腔鳞癌化疗

第八章 局部麻醉药

>> **提要**

　　局部麻醉药的发现及临床应用是现代医学最重要进展之一。局部麻醉药在口腔临床应用广泛，为镇痛及无痛临床操作提供了便利。但由于患者的病理生理状况及遗传特质千差万别，或局部麻醉药品种选择、剂量或使用方法不当，可能发生中毒及多种不良反应，严重者不仅可能迅速演变为重危临床急症，还危及生命。口腔医学生应熟悉常用局麻药物的药理学特点、剂量、常见不良反应，与其他常用药物的相互作用，关注其研究进展。

第一节　概　　述

　　局部麻醉药（local anaesthetics）是指作用于神经末梢或神经干，暂时性阻滞神经冲动的产生和传递，从而产生神经末梢所在区域感觉麻痹或神经干支配区感觉及运动麻痹而未对神经造成损伤的一类药物，随着其作用消失，外周神经功能也即刻恢复。

　　人们最早发现的具有局麻效果的药物是 1860 年从南美洲古柯树叶提取的生物碱可卡因（cocaine）。但由于性质不稳定且容易诱发过敏限制了其临床使用。在解析其分子结构确定活性基团的基础上，1904 年首先合成了普鲁卡因，在迄今百年的时间内已合成了数十种具有不同特点的局部麻醉药物，实现了人类在清醒状态下进行手术操作的梦想。但是人们并未停止前进的步伐，在研制新的局麻药、对传统局麻药改进剂型和给药方法增强或延长局麻效果、探索新的解救局麻药危重并发症的措施等方面不断取得重大进展。

　　局部麻醉药多数属于酯类（esters）及酰胺类（amides），此外，还有氨基醚类、氨基酮类、氨基甲酸酯类、脒类等。

　　【药理作用】　局部麻醉药的作用机制与可逆性地封闭钠通道从而抑制神经细胞膜除极有关。在神经接受刺激时，神经细胞膜微孔开大，对钠离子通透性增强，钠离子大量流入细胞内，出现除极，刺激达到一定程度时，即可产生动作电位，并可迅速蔓延。局部麻醉药脂溶性芳香环部分可透入神经细胞膜，与膜的钠通道内口某些位点形成可逆性的结合，使钠通道糖基蛋白质跨膜结构内侧的构象发生变化，影响钠离子流入细胞内，从而阻断除极，影响冲动的产生与传导。但是对这些位点的精确定位以及是否所有局部麻醉药作用于共同位点尚待深入研究。

　　脂溶性强的局部麻醉药容易透入高度脂化的神经纤维，麻醉效果及作用时间增强。另外血浆蛋白结合率高者作用时间长，酸性强度接近组织 pH 者则起效快。

　　药物在体内分布与器官组织的血液循环丰富程度有关，血液循环丰富的器官分布较多。属酯类的局部麻醉药如普鲁卡因、丁卡因等，在体内大部分为血浆中酯酶水解，部分在肝内代谢，可能形成半抗原引起过敏；酰胺类均在肝内降解，代谢产物无明显药理作用。代谢产物一般由肾脏排出。

　　神经纤维粗细及有无髓鞘影响其对局部麻醉药的敏感程度。局部麻醉时感觉消失的顺序依次为痛觉、温觉、触觉、深部感觉，其次是运动功能。

　　在局部麻醉药中加入肾上腺素，可收缩局部血管，减少局部麻醉药吸收，从而减少不良反应、

ER8-1

动画：ER8-1
局部麻醉药的
作用机制

学习笔记

69

延长局麻作用时间,增加神经阻滞强度。但部分患者可能出现肾上腺素引起的不良反应,如头晕、心动过速、焦虑、烦躁、肌肉震颤等,应注意与局麻药引起的毒性反应相区别。在术后控制疼痛或处理神经性疼痛疾患时,需要长时间保持局部无痛效果,若应用局部麻醉的方法就需要频繁给药保持其有效治疗浓度,然而剂量过大又可能导致严重不良反应。在设计缓释给药系统延缓局麻药的体内释放方面已经取得重大进展,如将局麻药分子包封在某些介质内,可减少循环吸收,延长局麻镇痛效果,同时又减轻不良反应,已有实验表明如采用微球技术缓释利多卡因、布比卡因等,以卵磷脂制备丁卡因微晶注射剂等,可长时间维持局麻效果。

【临床应用】　按局部麻醉药的应用方式不同,局部麻醉可有以下5种类型。

表面麻醉:一般是将局部麻醉药涂布于黏膜表面,穿过黏膜麻醉神经末梢产生无痛状态。

浸润麻醉:注射局部麻醉药物于组织内,直接麻醉注射区域神经末梢。

传导麻醉:注射局部麻醉药于神经干附近,阻滞神经干传导功能,使其支配区达到麻醉效果。

硬膜外麻醉:注射局部麻醉药于硬脊膜外腔中,使其沿神经鞘扩散,穿过椎间孔阻断神经根传导功能。

蛛网膜下腔麻醉:又称腰麻,是将局部麻醉药物注射于腰椎蛛网膜下腔中,麻醉该区脊神经根。

【不良反应】　中枢神经系统局麻药中毒,首先表现为抑制性通道的兴奋性降低,边缘系统兴奋灶扩散,可以导致眩晕、听觉及视觉异常、烦躁不安、精神错乱、肌肉震颤乃至痉挛性惊厥。如果在大脑中蓄积药物浓度升高,兴奋通道被抑制,则发生中枢神经系统抑制,导致嗜睡、昏迷及呼吸系统抑制。

对循环系统可引起心肌收缩力减弱、收缩时相改变、心搏微弱、心排出量降低、传导速度下降、室性期前收缩增多、室颤、节前纤维麻痹、外周血管舒张造成血压降低、严重时导致循环衰竭。

还可能引起过敏、高铁血红蛋白血症等。过敏反应可表现为皮疹、血管神经性水肿、关节疼痛、支气管痉挛、血压下降、甚至引起心脏骤停。高铁血红蛋白达30%以上时应按急诊处理,否则也可危及生命。

第二节　常用局部麻醉药

普鲁卡因　Procaine

又名奴佛卡因(novocaine),1904年由Einhorn合成并迅速被应用于临床。

【药理作用】　属对氨基甲酸酯类。不能穿透皮肤、黏膜,在组织内扩散力差,有扩血管作用。局部注射后2~5分钟起效,持续30~60分钟后麻醉效果迅速消失,属短效局麻药。注射剂量过大或短时间内经静脉注入,血药浓度达6μg/mL以上时,可引起中毒反应。药物进入体内后大部分被血浆假性胆碱酯酶水解生成对氨基苯甲酸和二乙氨基乙醇,前者80%、后者30%经肾排出,其余部分被肝脂酶水解。少量进入体内的普鲁卡因由肝脏代谢。代谢产物多由肾脏排出。浓度超过5%时可引起局部神经损伤、神经炎或神经坏死。加入1/200 000肾上腺素后,麻醉时间延长20%以上。

【临床应用】　浸润麻醉:常用浓度0.25%~0.5%,成人每次剂量不超过500mg为宜(加1/200 000肾上腺素后用量可酌增),极限量1.0g。新生儿浓度宜用0.125%,1岁以下婴儿宜0.25%,每次剂量不超过5mg/kg为宜。

阻滞麻醉:常用浓度1%~2%,加入肾上腺素的浓度及剂量同浸润麻醉。

蛛网膜下腔麻醉:常用浓度3%~5%,宜与麻黄碱联合应用,以对抗其扩张外周血管、降低血压的作用,每次量不宜超过150mg。

静脉滴注速率为每分钟1mg/kg时,其镇痛作用相当于15mg吗啡的镇痛效应,对中枢系统有抑制作用,相当于吸入40%氧化亚氮,可作全麻辅助用药。

【不良反应】　毒性低,不良反应少见。但注射速度过快、剂量过大或直接注入静脉时可引起中毒反应,轻者表现为耳鸣、目眩、头晕、烦躁、恶心、出汗、脉速而弱、血压正常或轻度下降;重者首先表现为兴奋、谵妄、眼球震颤、肌肉抽搐、惊厥,救治不及时可转为抑制,出现昏迷,可伴有房室及束支传导阻滞、周围血管扩张、心搏量减少、血压降低、发绀、呼吸困难,心血管系统及呼吸系统的衰竭可致患者死亡。偶见过敏性皮炎、过敏性休克及高铁血红蛋白血症。

【注意事项】 ①如患者有药物过敏史、过敏体质者可作普鲁卡因皮试,皮内注射 0.25% 普鲁卡因 0.1mL 于一侧前臂屈侧,形成皮丘,另一侧相应部位注射生理盐水对照,15~20 分钟观察结果:局部无红斑或硬结判为阴性,有红斑或硬结但<5mm 可疑阳性,5~9mm 为阳性,≥10mm 为强阳性;皮试阴性并不能完全排除过敏的可能性,仍需要在用药时注意观察患者;可疑过敏时可改为酰胺类的药物如利多卡因等。②每次应用肾上腺素量不宜超过 0.3mg,高血压、心脏病、心功能不全时禁用肾上腺素。③其代谢产物对氨基苯甲酸可对抗磺胺类药物的抗菌作用,故不宜与磺胺合用;代谢产物二乙氨基乙醇可增强洋地黄作用,已用足量洋地黄者忌用。④水溶液不稳定,曝光、久贮(3~6 个月)、受热均易变黄,高压蒸气消毒可使效能降低。

【制剂规格】 注射液 2mL:40mg,20mL:100mg,10mL:100mg。

利多卡因 Lidocaine

又名赛罗卡因(xylocaine),1943 年由 Lofgren 合成,是第 1 个被合成的酰胺类局麻药物。

【药理作用】 可穿透黏膜。注射后在组织内弥散速度快,吸收迅速,但酶解的速度慢,对局部血管的扩张作用不明显。进入体内的药物60%~80% 与血浆蛋白结合,清除 $t_{1/2}$ 为 96 分钟,大部分由肝脏代谢,经肝微粒体酶降解,再由酰胺酶水解。代谢物主要随尿排出,约 10% 以原形排出,少量从胆汁排出。与普鲁卡因相比较,起效时间快 1 倍,麻醉强度大 1~2 倍,维持作用时间长 1 倍,但毒性也增大,且随浓度增加而毒性增强。对中枢神经系统有抑制作用,低浓度时使患者镇静、嗜睡、痛阈提高。血浓度 >5μg/mL 时可引起惊厥。静脉适量使用时,可降低心肌自律性,有抗室性心律失常作用。血药浓度增高时可使心脏传导速度减慢,引起房室传导阻滞,抑制心肌收缩力,使心排出量减少。

【临床应用】 是迄今临床最广泛应用的局部麻醉药。

(1)成人常用量。①表面麻醉:4% 溶液(幼儿 2%)用于口、咽、气管黏膜麻醉,起效时间 5 分钟,维持15~30 分钟,每次量宜小于 100mg。②浸润麻醉:常用浓度 0.5%~1%,起效时间 1~3 分钟,维持 120 分钟,加肾上腺素后可至 400 分钟。因毒性较大,易于吸收,应慎用,每次量不宜超过 4.5mg/kg,含肾上腺素时不宜超过 7mg/kg。③阻滞麻醉:常用浓度 1%~2%,起效时间 5 分钟,维持 120~150 分钟,每次量不超过 200mg(4mg/kg),加肾上腺素亦不应超过 400mg。④硬膜外麻醉:常用浓度与剂量为 1% 20~30mL 或 2% 10~15mL,起效时间 8~16 分钟,维持时间 90~120 分钟。

(2)小儿常用量随个体差异,一次给药总量不得超过 4.0~4.5mg/kg,常用 0.25%~0.5% 注射液,特殊情况才用 1.0% 注射液。

【不良反应】 常规剂量下少见发生,剂量过大时可引起中毒反应,轻者表现为中枢神经系统兴奋如欣快感、烦躁、耳鸣、感觉异常、肌肉震颤乃至惊厥。静脉推注或滴注速度过快可引起心房传导速度减慢、房室传导阻滞、心动过缓、心肌收缩力减弱、心输出量下降、低血压,剂量过大可致中枢神经系统抑制、昏迷、呼吸衰竭。严重者可迅速导致循环抑制、心脏骤停。

【注意事项】 ①防止误入血管,因扩散性强,不宜用作蛛网膜下腔麻醉;②心、肝功能严重不全、有癫痫大发作史者慎用;③有室内传导阻滞、完全房室传导阻滞者慎用或不用;④因易透过胎盘,且与胎儿蛋白结合高于成人,故应慎用于孕妇;⑤老年人用药应根据耐受程度调整剂量,>70 岁患者剂量应减半;⑥全麻手术中使用利多卡因时,应减少吸入麻醉药浓度10%~30%,并应减少肌松药用量;⑦与西咪替丁以及 β 受体阻滞药合用时应减少剂量;⑧忌与苯巴比妥钠、硫喷妥钠、硝普钠、甘露醇、两性霉素 B、氨苄西林、磺胺嘧啶钠等合用。

【制剂规格】 注射液:5mL:100mg,20mL:400mg;气雾剂:2.4%;胶冻剂:2%,4%。

甲哌卡因　Mepivacaine

1956 年由 Ekstam 合成，1960 年用于临床。

【药理作用】　酰胺类局麻药，无血管扩张作用。局部注射后血药浓度达峰时间 30 分钟，可快速分布于身体组织。血浆蛋白结合率 60%～78%，可透过胎盘，胎儿与母体浓度比例为 0.7。

甲哌卡因主要在肝脏内代谢，超过 50% 的代谢产物排泄到胆汁。大部分甲哌卡因的代谢物可能被肠再吸收，从尿液排出，只有一小部分从粪便排出。主要的排泄经由肾脏，超过 16% 的药物从尿液以原形排出。血浆 $t_{1/2}$ 90 分钟，在新生儿 8.7～9 小时。与利多卡因比较，局部注射起效快，麻醉作用时间长，但穿透性能差，不宜用作表面麻醉。

【临床应用】　常以 0.25%～0.5% 浓度用于局部浸润麻醉，2% 浓度用于传导麻醉。局部应用对牙髓和软组织的麻醉时间分别为 20～40 分钟、120～180 分钟。加入血管收缩剂后对牙髓及软组织的麻醉时间分别达到 60 分钟、180～300 分钟。对成年人可按体重 6.6mg/kg 计算每次最大注射剂量，但一次不能超过 3 支。一般儿童剂量为每千克体重 0.025mL，一次不能超过 1 支。

【不良反应】　常规剂量不良反应轻，发生率小，极少发生过敏。过大剂量中毒或出现特异质反应时，在心血管系统方面表现为心输出量减少、心搏徐缓、传导阻滞、低血压。严重者可能首先表现为中枢神经系统兴奋症状如烦躁不安、焦虑、眩晕、可致肌肉震颤、惊厥；然后出现中枢神经系统抑制、嗜睡、意识丧失、呼吸停止。

【注意事项】　①过大剂量的处理：出现中枢神经系统兴奋症状时可静脉推注苯二氮䓬类、予以呼吸监控；外周血管扩张血压降低时可静脉输液，必要时使用血管收缩剂。②肝肾功能不良、心脏传导功能异常、动脉性高血压、瓣膜心脏病和冠心病者慎用。③ 3 岁及 3 岁以下小儿禁用。若应用加肾上腺素复合制剂则 4 岁及以下小儿禁用。

【制剂规格】　盐酸甲哌卡因注射液：1.8mL：54mg（3%）；复方甲哌卡因注射液：1.8mL：36mg（含 1/100 000 肾上腺素）。

布比卡因　Bupivacaine

又名丁哌卡因（marcaine），1957 年由 Ekstam 合成。市售布比卡因含等比例左旋和右旋同分异构体，为外消旋布比卡因。

【药理作用】　酰胺类局麻药，血浆蛋白结合率高达 95%，大部分经肝脏内代谢后经肾脏排泄，仅约 5% 以原形随尿排出。妊娠期妇女体内的药物浓度为胎儿的 4 倍。局麻效果比利多卡因强 4～5 倍，作用维持时间可达 5～10 小时，为长效、强效局麻药，但起效时间略长，为 5～10 分钟。毒性为利多卡因的 3～4 倍。对感觉神经局麻效果好，对运动神经作用微弱。不产生高铁血红蛋白。常规剂量一般对心血管系统功能无影响，但剂量过大时可引起中枢神经系统与循环系统严重中毒反应。

【临床作用】　浸润麻醉：常用浓度 0.125%～0.25%，每次剂量 2～3mg/kg 为宜。阻滞麻醉：常用浓度 0.25%～0.5%，起效时间 5～7 分钟，15～25 分钟达到最大效果，持续 5～6 小时。硬膜外阻滞麻醉：常用浓度 0.5%～0.75%，起效时间 5～7 分钟，15～20 分钟达高峰，持续时间 3～5 小时。上述各种用药方式中，每次量或 4 小时内用量均不宜超过 175mg，加肾上腺素时不宜超过 200mg，24 小时用量应在 400mg 以内。

【不良反应】　较少见，偶见恶心、呕吐、低血压；但过量或误入血管可引起严重毒性反应，表现精神兴奋、惊厥，较早出现进行性低血压、心律失常、循环衰竭，并发生呼吸抑制。由于其对钠通道阻滞时间长，一旦发生心脏停搏，复苏困难。抢救时忌用利多卡因。局麻时加入肾上腺素，可减慢吸收速度，减少中毒反应。

【注意事项】　①肝、肾功能严重不良、低蛋白血症者禁用，孕妇及 12 岁以下儿童慎用或禁用；②勿直接注入血管；③与 H_2 受体拮抗剂西咪替丁合用降低布比卡因清除率，与利多卡因、甲哌卡因合用可增加药物毒性；④局部浸润麻醉儿童用 0.1% 浓度；⑤与碱性药物配伍会产生沉淀失去作用。

【制剂规格】　注射液：5mL：12.5mg，5mL：25mg，5mL：37.5mg。

左布比卡因　Levobupivacaine

左布比卡因是布比卡因的左旋体。据研究,布比卡因的心脏和中枢神经系统毒性主要与右旋体有关,而左旋体的相应毒性明显减轻。

【药理作用】　酰胺类局麻药,药代动力学与布比卡因相似。约有97%与血浆蛋白结合,血浆消除半衰期为1.3小时。在肝脏内代谢,尚有少量可与血细胞结合。麻醉强度、局麻维持时间比布比卡因略少或类似,但血管收缩作用比布比卡因强。为长效、强效局麻药。

【临床作用】　成人用于神经阻滞或浸润麻醉,常用浓度0.5%,起效时间6~7分钟,持续5~6小时。一次最大剂量2mg/kg。加肾上腺素时不宜超过200mg。一日最大剂量400mg。

【不良反应】　与布比卡因相比较,安全边际剂量比为1.3:1。过量或误入血管引起中毒反应的剂量高于布比卡因。中毒时可首先出现躁动不安、口唇麻木、金属异味、头晕、视力模糊、嗜睡。心脏毒性反应表现为心动过缓、房颤,低血压、严重者可致心搏停止;中枢神经系统毒性表现为意识模糊、不随意肌收缩、痉挛、震颤等,此外还可发生恶心、呕吐、便秘、瘙痒及发热等。

【注意事项】　对酰胺类局部麻醉药过敏者禁用;老年人、严重肝肾功能受损者慎用。不用于12岁以下小儿、孕妇及哺乳期妇女。不宜静脉内注射用药。

【制剂规格】　盐酸左布比卡因注射液:5mL:37.5mg。

丙胺卡因　Prilocaine

又名波瑞罗卡因(propitocaine),1953年由Lofgren和Tegner合成。

【药理作用】　酰胺类局麻药,化学结构及药理性质均与利多卡因相似,其盐酸盐水溶液稳定。既可作用于神经膜,又能作用于钠通道轴浆侧受体。与利多卡因相比,起效略慢,但持续时间略长,毒性小。为中效局麻药,血管扩张作用较弱,血浆蛋白结合率55%,主要在肝脏代谢,代谢产物甲苯胺可能引起高铁血红蛋白血症。代谢产物主要经肾脏排出。

【临床应用】　用于浸润麻醉、神经阻滞麻醉及硬膜外麻醉,尤适用于不能使用肾上腺素者。浸润麻醉:浓度0.5%~1.0%,起效时间1~2分钟,作用持续1~1.5小时。神经阻滞麻醉:浓度1.0%~3.0%,起效时间5分钟,作用持续2~3小时。硬膜外麻醉:浓度2.0%~3.0%,起效时间5~12分钟,作用持续1.5~2小时。上述各种麻醉方式每次最大量均为600mg。

【不良反应】　高铁血红蛋白不超过血红蛋白总量6%,则影响不大。血中含量过大时,可引起乏力、头痛、眩晕、发绀、心动过速,对婴儿及心、肺功能不全者可造成不良后果。发生高铁血红蛋白血症时可用亚甲蓝解救。

【注意事项】　产妇、贫血、先天性高铁血红蛋白血症患者禁用;孕妇及婴儿和心、肺疾患者慎用。

【制剂规格】　注射液:20mL:400mg。

阿替卡因　Articaine

又名卡铁卡因(carticaine),1969年Rusching及其同事合成,1976年后用于临床。

【药理作用】　酰胺类局麻药,与利多卡因相比,易于在组织内扩散,局麻效能强,起效时间约4分钟,在局部浸润时持续时间约2.4小时,毒性比利多卡因低,过敏反应少见。适用于浸润麻醉。制剂中含微量肾上腺素(1/100 000)可增强麻醉效果,减少不良反应。

【临床应用】　适于拔牙、牙髓及牙周治疗的浸润麻醉,4%浓度每次注射量0.8~1.7mL,注射速度每分钟应小于1mL。成人每日最大剂量7mg/kg,儿童每日最大剂量5mg/kg。

【不良反应】　过敏反应少见,因含有微量焦亚硫酸盐可能引起过敏反应或加重过敏反应,因含肾上腺素可能引起头痛、眩晕、心动过速。

【注意事项】　①4岁以下儿童、高血压、严重肝功能不全、心律失常患者、卟啉症(紫质症)及胆碱酯酶缺乏、甲状腺功能亢进及窄角青光眼患者禁用;②糖尿病及应用单胺氧化酶抑制剂者慎用;③4%溶液注射速度不得超过每分钟1mL,勿注射过速,并避免直接注入血管。

【制剂规格】　复方盐酸阿替卡因注射液:1.7mL:68mg(含肾上腺素1/100 000)。

氯普鲁卡因 Chloroprocaine

在普鲁卡因分子对氨基苯甲酸的二位上用氯原子取代而制成，又名2-氯普鲁卡因（2-CP）。1952年首次在美国应用于临床。

【药理作用】 对氨基甲酸酯类，起效时间6～12分钟，麻醉持续时间30～60分钟，效能比普鲁卡因强2倍，仍属短效局麻药。在血浆中被假胆碱酯酶迅速代谢，代谢速度比普鲁卡因快4倍，氯普鲁卡因及其代谢产物主要经肾脏排泄。副作用较少，为普鲁卡因的0.5倍，但血药浓度过大时，可抑制心肌收缩，使周围血管扩张，导致房室传导阻滞。

【临床应用】 浸润麻醉：常用浓度0.5%～1.0%；阻滞麻醉：常用浓度1%～2%。一次最大剂量为11mg/kg，总剂量不超过800mg。加入肾上腺素（1:200 000）时，一次最大剂量为14mg/kg，总剂量不超过1 000mg。骶管和腰部硬膜外麻醉：常用浓度2%或3%。

【不良反应】 中枢神经系统反应可表现为兴奋或抑制。前者表现为不安、焦虑、耳鸣、视力模糊、眩晕、肌肉震颤甚至惊厥。后者表现为倦睡，意识消失甚至呼吸停止。抑制型心血管系统的不良反应可表现为心率变慢、室性心律不齐，低血压、甚至心跳停止。过敏反应发生率低，可表现为荨麻疹、瘙痒、红斑、血管神经性水肿等。大量注入蛛网膜下隙可造成全脊髓麻醉，呼吸、循环抑制，恢复后仍可能有低位脊神经功能障碍。

【注意事项】 酯类药过敏的患者禁用；孕妇及哺乳妇女慎用。避免与单胺氧化酶抑制剂、三环类抗抑郁药或吩噻嗪类药物同时使用。

【制剂规格】 注射剂：2mL:20mg，10mL:300mg。

丁卡因 Tetracaine

又名地卡因（dicaine）。

【药理作用】 对氨苯甲酸衍生物，属长效酯类局麻药。由于具有很好的脂溶性，穿透力强，吸收迅速，表面麻醉效果好。表面麻醉起效时间1～3分钟，维持20～40分钟。本品大部分由血浆胆碱酯酶水解转化[约0.31μm/(mL·h)]，经肝代谢为对氨基苯甲酸与二甲基氨基醇，然后再降解或结合随尿排出。与普鲁卡因相比，其作用强10倍，毒性也大10倍。有扩张血管作用，对中枢神经系统及心脏有较强的抑制作用，中毒时可引起心力衰竭，心脏停搏。

【临床应用】 主要用于黏膜表面麻醉，常用浓度1%～2%，每次用量40～60mg，从采用最低有效浓度和必要的最小剂量考虑，浓度1%时可喷雾2次，每次总量不超过20mg。药液中加入肾上腺素可延缓吸收。硬膜外麻醉常用浓度0.2%～0.3%，每次用量40～60mg，极量为80mg常与利多卡因混合应用。神经阻滞麻醉常用浓度0.1%～0.2%，一次常用量为40～50mg，极量为100mg。

【不良反应】 可产生皮疹或荨麻疹，颜面、口唇或/和舌炎区水肿等。经黏膜大量吸收或误入血管可致中毒，其特点是：在无早期症状表现的情况下突然发作，病例报告显示给药至发病时间可从即刻至30分钟。意识障碍常表现为"睁眼昏迷"，可发生阵挛性惊厥、角弓反张等去皮质状态，呼吸困难，发绀，呼吸酸中毒、脑水肿、过敏性休克，心搏骤停，其中80%以上可能发生休克，即使表面麻醉时也需注意。

【注意事项】 ①先使用少量，观察5分钟，如无不良反应时再追加至预定剂量，但严格掌握不得超过每次最大剂量，并应严密观察患者；②禁用于浸润麻醉，静脉注射和静脉滴注；③代谢产物为对氨基苯甲酸，可降低磺胺类药物效能，应避免合用磺胺；④注射部位不能遇碘，以防引起本品沉淀；⑤其水溶液不稳定，溶液变浑浊时即不能再使用；贮存6个月以上或高压蒸汽消毒2～3次即分解，冷藏保存期不能超过1年。

【制剂规格】 注射剂：5mL:50mg；粉针剂：15mg，20mg；软膏剂：0.5%；溶液剂：0.5%～2%。

达克罗宁 Dyclonine

又名达可隆（dyclone）。

【药理作用】 氨基酮类局部麻醉药，黏膜穿透力强，起效时间10分钟，作用1小时，毒性低于普鲁卡因。不能用于皮下、肌内及静脉注射，外用安全，可用作表面麻醉、皮肤黏膜表面创伤的止痛、皮肤痒疹、虫咬伤的止痒。

【临床应用】 黏膜麻醉用浓度 0.5%～1%，皮肤止痛、止痒用 0.5% 乳膏、1% 软膏或 0.5% 溶液喷雾，每次量不超过 200mg。

【不良反应】 可能有轻度刺激或刺痛，敏感者罕见，低毒，变态反应亦少见，可见有荨麻疹、肿胀和水肿等不良反应。

【注意事项】 在口腔黏膜应用如局部出现明显的表面麻醉效果，舌运动不灵活，喉反射减弱或消失，应禁食禁饮至少 1 小时，待感觉恢复后再进食饮。

【制剂规格】 溶液剂：0.5%～1%，0.5%；乳膏或软膏剂：1%。

苯佐卡因 Benzocaine

【药理作用】 酯类局麻药，水中溶解极微，吸收少，全身毒性小。可作皮肤黏膜表面麻醉使用，其作用机制为引起神经膜膨胀，改变膜结构，达到麻醉效果。

【临床应用】 5%～10% 苯佐卡因软膏可用于小面积烧伤、皮肤擦伤、皮肤晒斑、瘙痒，20% 气雾剂用于皮肤、黏膜，5% 或 20% 凝胶用于牙龈患处，栓剂（含苯佐卡因 0.2～0.3g）可用于痔疮。

【不良反应】 敏感者可发生全身中毒反应。3 岁以下小儿使用时可能发生高铁血红蛋白血症，患有心脏病、营养不良、血红蛋白还原酶或者葡萄糖 -6- 磷酸脱氢酶缺乏的成人，在黏膜使用苯佐卡因高浓度（14%～20%）喷雾剂时亦有出现高铁血红蛋白血症的高风险。该症可表现为疲劳、恶心、皮肤发青，严重者可意识丧失、昏迷乃至死亡；与丁卡因、普鲁卡因有交叉过敏。

【注意事项】 ①含苯佐卡因的所有局部外用药不应用于 2 岁及 2 岁以下儿童患者，特殊情况经充分权衡利弊后在专业医师建议和指导下才可使用。②本品仅限于皮肤表面使用，不宜大面积使用。

【制剂规格】 软膏剂：5%～10%；气雾剂：20% 溶液；凝胶剂：5% 或 20%；栓剂：含苯佐卡因 0.2～0.3g。

第三节 应用局部麻醉药物注意事项

完善疼痛控制在口腔临床不仅利于手术操作，而且可以减少患者的口腔科畏惧感。临床应用局部麻醉药时主要注意事项如下：

1. 在具有抢救设施并准备好抢救药品的情况下使用局部麻醉药。

2. 用药前注意询问过敏史、全身疾病史和用药史，向患者解释使用局部麻醉药物的风险，在患者知情同意的情况下使用。

3. 应熟悉所用局部麻醉药物的性能，可能发生的不良反应等必要知识。

4. 组织内注药时要在回抽无血后缓慢注射。注射的同时严密观察患者临床状况，一旦出现毒性反应，及时停止注射。

5. 坚持个体化用药原则，结合患者用药史及同时用药情况选择与所用药物无相互作用的局部麻醉剂，并在保证局麻效果的前提下使用其最低有效浓度、最小用药剂量。

6. 出现不良反应时应严密观察患者，对危及循环、呼吸系统的重症患者，组织有效的抢救。

对疼痛敏感的患者因牙髓、根尖周疾病或牙周炎等需进行口腔治疗时，可在操作前口服 1～2 次非甾体抗炎镇痛药，并根据所需无痛操作时间选择适宜麻醉剂，例如将甲哌卡因、阿替卡因或利多卡因与 1/10 万肾上腺素合用局部浸润，均可达到约 1 小时无痛操作时间，如采用布比卡因与 1/10 万肾上腺素合用进行传导阻滞麻醉，无痛操作时间可达到 1.5 小时以上。如果在操作完成时再追加 1 剂布比卡因，可达到 12 小时无痛。如继续配合口服非甾体抗炎镇痛药数日，可达到非常满意的控制疼痛效果。

目前，舒适化医疗服务模式正在引入口腔临床，其中一项重要内容是应用局部麻醉药不仅可使口腔治疗操作过程中的疼痛完全消失，还可配合使用其他镇静措施如吸入笑气、静脉注射药物等，保证术中患者生命体征平稳，同时避免患者术中知晓疼痛，术后形成对口腔操作的痛苦回忆。如何准确控制局麻药的剂量、给药时机等达到舒适化医疗的要求是亟待深入研究的课题。

（史宗道　刘　青）

参考文献

1. WEINIGER CF, GOLOVANEVSKI M, SOKOLSKY-PAPKOV M, et al.Review of prolonged local anesthetic action[J]. Expert Opin Drug Deliv, 2010, 7（6）：737-752.
2. 国家药典委员会. 中华人民共和国药典临床用药须知（化学药和生物制品卷）[M]. 2015 版. 北京：中国医药科技出版社, 2017.
3. 杨宝峰, 苏定冯. 药理学[M]. 北京：人民卫生出版社, 2017.
4. 郑利光, 秦满, 牛桂田. 阿替卡因肾上腺素注射液致局部组织坏死 1 例[J]. 中国药事, 2008, 22（9）：840.
5. BASSETT KB, DIMARCO AC, NAUGHTON DK. 口腔局部麻醉学[M]. 朱也森, 姜虹, 译. 北京：人民军医出版社, 2011.

学习笔记

第九章 镇 痛 药

>> 提要

　　疼痛是一种与组织损伤或潜在的损伤相关的不愉快的主观感觉和情感体验,是机体受到伤害性刺激后产生的一种保护性反应。采用药物治疗对抗疼痛的理想结果,是选择性地减轻、缓解疼痛而不影响其他感觉、意识和生理功能,不妨碍诊断疾病。临床上镇痛药主要包括阿片类镇痛药和解热镇痛抗炎药,以及卡马西平、苯妥英钠等其他具有镇痛作用的药物。

　　口腔颌面部炎症、创伤、肿瘤及各种类型口腔科手术几乎都会给患者带来不同程度的疼痛。口腔舒适化的药物治疗当中镇痛药也是非常重要的环节。镇痛药按其作用特点和机制,主要分为阿片类镇痛药和解热镇痛抗炎药两大类。但口腔颌面部强烈的神经痛,如三叉神经痛、糖尿病神经痛等,一般的镇痛药往往效果不佳,有时需用其他作用于中枢神经系统的药物,如抗癫痫药卡马西平、苯妥英钠,抗抑郁药阿米替林、氯米帕明等。

　　关于癌症止痛,根据《精神药物临床应用指导原则》《麻醉药品临床应用指导原则》和世界卫生组织(WHO)三阶梯止痛原则,准确评估患者的病情后,应实现癌痛的个体化治疗。如根据患者疼痛的程度和原因适当选择相应的镇痛剂,即对于轻度疼痛的患者选用解热镇痛类的止痛剂;中度疼痛选用以可待因为代表的弱阿片类药;重度疼痛给以吗啡为代表的强阿片类药。

　　镇痛药治疗的主要原则是:①口服给药,尽可能避免创伤性给药途径;②按时给药,止痛药应有规律地"按时"给药,而不是只在疼痛时"按需"给药;③按阶梯给药,止痛药的选择应由弱到强逐渐增加,用药应个体化,应注意患者的实际疗效,剂量由小到大,直至患者疼痛消失为止。

第一节　阿片类镇痛药

　　阿片类镇痛药又称成瘾性镇痛药。分为3类:①阿片碱类镇痛药,如吗啡、海洛因、可待因、烯丙吗啡等;②人工合成镇痛药,如哌替啶、阿法罗定、芬太尼、美沙酮、喷他佐辛、二氢埃托啡等;③具有镇痛作用的其他药,如曲马多、布桂嗪、四氢帕马丁、罗痛定、苯噻定等。阿片类镇痛药与机体各部位特异性受体结合产生多种药理作用。脑内与痛觉传递有关的部位和对痛性伤害性刺激产生反应的部位都是此类药物的作用位点,并由此产生中枢镇痛作用。阿片类镇痛药可用于中度到重度口腔颌面部疼痛的治疗。其镇痛作用强大,但长期使用阿片类镇痛药可致依赖(成瘾)性,突然停药可出现戒断症状,不宜长期使用。

吗啡　Morphine

　　可从罂粟科植物未成熟果实浆汁中提取获得纯品,是人类最早应用的镇痛药。已阐明化学结构,可全合成。

　　【药理作用】　①中枢神经系统:镇痛和镇静、抑制呼吸、镇咳、催吐、缩瞳;②平滑肌:提高胃肠平滑肌张力,蠕动减弱、括约肌痉挛、食物推进受阻,可引起便秘;胆道括约肌收缩;提高膀胱括

视频:ER9-1
癌痛治疗的三阶梯给药方案

图片:ER9-2
吗啡的药理作用、临床应用及不良反应

77

约肌张力，引起尿潴留；对抗催产素作用而延长产程，影响分娩；大剂量吗啡能收缩支气管，使哮喘发作或加重；③心血管系统：扩张阻力血管和容量血管，引起直立性低血压；扩张脑血管，颅内压升高；④其他：促神经垂体释放抗利尿激素；抑制自然杀伤细胞的细胞毒作用，抑制小淋巴细胞的玫瑰花环形成。

口服生物利用度约为 25%，皮下注射吸收不稳定，肌内注射吸收好。血浆蛋白结合率 35%，$t_{1/2}$ 为 2～3 小时，主要经肝脏代谢，代谢产物主要由肾脏排出，少量经胆道从粪便中排泄，24 小时可排除 90%，无蓄积性。静脉注射、肌内注射、皮下注射的作用维持时间均为 2～7 小时，椎管内给药 6～24 小时。

【临床应用】 适应于急性剧痛，如严重创伤、战伤、烧伤等疼痛均可得到缓解；口服用于癌痛和慢性重度疼痛。心肌梗死和左心室衰竭患者出现心源性肺水肿，用吗啡后可暂时有所缓解。用于麻醉和手术前可保持患者宁静、解除焦虑。偶用于恐惧性失眠、镇咳、止泻。

用法与用量：①口服：成人常用量：每次 5～15mg，每日 15～60mg，极量：每次 30mg，每日 100mg；②皮下注射：成人常用量：每次 5～15mg，每日 15～40mg；极量：每次 20mg，每日 60mg；③静脉注射：成人镇痛时常用量：每次 5～10mg，用作静脉全麻不要超过 1mg/kg，不够时加用作用时效短的本类镇痛药，以免苏醒延迟、术后发生血压下降和长时间呼吸抑制；④手术后镇痛注入硬膜外间隙，成人自腰脊部位注入，每次极限 5mg，胸脊部位应减为 2～3mg，按一定的时间间隔可重复给药多次，注入蛛网膜下隙，每次 0.1～0.3mg，原则上不再重复给药。

【注意事项】 ①连用 3～5 日即产生耐受性，1 周以后可成瘾；②慎用于婴幼儿、老年人、孕妇，禁用于哺乳期妇女，1 岁以内婴儿不用；③禁用于呼吸抑制患者、脑外伤颅内高压、支气管哮喘、肺源性心脏病代偿失调、甲状腺功能减退、皮质功能不全、前列腺肥大、排尿困难等患者；④药液不得与氨茶碱、巴比妥类钠盐等碱性溶液，溴或碘化物、碳酸氢钠、氧化剂如高锰酸钾、植物收敛剂、氢氯噻嗪、肝素、苯妥英钠、呋喃妥因、新生霉素、甲氧西林、氯丙嗪、异丙嗪、哌替啶、磺胺嘧啶、磺胺甲基异唑，以及铁、铝、镁、银、锌化合物等接触，以免发生浑浊沉淀；⑤应用吗啡进行全麻时，常和神经安定药并用，诱导中可发生低血压，手术开始遇到外科刺激时血压又会骤升，应及早对症处理；⑥吗啡注入硬膜外间隙或蛛网膜下隙后，应监测呼吸及循环功能，前者 24 小时，后者 12 小时；⑦慎用于肾绞痛，胆绞痛，可使疼痛加剧，必要时和阿托品合用；⑧停用单胺氧化酶抑制剂 2 周以上方可应用本药，否则可能发生严重不良反应。⑨中毒解救可静脉注射纳洛酮或者以烯丙吗啡作为拮抗剂。

【制剂规格】 盐酸吗啡或硫酸吗啡片：5mg，10mg；盐酸吗啡或硫酸吗啡缓释片：10mg，30mg，60mg；盐酸吗啡或硫酸吗啡注射液：0.5mL：5mg，1mL：10mg；

芬太尼 Fentanyl

【药理作用】 芬太尼为一种阿片类止痛剂，主要与 μ 阿片受体相互作用。镇痛强度为吗啡的 75～125 倍。本品对呼吸的抑制作用弱于吗啡，但静脉注射过快则易抑制呼吸。有成瘾性。静脉注射 1 分钟即起效，5 分钟达高峰，维持 10 分钟。肌内注射时约 15 分钟发生镇痛作用，可维持 1～2 小时。肌内注射蛋白结合率 84%，消除半衰期约 3～4 小时。本品主要在肝脏代谢，代谢产物以及约 10% 的原形药由肾脏排出。贴剂在 72 小时的应用期间可持续释放芬太尼，血清浓度与贴剂的大小成正比，生物利用度为 92%。

【临床应用】 注射剂适用于麻醉前、中、后的镇静与镇痛，是目前复合全麻中常用的药物。用于麻醉前给药及诱导麻醉，并作为辅助用药与全麻与局麻药合用于各种手术。麻醉前给氟哌利多 2.5mg 和本品 0.05mg 的混合液，能使患者安静。也用于手术前、后及术中剧烈疼痛的镇痛。

贴剂用于需要应用阿片类止痛药的重度慢性疼痛。贴剂的剂量应根据患者的个体情况而决定，并应在给药后定期进行剂量评估。每 72 小时更换 1 次贴剂。

【不良反应】 一般不良反应为眩晕、视物模糊、恶心、呕吐、低血压、胆道括约肌痉挛、喉痉挛及出汗等，偶有肌肉抽搐。严重不良反应为窒息、呼吸抑制、肌肉僵直及心动过缓，如不及时治疗，可发生呼吸停止、循环抑制及心脏停搏等。本品有成瘾性，但较哌替啶轻。贴剂还可见发红、红斑及刺痒等皮肤反应。

【注意事项】 心律失常、肝肾功能不良、慢性梗阻性肺部疾患、呼吸储备力降低及脑外伤昏迷、颅内压增高、脑肿瘤等易陷入呼吸抑制的患者慎用。单胺氧化酶抑制剂停用 2 周以上方可应用本药。贴剂不应用于急性或手术后疼痛的治疗。

【制剂规格】 枸橼酸芬太尼注射液：10mL：0.5mg，2mL：0.1mg；贴剂：4.2mg（约释放每小时 25μg）。

曲马多 Tramadol

【药理作用】 属于非阿片类中枢性镇痛药，虽也可与阿片受体结合，但其亲和力很弱，对受体的亲和力相当于吗啡的 1/6 000，对 κ 和 δ 受体的亲和力仅为 μ 受体的 1/25。作用强度为吗啡的 1/8～1/10。口服后几乎完全吸收，于 10～20 分钟内起效，25～35 分钟达到峰值，维持时间为 4～8 小时，此药有镇咳作用，不引起平滑肌痉挛，对心血管系统基本无影响。口服给药后，肺、脾、肝和肾含量最高，可透过胎盘。在肝内代谢，24 小时内以代谢物和原形由尿中排出。

【临床应用】 用于急、慢性疼痛、中度到重度癌症疼痛、骨折或各种术后疼痛、牙痛。可静脉、肌内、皮下注射、口服及肛门给药，每次 50～100mg，每日 2～3 次，每日剂量不超过 400mg，严重疼痛初次可给 100mg。

【不良反应】 以出汗、嗜睡、头晕、恶心、呕吐、食欲缺乏及排尿困难为多见，个别病例有皮疹、血压降低等过敏反应。

【注意事项】 ①酒精、安眠药、镇痛剂或其他中枢神经系统作用药物急性中毒患者禁用；②肝、肾功能不全、心脏疾患酌情慎用；不得与单胺氧化酶抑制剂同用；与中枢镇静剂（如地西泮等）合用时需减量，注意耐药性或药物依赖性形成。

【制剂规格】 盐酸曲马多片：50mg，0.1g；盐酸曲马多注射液：2mL：50mg，2mL：0.1g；盐酸曲马多胶囊：50mg；盐酸曲马多缓释片（胶囊）：0.1g；盐酸曲马多栓：100mg。

第二节 解热镇痛抗炎药

解热镇痛抗炎药是一类具有解热、镇痛，且大多数还有抗炎抗风湿作用的药物，因化学结构与肾上腺皮质激素不同，又称为非甾体类抗炎药（non-steroidal anti-inflammatory drugs，NSAIDs）。其作用机制是通过抑制环氧合酶（COX），阻止花生四烯酸转化为前列腺素（prostaglandin，PG），减少前列腺素的合成。临床常用于牙髓炎、智齿冠周炎及其他口腔外科手术引起的轻、中度的疼痛。

环氧合酶具有两种同工异构酶 COX-1 和 COX-2，COX-1 属正常组织成分，能维持胃血流量及黏膜正常分泌和保持肾血流量，具有生理保护作用；COX-2 则出现在炎症组织，炎症时可产生前列腺素；为了减少胃肠道不良事件，20 世纪末研制上市了 COX-2 选择性抑制药，如罗非西布、塞来昔布、伐地昔布，但多个药物试验观察到随着服用时间延长，此类药物也会增加心血管不良事件的风险，因此要注意全面评估 COX-2 抑制剂解热镇痛抗炎药在临床使用的风险和益处。

1. **镇痛作用** 本类药物的镇痛作用属于中等强度，仅对头痛、牙痛、肌肉痛、关节痛、神经痛等钝痛有效，长期服用极少成瘾。镇痛作用部位主要在外周，部分药物具有一定的中枢性镇痛作用。

2. **解热作用** 可使发热患者的体温降低，对正常体温无明显影响。

3. **抗炎作用** 可抑制前列腺素的合成，从而使炎症缓解。

阿司匹林 Aspirin

又名乙酰水杨酸。

【药理作用】 1853 年被合成，1899 年开始作为解热镇痛抗炎药用于临床，至今已有上百年历史。可抑制环氧合酶，减少前列腺素合成。广泛用于头痛、牙痛、神经痛、关节痛、风湿及类风

ER9-3

视频：ER9-3
解热镇痛药的
作用机制

ER9-4

图片：ER9-4
阿片类镇痛药
与解热镇痛药
的比较

湿痛等轻度或中度疼痛的治疗,还被证明具有抗血小板凝聚作用,被用于预防心脑血管梗死。口服吸收好,血药浓度1～2小时达峰,在血浆中被酯酶水解为水杨酸,后者血浆蛋白结合率80%～90%。小剂量时血浆$t_{1/2}$ 3～6小时,主要在肝脏中代谢,经肾脏排出。达到抗炎作用所需的血药浓度远高于达到镇痛作用血药浓度。

【临床应用】 常与其他解热镇痛药制成复方制剂。解热镇痛每次0.3～0.6g,每日3次,饭后服用。用于治疗风湿、类风湿关节炎每日3～5g,分4次服用。预防血栓形成每次20～50mg,每日1次。

【不良反应】 胃肠道反应常见,多为轻度胃肠道刺激症状。可引起过敏反应如皮疹、荨麻疹、血管神经性水肿、过敏性休克等,大剂量可引起中毒。在小儿可引起致死性脑病(瑞夷综合征,Reye's syndrome),呼吸抑制、高热、惊厥、昏迷乃至死亡。

【注意事项】 孕妇、哮喘患者、高血压、肝肾功能不全、消化道溃疡病及凝血功能缺陷者慎用。与抗凝药、糖皮质激素合用时,可使胃肠道出血。

【制剂规格】 片剂:50mg,0.1g,0.3g,0.5g。

布洛芬 Ibuprofen

又名异丁苯丙酸。

【药理作用】 为苯丙酸衍生物,可抑制前列腺素合成酶,减少前列腺素合成,被认为是最安全的非甾体类抗炎药。与阿司匹林比较,解热作用较优,镇痛作用相等或较优,抗炎作用更突出。

口服吸收好,血药浓度1～2小时达峰,吸收后99%与血浆蛋白结合,血浆$t_{1/2}$约2小时,可缓慢进入关节滑膜腔,并保持较高浓度。在肝内代谢,主要经尿排出。

【临床应用】 用于治疗风湿、类风湿关节炎、骨关节炎、强直性脊柱炎、牙痛、头痛、痛经、术后疼痛等,适于轻度至中度钝性疼痛的治疗。

轻、中度疼痛及痛经的止痛成人每次0.2～0.4g,每日3次,儿童剂量5～10mg/kg,每日3～4次。餐中服用可减少胃肠道反应。抗风湿治疗时可每次0.4～0.6g,每日1.2～1.8g,不得超过每日2.4g。布洛芬缓释胶囊,每次0.3～0.6g,每日2次,每次可维持药效12小时。

【不良反应】 胃肠道反应多为轻度消化不良及胃肠道刺激症状,较阿司匹林、吲哚美辛易耐受。中枢神经系统反应常见失眠、头痛、眩晕、耳鸣等。对造血系统,可使出血时间延长,引起血细胞减少症。可引起肾病综合征、肾衰竭、肝功能减退。可引起过敏反应如皮疹、瘙痒、哮喘等。与阿司匹林有交叉过敏,可引起中毒性弱视,对孕妇可引起产程延长及难产。

【注意事项】 对本品过敏及阿司匹林过敏的哮喘患者、晚期妊娠期妇女、鼻息肉综合征、血管性水肿患者禁用。高血压、肾功能不全、消化道溃疡病及凝血功能缺陷者慎用。与抗凝药合用时,可使其游离型血药浓度增加,应注意避免。

【制剂规格】 布洛芬片、:0.1g,0.2g,0.3g,0.4g;布洛芬缓释胶囊:0.3g;布洛芬口服液:10mL:0.1g;布洛芬干混悬剂:34g:1.2g;布洛芬糖浆:10mL:0.2g;布洛芬混悬液:100mL:2.0g;布洛芬搽剂:5mL:250mg;小儿布洛芬栓:50mg,100mg。

氟比洛芬酯注射液 Flurbiprofen Axetil Injection

为芳基丙酸类药物氟比洛芬酯注射液。

【药理作用】 以脂微球为药物载体的非甾体类镇痛剂。药物进入体内靶向分布到创伤及肿瘤部位后,氟比洛芬酯从脂微球中释放出来,在羧基酯酶作用下迅速水解生成氟比洛芬,通过氟比洛芬抑制前列腺素的合成而发挥镇痛作用。

【临床应用】 术后及癌症的镇痛。通常成人每次静脉给予氟比洛芬酯50mg,尽可能缓慢给药(1分钟以上),根据需要使用镇痛泵,必要时可重复应用。并根据年龄、症状适当增减用量。一般情况下,本品应在患者不能口服药物或口服药物效果不理想时应用。

【不良反应】 ①注射部位:偶见注射部位疼痛及皮下出血;②循环系统:偶见血压上升、心悸;③皮肤:偶见瘙痒、皮疹等过敏反应;④血液系统:罕见血小板减少,血小板功能低下;⑤精神

视频:ER9-5 解热镇痛药易发生胃肠道反应

和神经系统：有时出现发热，偶见头痛、倦怠、嗜睡、畏寒。

【注意事项】 尽量避免与其他的非甾体抗炎药合用；不能经口服药的患者如能口服药物时，应停止静脉给药，改为口服给药。

【制剂规格】 5mL：50mg。

双氯芬酸钠 Diclofenac Sodium

为苯乙酸类抗炎镇痛药钠盐制剂，其钾盐制剂亦有市售商品供应。

【药理作用】 通过抑制前列腺素、组胺及 5-HT 合成起到抗炎镇痛作用。有中等强度镇痛效果，其镇痛、抗炎及解热作用比阿司匹林强 26～50 倍。口服易吸收，空腹 1～2 小时血药浓度达峰。血浆蛋白结合率 99%，血浆 $t_{1/2}$ 1～2 小时，经肝内代谢，主要经肾排泄，少量经胆汁从粪便排出，因排泄快速，不易产生蓄积。

【临床应用】 适用于风湿性、类风湿关节炎、骨关节炎等关节肿痛症状；可缓解急性中、轻度疼痛，在口腔科可用于手术后疼痛、创伤性疼痛及牙痛。

口服：肠溶片用于急性疼痛成人首次 50mg，以后 25～50mg，每日 2～3 次，可在饭前服，以减少胃部刺激。

【不良反应】 偶见恶心、上腹不适等消化道症状，眩晕、头痛等神经系统症状，血管神经性水肿、皮肤红斑等过敏反应。偶可致严重不良反应，如急性肾功能不全、急性重型肝炎、粒细胞缺乏及溶血性贫血等。

【注意事项】 ①胃肠道功能紊乱，消化道溃疡，肝、肾功能不全及孕妇慎用；②与糖皮质激素合用可能增加不良反应，应避免与阿司匹林、其他非甾体抗炎药、抗凝血药、甲氨蝶呤等合用，以免药物相互作用，产生不良后果。

【制剂规格】 双氯芬酸钠肠溶片：25mg，50mg；双氯芬酸钠缓释胶囊：50mg；双氯芬酸钠缓释片：75mg，0.1g；双氯芬酸钠凝胶剂：20g：0.2g，30g：0.3g；双氯芬酸钠乳膏剂：25g：0.75g；双氯芬酸钠栓剂：12.5mg，50mg。

第三节 其他镇痛药

其他镇痛药包括抗癫痫药，如卡马西平、苯妥英钠等，常用于治疗三叉神经痛；镇静催眠、抗焦虑药由于对中枢神经系统可产生不同程度的抑制作用，可作为疼痛治疗的辅助药物如地西泮、三唑仑；抗抑郁药如阿米替林和多塞平，也有镇痛作用，可用于治疗各种慢性疼痛综合征。

卡马西平 Carbamazepine

又称酰胺咪嗪。

【药理作用】 为二苯并氮杂草类化合物，结构与抗抑郁药阿米替林类似，是电压依赖性钠通道阻滞剂，延长动作电位兴奋期，对大脑皮层运动区有选择性抑制作用，可抑制癫痫病灶高频放电的扩散，抑制、阻滞中枢神经突触传递，因而具有抗癫痫、镇痛、抗心律失常作用，另可刺激抗利尿激素释放，加强远端肾小管水分全吸收，具有抗利尿作用。

口服吸收缓慢且不完全，4～8 小时血药浓度达峰，75%～80% 与血浆蛋白结合。对外周神经痛的疗效优于苯妥英钠，用药 8～72 小时即可缓解三叉神经痛。在肝内代谢，代谢物环氧化物具有抗惊厥活性。代谢物由肾排泄。血药浓度超过 10μg/mL 时出现中毒。

【临床应用】 是目前治疗原发性三叉神经痛的首选药物。可缓解三叉神经痛和舌咽神经痛，亦用作三叉神经痛缓解后的长期预防性用药。也可用于多发性硬化、糖尿病性周围神经痛、外伤及疱疹后神经痛。镇痛剂量：成人初始剂量为 1 次 100mg，每日 2 次，第 2 日起，隔日增加 100～200mg，直至疼痛缓解，维持量为每日 400～800mg，分次服用，每日极量 1 200mg。

【不良反应】 约 25% 的患者发生不良反应，血药浓度超过 6μg/mL 时可引起头晕、嗜睡、手指震颤，大剂量时可引起视力模糊、复视、共济失调、房室传导阻滞。胃肠道反应不常见，且较轻微，

图片：ER9-6 三类镇痛药物的比较

主要表现为恶心、呕吐、食欲缺乏、上腹部疼痛等。长期用药可诱发中毒性肝炎、一过性粒细胞减少及血小板减少、再生障碍性贫血、甲状腺功能减退、皮疹、剥脱性皮炎等。急性中毒时导致肌肉抽动、舞蹈样动作、共济失调、惊厥、反射消失、呼吸抑制、昏迷。

【注意事项】 ①用药应从小剂量开始，逐渐增量，大剂量时应监控血药浓度；②治疗期间定期做血、尿常规及肝功能检查；③妊娠开始3个月、有房室传导阻滞或骨髓抑制史者禁用；④孕妇、哺乳期妇女、老年人，以及心、肝、肾疾病患者慎用；⑤与口服抗凝血药，含雌激素避孕药、甲状腺素、奎尼丁、多西环素、环孢素、洋地黄素（地高辛除外）等合用时，可使本品代谢加速，治疗失败；⑥与抗抑郁药、大环内酯抗生素、异烟肼、西咪替丁、丙氧芬等合用时，因本品代谢受到抑制，血药浓度升高，易引起中毒；⑦其他不宜合用的药物有对乙酰氨基酚、碳酸酐酶抑制药、垂体后叶素、氯贝丁酯、锂盐、甲巯达嗪、单胺氧化酶抑制药物等。

【制剂规格】 卡马西平片：0.1g，0.2g。

苯妥英钠 Phenytoin Sodium

又称大仑丁。

【药理作用】 本品为电压依赖性钠钙通道调节剂，影响神经细胞膜的阳离子通透性，减少钠离子被动内流速率及钾离子外流，抑制钙离子转运系统，减少钙离子内流，导致细胞膜稳定，神经细胞兴奋阈值提高，从而阻止病灶发放的冲动向外传播。同时还增加脑内抑制性递质，降低兴奋性递质含量，加强了γ-氨基丁胺介导的突触前、突触后抑制。对神经细胞膜稳定作用是其治疗癫痫、神经痛、心律失常的药理基础。

口服后约85%~90%被小肠缓慢吸收，由于个体差异，达峰时间可在4~12小时间波动。血浆$t_{1/2}$约为22小时，但变异范围很大。开始治疗后每日口服300mg，7~10日达到稳态。血药浓度超过20mg/L时易产生毒性反应，出现眼球震颤；超过30mg/L时，出现共济失调；超过40mg/L时往往出现严重毒性作用。

【临床应用】 作为镇痛剂治疗三叉神经痛，约2/3患者有效，服药后1~2日疼痛减轻，但长期服用仅20%患者有效，其疗效不如卡马西平、布洛芬，经常和卡马西平联合应用。镇痛剂量：成人1次50~100mg，每日2~3次。

【不良反应】 长期服用者至少15%发生不良反应。最常见的为食欲下降，恶心、呕吐，40%~80%可能发生牙龈增生，为纤维细胞增生所致，如在用药开始6个月注意口腔卫生，血药浓度适当，可控制牙龈增生发生率在10%以下。此外常见不良反应为头痛、困倦、幻觉、嗜睡及眩晕。

急性中毒时可出现前庭性眼症（眼球震颤、眩晕及复视）及体位障碍，重者惊厥、昏迷。眼球震颤是轻度中毒最早、最可靠的客观体征，增加药量时应注意观察。长期应用可能引起骨髓抑制、巨幼红细胞贫血、过敏性药疹、剥脱性皮炎、假性淋巴瘤，偶见恶性淋巴瘤及肝、肾功能损害。慢性中毒可致小脑萎缩。

【注意事项】 ①婴幼儿及妊娠初期、哺乳期妇女慎用；②用药从小剂量开始，缓慢增量，因有效剂量与中毒剂量接近，甚至重叠，需监测血药浓度，使剂量个体化；③人群中9%个体有遗传性羟基化过程缺陷，对苯妥英钠不能耐受，应予注意；④用药过程中定时作血常规及肝功检查，静脉注射时应做心电图、血压监测；⑤Ⅱ~Ⅲ度房室传导阻滞患者禁用；⑥同时服用维生素B_6、维生素B_{12}、叶酸可能减少并发症；⑦与下列药合用易致苯妥英钠中毒：磺胺类、异烟肼、双香豆素、对氨基水杨酸、氯丙嗪；⑧下列药物可降低苯妥英钠血药浓度：卡马西平、奎尼丁等。

【制剂规格】 苯妥英钠片：50mg，100mg；注射用苯妥英钠：0.1g，0.25g。

（刘　青）

参考文献

1. 卫生部合理用药专家委员会. 中国医师药师临床用药指南[M]. 重庆：重庆出版社，2009.

图片：ER9-7
苯妥英钠引起的牙龈增生

2. 肖忠革,周曾同. 口腔药理学与药物治疗学[M]. 北京:世界图书出版公司,2009.

3. 刘学文. 非甾体类抗炎镇痛药的研究进展与应用评价[J]. 齐鲁药事,2009,28(10):614-615.

4. 陈新谦,金有豫,汤光. 新编药物学[M]. 第17版. 北京:人民卫生出版社,2011.

5. 国家药典委员会. 中华人民共和国药典临床用药须知2015版[M]. 北京:中国医药科技出版社,2017.

>> **提要**

　　患者进行口腔科治疗时,因紧张、恐惧、焦虑等,难以配合口腔医生的诊疗,这时可对患者进行心理或药物的治疗,抗焦虑药与镇静催眠药是其中常用药物之一。抗焦虑药主要作用于大脑的边缘系统,用于消除或减轻紧张、焦虑、惊恐,稳定情绪并具有镇静催眠作用;镇静催眠药对中枢神经系统具有普遍的抑制作用。二者无严格的区别,小剂量时产生镇静作用,中等剂量时产生催眠作用,大剂量时则产生抗惊厥、麻醉作用。本类药物长期使用会产生依赖性,故应严格控制用药。

第一节　抗焦虑药

　　焦虑症(anxiety)是以发作性或持续性情绪焦虑和紧张且不能自控为主要临床表现的神经症,常表现为没有明确对象或内容的恐惧感,与现实中的威胁程度不相符合。常伴有头昏、胸闷、心悸、呼吸困难、口干、尿频、出汗、运动不安和震颤等躯体症状。焦虑症的病因和发病机制目前尚不明确,可能与脑内兴奋性和抑制性神经递质的失衡有关。苯二氮䓬类抗焦虑药促进大脑中具有抑制功能的神经递质 γ- 氨基丁酸(GABA)的释放,并作用于 GABA 依赖性受体。GABA 与其受体的结合促使氯离子通道开放频率增加,氯离子内流,神经细胞膜超极化,产生抑制效应。抗焦虑药主要用于控制紧张、消除持续性情绪焦虑状态,此类药物对精神病无效,但可使患者情绪稳定。抗焦虑药尚具有肌肉松弛作用,大剂量注射可用于抗惊厥。苯二氮䓬类药物还具有良好的镇静催眠作用,剂量安全范围大,但有可能会引起精神运动功能障碍、记忆的辨别功能障碍、心理性和躯体性依赖等问题。临床常用的有地西泮、艾司唑仑、阿普唑仑等。苯二氮䓬类药物超量或中毒时应该立即静脉使用特效拮抗剂氟马西尼,并及时进行对症处理。新型的非苯二氮䓬类抗焦虑药(坦度螺酮),镇静作用较轻,避免了苯二氮䓬类药物肌松、镇静催眠作用和对认知、运动功能的损害,无滥用风险,但起效较慢。坦度螺酮通过选择性激动大脑边缘系统的 5- 羟色胺 1A(5-HT$_{1A}$)受体,不仅有抗焦虑作用,还具有抗抑郁作用,也被称为 5-HT 能抗焦虑药。

地西泮　Diazepam

　　又名安定(valium)。

　　【**药理作用**】　具有抗焦虑、镇静催眠、抗惊厥、抗癫痫及中枢性肌肉松弛作用。口服吸收迅速并且完全,0.5~1.5 小时后血药浓度达到高峰,血浆蛋白结合率为 98%,$t_{1/2}$ 为 20~70 小时,主要代谢产物为去甲羟安定,后者也有一定的抗焦虑作用。地西泮及其代谢产物主要经肾脏排泄,也有部分由胆汁排泄,有肠肝循环,并具有消除缓慢、作用持久等特点,长期用药有一定蓄积性。

　　【**临床应用**】　主要用于治疗焦虑症、焦虑性失眠、抗癫痫和抗惊厥,缓解骨骼肌痉挛,亦可麻醉前给药作为全身麻醉的辅助药。在口腔科常用于缓解灼口综合征等患者的精神紧张、焦虑症状。

　　口服给药用于抗焦虑、镇静催眠、抗惊厥。抗焦虑:每次 2.5~10mg,每日 2~4 次;镇静催眠：每次 5～10mg，睡前服用；抗惊厥：成人每次 2.5～10mg，每日 2～4 次，6 个月以上儿童，每次 0.1mg/kg，每日 3 次。控制癫痫持续状态和严重复发性癫痫：开始静脉注射 10mg，每间隔 10～15 分钟可按需增加甚至达最大限用量。

【不良反应】 常见的副作用为嗜睡、食欲缺乏、头昏、乏力等。大剂量服用可有共济失调、手震颤。个别患者可发生兴奋、多言、皮疹、白细胞减少等。

【注意事项】 老人及婴儿应慎用，有青光眼病史及重症肌无力患者禁用，孕妇及哺乳期妇女慎用或禁用。静脉注射速度过快可引起呼吸抑制和循环功能抑制，因此静脉注射速度应缓慢。与利福平、卡马西平、苯妥英钠合用可使本品半衰期缩短，与西咪替丁合用使本品半衰期延长。

【制剂规格】 地西泮片：2.5mg，5mg；地西泮注射剂：2mL∶10mg。

艾司唑仑 Estazolam

又名舒乐安定。

【药理作用】 本品为苯二氮䓬类抗焦虑药。本品作用于苯二氮䓬类受体，加强中枢神经内 GABA 受体作用，影响边缘系统功能而抗焦虑，还可抑制中枢内癫痫病灶异常放电的扩散而具有抗惊厥作用。其镇静催眠作用为硝西泮的 2.4～4 倍，解痉和抗胆碱的作用则较弱。适用于焦虑、失眠、紧张、恐惧以及癫痫大、小发作和术前镇静等。口服吸收快，口服后 3 小时血药浓度达到峰值。经肝脏代谢，经肾脏排泄。

【临床应用】 用于镇静 1～2mg，每日 3 次。用于催眠每晚睡前服 1～2mg，用于抗癫痫 2～4mg，每日 3 次。麻醉前给药 2～4mg，术前 1 小时服，肌内注射每次 2mg。

【不良反应】 常见的不良反应有口干、嗜睡、头昏、乏力等，1～2 小时后可自行消失。大剂量服用可有共济失调、震颤等。个别患者发生兴奋、多语、睡眠障碍，甚至幻觉，停药后症状消失。

【注意事项】 孕妇、老年高血压患者、婴幼儿，心、肝、肾功能不全者慎用。避免长期大量使用而成瘾，如长期使用应逐渐减量，不宜骤停。出现呼吸抑制及低血压常提示超量。禁用于青光眼、重症肌无力患者。

【制剂规格】 艾司唑仑片：1mg，2mg；艾司唑仑注射液：1mL∶1mg，1mL∶2mg。

阿普唑仑 Alprazolam

又名佳静安定。

【药理作用】 本品为新的苯二氮䓬类药物，具有同地西泮相似的药理作用，有抗焦虑、抗抑郁、镇静、催眠、抗惊厥及肌肉松弛等作用。其抗焦虑作用比地西泮强 10 倍，作用机制可能与脑内 β-肾上腺素受体有关。本品口服吸收迅速而完全，1～2 小时即可达血药峰浓度，$t_{1/2}$ 为 12～18 小时，2～3 天血药浓度达稳态。吸收后分布于全身，并可透过胎盘屏障，乳汁中亦有药物。经肝脏 CYP3A 酶系代谢，最后自肾脏排出体外，体内蓄积量极少，停药后清除快。

【临床应用】 口服。抗焦虑：1 次 0.4mg，每日 3 次，以后酌情增减，最大剂量每日 4mg。镇静、催眠：0.4～0.8mg，睡前顿服。老年人：初始剂量每次 0.2mg，每日 3 次，根据病情和对药物反应情况酌情增加。

【不良反应】 与地西泮相似，但较轻微。少数患者有倦乏、头晕、口干、恶心、便秘、视力模糊、精神不集中等。久用后停药有戒断症状，应避免长期使用。应逐渐停药，不可骤停或减量过快。

【注意事项】 ①对苯二氮䓬类药物过敏者、青光眼、睡眠呼吸暂停综合征、严重呼吸功能不全、严重肝功能不全者禁用。②妊娠及哺乳期妇女禁用。③18 岁以下儿童应慎用。④服用本品者不宜驾驶车辆或操作机器。

【制剂规格】 阿普唑仑片：0.4mg；阿普唑仑胶囊：0.3mg。

坦度螺酮 Tandospirone

又名喜得静。

【药理作用】 本品为氮杂螺酮（azapirone）类药物，作用于 5-HT 受体，在脑内与 5-HT$_{1A}$ 受体选择性结合,主要作用部位集中在情感中枢的海马、杏仁核等大脑边缘系统以及投射 5-HT 能神经的中缝核。药物对海马椎体细胞突触后 5-HT$_{1A}$ 受体和中缝核突触前 5-HT$_{1A}$ 受体具有激动作用,从而发挥抗焦虑作用。本品口服吸收良好,健康成年人单次口服坦度螺酮 20mg 时,达峰时间为 0.8 小时,$t_{1/2}$ 为 1.2 小时。较长时间连续服用后,药物在体内无蓄积。药物主要在肝脏代谢,代谢酶为 CYP3A4 和 CYP2D6。70% 经肾脏排出,20% 经粪便排出。

【临床应用】　口服:常用量 1 次 10mg,每日 3 次。根据病情适当增减剂量,每日用药最大剂量 60mg。老年人起始用量推荐为 1 次 5mg,再酌情调整至最适剂量。

【不良反应】　不良反应轻微,常见的不良反应有嗜睡、步态不稳、眼花、失眠、食欲减退等。停药后消失。

【注意事项】　①慎用于器质性脑功能障碍者(可能增强本品的作用)、中度或严重呼吸功能衰竭者(有可能使症状恶化)、心功能不全者(有可能使症状恶化)及肝肾功能不全者(有可能影响药动学);②老年人从小剂量开始;③对病程较长(3 年以上),病情严重或其他药物(苯二氮䓬类药)无效的难治性焦虑患者,每日用药剂量达 60mg 仍未见明显疗效时,应及时改变治疗方案,不得长期应用;④可引起嗜睡、眩晕等,服用本品过程中不得从事有危险的机械性作业;⑤本品与苯二氮䓬类药无交叉依赖性,若立即将苯二氮䓬类药更换为本品时,可能出现苯二氮䓬类药的戒断现象,加重精神症状。

【制剂规格】　坦度螺酮片(胶囊):5mg,10mg。

第二节　镇静催眠药

镇静催眠药对中枢神经系统具有非特异性的抑制作用,能阻断脑干网状结构上行激活系统的传导功能,使大脑皮质细胞从兴奋转入抑制,因而呈现镇静催眠作用。同一种药物因其剂量不同可呈现不同的作用,一般小剂量时起到镇静、嗜睡作用,用于焦虑、紧张等的治疗;中等剂量时可诱导睡眠,用于单纯性失眠症的治疗;大剂量时则产生麻醉和抗惊厥作用;过量时会引起呼吸中枢的抑制。因此使用不同剂量时,催眠药可出现镇静作用,反之,镇静药也可出现催眠作用。

镇静药对中枢神经系统仅有轻度的抑制作用,能使兴奋不安或焦虑烦躁的患者安静下来,这些药物一般在镇静或抗焦虑的同时,能使患者保持清醒的精神活动和自如的运动功能。

该类药物连续使用较长时间可产生耐受性,疗效降低;也可成瘾,突然停药时可出现戒断症状,须控制使用时间,或与其他镇静催眠药物交替使用,或采取间歇性给药。

根据化学结构的不同,镇静催眠药可分为苯二氮䓬类(如地西泮、咪达唑仑)、巴比妥类(如苯巴比妥)和其他类(如水合氯醛、唑吡坦、氧化亚氮等)。苯二氮䓬类诱导肝药酶作用轻微、超剂量的死亡率低、呼吸抑制作用较弱,是目前较好的一类催眠药。苯二氮䓬类药物也有一些不良反应,如与其他中枢抑制剂尤其是醇类的协同作用,反复给药后耐受性的形成,终止给药后的失眠症反弹,次日的残留反应,精神运动行为和记忆的损伤。因此研发了新的非苯二氮䓬类药物,特点为半衰期短、疗效好、不良反应少而轻微(如唑吡坦)。

目前口腔门诊治疗中常用的氧化亚氮具有良好的镇静镇痛作用,使患者在意识清醒的状态下能较好的配合治疗,镇痛作用强而麻醉作用弱,在供氧充分的条件下几乎对机体无害,且绝少有并发症。

苯巴比妥　Phenobarbital

又名鲁米那(luminal)。

【药理作用】　本品为长效巴比妥类催眠药,对中枢神经系统有抑制作用。小剂量有镇静作用,中剂量可以催眠,大剂量尚能够抗惊厥,并可抗癫痫;对癫痫大发作与局限性发作及癫痫持续状态有效,对小发作疗效差,对精神运动性发作则无效。本品自胃肠道吸收,其钠盐水溶液肌内注射也易吸收,但进入脑组织的速度较慢。口服 1~3 小时后血药浓度达峰,血浆蛋白结合率为40%,$t_{1/2}$ 为 3~4 日。本品为肝药酶诱导剂,部分药物在肝脏内代谢,主要以原形经肾脏排泄,亦可由乳汁排出。

【临床应用】　主要用于焦虑不安、烦躁、甲状腺功能亢进、高血压、功能性恶心、小儿幽门痉挛等患者的镇静和催眠；对小儿高热、破伤风、脑炎及中枢兴奋药物中毒引起的惊厥均有对抗作用；用于癫痫大发作及癫痫持续状态；可治疗新生儿脑核性黄疸；与解热镇痛药合用，以增强后者的镇痛效果；可作为麻醉前给药。

镇静及抗癫痫：口服，15～30mg，每日2～3次；催眠：30～100mg，睡前服用；抗惊厥：肌内注射其钠盐，每次0.1～0.2g；口服极量为250mg/次，每日不超过2次。

【不良反应】　①催眠剂量对呼吸中枢有轻度抑制，服用催眠剂量后，次晨醒时可出现头晕、困倦、嗜睡、精神不振以及恶心、呕吐等；②长期用药可能引起药物依赖综合征，产生耐受性和成瘾性，突然停药则可出现戒断症状，如兴奋、焦躁、甚至惊厥；③服用5～10倍催眠剂量可导致中毒，15～20倍则为严重中毒，表现为昏迷、呼吸减速、皮肤发绀、多种反射减弱或消失、体温下降、血压降低，最后因呼吸衰竭而死亡；④过敏反应：少数患者可出现皮疹、药物热、剥脱性皮炎等；⑤其他：中毒性肝炎及黄疸、巨幼红细胞性贫血（叶酸缺乏）、关节痛（手肩综合征）、骨软化、佝偻病（儿童）等。

【注意事项】　①对严重肺功能不全（如肺气肿）、支气管哮喘及颅脑损伤所致的呼吸中枢受抑制患者慎用或禁用；②肝脏或肾脏功能不良者慎用，肝硬化或肝功能严重障碍者禁用；③多次连续使用时应注意蓄积中毒；④对于长期用于治疗癫痫的患者不可突然停药，以免引起癫痫发作，甚至出现癫痫持续状态。

【制剂规格】　苯巴比妥片：15mg，30mg，50mg，100mg；注射用苯巴比妥钠：50mg，100mg，200mg；苯巴比妥钠注射剂：1mL：0.1g，2mL：0.2g。

咪达唑仑　Midazolam

又名多美康、力月西。

【药理作用】　本品具有典型苯二氮䓬类药理活性，可产生抗焦虑、镇静、催眠、抗惊厥及肌肉松弛作用。有资料表明，咪达唑仑分别具有苯二氮䓬类GABA受体与离子通道（氯离子）结合和产生膜超极化与神经元抑制的两方面作用，所以认为咪达唑仑在诱导麻醉中的作用与通过神经突触部GABA沉淀有关。肌内注射或静脉注射后可产生短暂的顺行性记忆缺失，使患者不能回忆起在药物高峰期间所发生的事情。本品作用特点为起效快而持续时间短。无耐药性和戒断症状或反跳。毒性小，安全范围大。本品口服与肌内注射均吸收迅速而完全，可分布于全身，包括脑脊液和脑，可通过胎盘，从乳汁分泌。在肝脏代谢，最后自肾脏排出。健康人 $t_{1/2}$ 平均为2.5小时，新生儿、老年人和充血性心力衰竭患者 $t_{1/2}$ 延长。长期用药无蓄积作用，药动学数据及代谢保持不变。

【临床应用】　用于治疗失眠症，亦可用于外科手术或诊断检查时诱导睡眠用。口服：治疗失眠症，每次15mg，睡前服。肌内注射：术前20～30分钟注射，成人一般为10～15mg。儿童剂量为0.15～0.2mg/kg。静脉注射：术前5～10分钟注射2.5～5mg，可单用或与抗胆碱药合用。用于诱导麻醉，成人为10～15mg，儿童剂量可稍高，为0.2mg/kg。

【不良反应】　常见不良反应有低血压、谵妄、幻觉、心悸、皮疹、过度换气。少见不良反应有视物模糊、头痛、头晕、手脚无力、麻刺感。此外，还有心率加快、血栓性静脉炎、皮肤红肿、呼吸抑制。咪达唑仑静脉注射，特别是与阿片类镇痛药合用时，可发生呼吸抑制、停止，有些患者可因缺氧性脑病而死亡。

【注意事项】　①妊娠初期3个月内妇女和对苯二氮䓬类过敏者禁用。②肌内注射后可导致局部硬结、疼痛，静脉注射后有静脉触痛。③用药后有患者出现呼吸抑制，老年人和长期用药者容易出现严重的呼吸抑制，多由于剂量过高或静脉注射过快引起，因此静脉注射时速度勿过快，一般为每分钟1mg/mL。器质性脑损伤、严重呼吸功能不全者、老年人或循环系统疾病患者，用药后3小时内留院观察。慎用注射给药。④长期用作镇静后，患者可发生精神运动障碍，亦可出现肌肉颤动、躯体不能控制的运动或跳动，罕见的兴奋、不能安静等。服药12小时内不得驾车或操作机器。⑤重症肌无力和其他神经肌肉接头病、肌营养不良症、肌强直等使用本品可加重症状，慎用。⑥对于慢性肾衰竭患者咪达唑仑的峰浓度比正常人增高，诱导麻醉发生更快，而且恢复延长。⑦可增强中枢抑制药的作用，与酒精合用也可增强作用，故服药前、后 12 小时内不得饮用含酒精的饮料。

【制剂规格】 马来酸咪达唑仑片：7.5mg，15mg；咪达唑仑注射液：1mL：5mg，2mL：10mg，3mL：15mg，2mL：2mg，5mL：5mg。

唑吡坦　Zolpidem

又名思诺思。

【药理作用】 为咪唑吡啶类催眠药，作用类似于苯二氮䓬，但可选择性与苯二氮䓬Ⅰ型受体 β_2 或 ω_1 受体结合，调节氯离子通道，具有较强的镇静、催眠作用，抗惊厥、抗焦虑和肌肉松弛作用较弱。本品口服吸收好，食物使药物吸收降低。在肝脏代谢为无药理活性的代谢物，约 56% 通过肾脏排泄，37% 经粪便排泄，$t_{1/2}$ 较短，平均为 2.5 小时，对肝药酶无诱导作用。

【临床应用】 用于失眠症的短期治疗。常用量为 10mg，睡前服。长期用药不应超过 4 周。老年人和肝功能不全者剂量减半，必要时可增至 10mg。

【不良反应】 服药后少数患者可能产生以下不适症状：眩晕、嗜睡、恶心、呕吐、头痛、记忆减退、夜寝不安、腹泻、摔倒、麻醉感觉和肌痛等。

【注意事项】 ①服药期间应禁酒；②本品有中枢抑制作用，服药后应禁止从事驾驶、高空作业和机器操作等工作；③肝功能不全、肺功能不全、重症肌无力和抑郁症患者慎用本品；④可能会发生药物依赖性，下列因素有助于依赖性的发生：疗程，用量，与其他精神类药物合用，同时饮酒，或有其他药物依赖史。

【制剂规格】 酒石酸唑吡坦片（胶囊）：5mg，10mg。

水合氯醛　Chloral Hydrate

又名水化氯醛，含水氯醛。

【药理作用】 是最早用于临床的镇静催眠药，加大剂量尚有一定的抗惊厥作用。安全有效，口服吸收迅速，15 分钟内产生镇静作用，可维持 4～8 小时，醒后无困倦、乏力、头昏等不良反应。水合氯醛半衰期仅数分钟，在体内主要转化为三氯乙醇而起效，后者血浆 $t_{1/2}$ 为 8 小时。本品易从消化道吸收，由肾排泄，在体内无蓄积作用。

【临床应用】 主要用于失眠，特别是顽固性失眠及使用其他催眠药效果不佳者。还可用于癫痫、破伤风痉挛和小儿高热惊厥的治疗。适用于老年人，也可用于儿童某些特殊检查前（如脑电图）的诱导睡眠。直肠给药可用于癫痫持续状态的辅助治疗。

口服：催眠，10% 溶液 5～15mL，睡前服用。灌肠：每次 15mL，用生理盐水稀释 1～2 倍后，1 次灌入。极量：口服或灌肠 10% 水合氯醛溶液 20mL/ 次，每日不超过 2 次。

【不良反应】 毒性低，常用催眠量对心脏无损害，过量对心肌有抑制作用，对肝脏和肾脏也有损害。口服主要对胃黏膜有刺激作用，可引起恶心、呕吐等。常用剂量时可有轻微头昏、头痛、运动失调。偶见过敏如红斑、麻疹、湿疹样皮炎等，或有白细胞减少，心律失常和精神错乱，长期服用有成瘾性与耐受性。

【注意事项】 对胃黏膜有刺激作用，因此应用时必须稀释。肝脏、肾脏、心脏功能障碍及消化道溃疡患者禁用。与乙醇同用，镇静作用增强，患者可出现心悸、活动能力下降等。孕妇慎用或禁用。本品能分泌入乳汁，可能对乳儿有危害。

【制剂规格】 水合氯醛溶液：10%。

氧化亚氮　Nitric Oxide

又名笑气（laughing gas），为无色，有甜味的惰性有机气体，化学性能稳定，不易燃烧、爆炸，是毒性最小的吸入性麻醉药物，是人类最早应用于医疗的麻醉药物之一。

【药理作用】 氧化亚氮有较强的镇痛作用，麻醉作用较弱。通过抑制中枢神经系统兴奋性神经递质的释放和神经冲动的传导及改变离子通道的通透性而产生药理作用。吸入浓度为 25%～

50% 时用于镇静镇痛作用，用于麻醉维持吸入浓度为 50%～70%。吸入气内的氧浓度应在 30%～50%，以防止缺氧。氧化亚氮与血红蛋白不结合，显效快，吸入 30～40s 即出现镇静作用，可控性强，半衰期短，吸入后绝大部分以原形迅速由肺排出，少量经皮肤排出，微量经肾由尿排出或由肠道气体排出。

【临床应用】 必须与氧气混合后吸入。口腔门诊镇静镇痛：吸入 50% 氧化亚氮有镇静镇痛作用，可使用低流量笑气起到镇静镇痛作用，具有安全、起效快、苏醒快、镇静时间可以延长等优点，对呼吸循环、肝肾功能影响小，且对呼吸道无刺激，但需特殊设备。用于麻醉维持需与氟烷或静脉全麻药等合用，可减少麻醉药用量。

【不良反应】 过量吸入氧化亚氮可有低血压、头晕、呕吐或嗜睡症状出现。能渗入人体内任何闭合的空腔，增加空腔的体积和压力。吸入高浓度氧化亚氮（>80%）有引起缺氧的危险。长时间、反复吸入对骨髓有不同程度的抑制作用，引起造血功能障碍。

【注意事项】 ①单纯使用仅适合于拔牙等小手术或内镜操作，吸入气体中氧气浓度不应低于30%。麻醉终止后，应吸入纯氧 5～10min，以防止出现"弥散性缺氧"。②因为氧化亚氮的溶解度低，肺血管栓塞症、气胸、气腹、肠梗阻、气泡栓塞、肠胀气患者禁用。③早期、中期妊娠期妇女易发生维生素 B_{12} 缺乏，建议谨慎使用。④使用本品必须备有准确可靠的氧化亚氮和氧的流量表，否则不能使用。⑤氧化亚氮还具有轻度的致幻作用，使用时一定要注意控制流量，本品必须由专职麻醉医师使用，不得把药品交给患者或一般医师应用。

【制剂规格】 氧化亚氮：本品在 50 个大气压下呈液态贮存在耐压钢瓶内。

（丁　一　王建莉）

参考文献

1. 吴德雨，黄荣清，骆传环，等. 催眠药的研究进展[J]. 科学技术与工程，2005，5（17）：1286-1290.
2. 刘曙晨，骆传环. 镇静催眠药的研究进展[J]. 国外医学分册，2000，27（4）：227-230.
3. 孙定人，张石革，梁之江. 国家临床新药集[M]. 北京：中国医药科技出版社，2001.
4. 张耀华，李端. 中国常用药品集[M]. 上海：上海交通大学出版社，2006.
5. 翁史旻，李华芳，顾牛范. 抗焦虑新药坦度螺酮[J]. 中国新药与临床杂志，2000，19（5）：353-355.

第十一章 全身麻醉药物和麻醉辅助用药

>> **提要**

　　全身麻醉药可充分抑制中枢神经系统，保证手术操作和其他令人不适的创伤性操作顺利进行。全身麻醉药按照给药途径的不同可分为吸入全身麻醉药和静脉全身麻醉药。目前各种全麻药物单独应用都不能达到理想的麻醉效果，为克服其不足，常采用联合用药或辅以其他药物，即复合麻醉。本章节介绍了口腔临床上常用的吸入全身麻醉药、静脉全身麻醉药和麻醉辅助用药中的肌松药物的药理学特点、剂量、常见不良反应、注意事项等内容，应根据患者情况和手术要求合理选用药物。

第一节　概　　述

　　全身麻醉药简称全麻药，是指能可逆性抑制中枢神经系统功能，引起意识、感觉和反射消失及骨骼肌松弛，以便进行外科手术的药物。根据给药途径可以将全身麻醉药分为吸入全身麻醉药和静脉全身麻醉药两大类。在应用麻醉药物时，为了取得满意的麻醉效果，经常使用一些麻醉辅助药物，如骨骼肌松弛药、阿片类镇痛药、M 受体阻断剂、镇静催眠药等。阿片类镇痛药可以减少全麻药的用量，作为术前用药、麻醉辅助用药、复合全麻用药和术后镇痛广泛应用于临床治疗中。镇静催眠药具有镇静镇痛、抗吐、遗忘和强化麻醉的效果，可用于麻醉前用药、麻醉辅助用药和全麻诱导用药。M 受体阻断剂作为麻醉前用药，可防止因迷走神经反射而引起的心率减慢，并可减少唾液腺和呼吸道腺体的分泌。肌松药可在麻醉诱导时便于气管插管和全麻手术减少肌张力，提供良好的手术条件。本章节对全麻药和辅助药物中的肌松药展开具体介绍。

　　中国古代就有华佗使用"麻沸散"使患者神志消失进行手术的记载，1578 年李时珍在《本草纲目》中介绍了曼陀罗花的麻醉作用。现代全麻药物的出现可以追溯到 19 世纪早期乙醚、氯仿和氧化亚氮（笑气）等吸入麻醉药物的使用，之后静脉麻醉药也被用于全身麻醉，最早是水合氯醛，继而出现巴比妥类和苯二氮䓬类。随着科学技术的进步，越来越多高效低毒的吸入和静脉全身麻醉药物被开发应用于临床，如吸入全身麻醉药七氟烷、异氟烷，静脉全身麻醉药丙泊酚、肌松药阿曲库铵等，全身麻醉药和麻醉辅助用药的研究和使用技术一直是麻醉学研究的重点。

一、全身麻醉药的作用部位和作用机制

　　关于全麻药的作用部位比较公认的是中枢神经系统包括脑和脊髓。全身麻醉药对中枢的抑制作用具有选择性，可能是在特定中枢区域发挥其麻醉效能，并且不同的全身麻醉效果如学习和记忆的丧失、意识的可逆性消失等应该各有其相应的中枢作用区域。全身麻醉药作用的最终分子部位则是神经细胞膜上的脂质或（和）蛋白质。

　　全麻药的作用机制至今尚未完全研究清楚，目前提出的各种学说各有依据，但均有其不足之处，不同全麻药物的作用机制可能也不尽相同。各种全麻药的化学结构差异很大，构效关系不明显，全麻药均具有较高的脂溶性，其麻醉作用强度与其脂溶性呈正相关。脂溶性学说认为全麻药作用于神经元的脂质膜，扰乱了双层脂质分子排列，使膜蛋白变构，阻断了神经冲动的传递，造成

中枢神经系统广泛抑制，导致全身麻醉。近年来的研究表明，全身麻醉药在中枢神经系统的作用靶点主要是配体门控性离子通道蛋白，其中包括增强 $GABA_A$ 受体功能，抑制电压门控性钠通道和钙通道，激活钾通道，影响胞内第二信使系统等，从而提高神经细胞兴奋阈值，影响细胞去极化，阻断神经冲动在突触的传递而产生中枢抑制作用。

二、全身麻醉药的效能

全身麻醉药的效能是以机体对手术刺激无体动时的药物浓度来评价的。临床上以最低肺泡有效浓度（minimum alveolar concentration，MAC）的百分比值来代表吸入全麻药的效能强度。MAC 值是指在一个大气压下，使 50% 的患者或动物对伤害性刺激不再产生体动反应（逃避反射）时呼气末（相当于肺泡气）内吸入全麻药的浓度。MAC 值越大，吸入全麻药的麻醉作用越弱。临床使用的吸入全麻药 MAC 值为：地氟醚（8%）＞七氟烷（2%）＞恩氟烷（1.68%）＞异氟烷（1.15%）＞氟烷（0.78%）＞甲氧氟烷（0.16%）。MAC 受到很多因素的影响，但是与性别、手术和麻醉持续时间无关。静脉全身麻醉药的强度是指 50% 的个体对手术刺激（或其他终点指标）无反应时的药物代谢平衡时的游离血浆浓度。

三、全身麻醉药的口腔临床应用

现代全身麻醉药的起源就是从口腔拔牙中"笑气"的应用开始的，现在氧化亚氮（笑气）仍然作为安全有效的镇静镇痛全麻药物应用于口腔科治疗中。经过 160 多年的发展，越来越多高效低毒的全麻药物应用于口腔临床中。除了在口腔颌面外科的手术治疗中，还作为口腔舒适化治疗的重要组成部分，越来越广泛的应用于口腔门诊患者的治疗中，如不能长时间配合治疗的儿童患者和精神疾病患者以及对疼痛极度敏感的特殊患者等。全身麻醉药物在口腔门诊患者应用的适应证包括：①由于心理问题和 / 或精神、身体或医学上的残疾而导致不能合作的患者；②局部麻醉无效的患者；③极度不合作、恐惧、焦虑或无法沟通的儿童或青少年患者；④应用全身麻醉药可以保护精神心理和 / 或减少医疗风险的患者。禁忌证包括：需要最小限度的口腔科治疗的健康合作患者；存在医学上不宜进行全身麻醉的身体条件。

第二节　吸入性全身麻醉药物

吸入性全身麻醉药物（简称吸入全麻药）是指经气道吸入后，通过肺泡毛细血管膜弥散入血而产生全身麻醉的药物。吸入全麻药主要经肺以原型排出体外，仅小部分在体内代谢后随尿排出。

合理、准确的实施吸入麻醉应全面考虑各个环节，如针对不同手术要求选择合适的吸入全麻药；需要功能正常的麻醉机，特别是麻醉回路系统中气体的流量正常；麻醉气体挥发罐正常；有准确的麻醉气体监测仪等。吸入全麻药的作用是基于其在脑中维持足够的分压而保证患者处于睡眠状态。麻醉药的溶解性、患者的心排血量以及肺泡气体交换量等均可影响麻醉药物的效能。一般而言，药物脂溶性越高，血 / 气分配系数、组织 / 血分配系数越大，则清除越慢。吸入全麻药的诱导和苏醒快慢主要取决于药物的血气分配系数，该系数越小，则诱导和苏醒迅速。

异氟烷　Isoflurane

又名异氟醚、活宁。

【药理作用】　具有良好的麻醉作用，诱导麻醉和苏醒较快，无致吐作用。对循环系统影响较小，肌松作用良好。在体内很少被分解，以原形由呼吸道排出。

【临床应用】　全身麻醉诱导和维持。全身麻醉维持在合用氧化亚氮情况下浓度为 1%～2.5%，不使用氧化亚氮时浓度为 1.5%～3.5%。

【不良反应】　有乙醚样气味，单纯吸入异氟烷有中度刺激性，可使患者咳嗽、屏气和支气管痉挛。深麻醉下可引起低血压、呼吸抑制。术后可出现寒战、恶心、呕吐、分泌物增加等不良反应，发生率较低。可出现房性心律失常、室性心律失常。偶见惊厥、恶性高热、肝损害极少见。

【注意事项】　①对老年人心血管抑制明显，要慎用。②小儿用药后呼吸系统不良反应如咳嗽等较明显。

【制剂规格】　异氟烷：100mL，150mL，250mL。

七氟烷　Sevoflurane

又名七氟醚。

【药理作用】　血/气分配系数较低，起效迅速。对呼吸道无刺激性，不燃不爆。麻醉诱导迅速平稳，维持平稳，麻醉深度易调控，尤其适合小儿全麻诱导和维持。合用肾上腺素不诱发心律失常，肌松作用大于恩氟烷和异氟烷。对循环影响小，对脑血流量、颅内压的影响与异氟烷相似。本品不引起过敏反应，对眼黏膜刺激轻微。本品主要经呼气排泄，停止吸入 1 小时后约 40% 以原形经呼气排出，它在体内可被代谢为无机氟由尿排出。

【临床应用】　全身麻醉的诱导和维持。全麻诱导如采用肺活量法可设定浓度为 8%，意识消失后注射瑞芬太尼 1～1.5μg/kg，诱导时间 3.5～5.5 分钟，麻醉维持浓度为 1.5%～2.5%。

【不良反应】　主要为血压下降、心律失常、恶心及呕吐，发生率约 13%。可产生重症恶性高热，可能与其损伤体温调节中枢有关。

【注意事项】　①发生重症恶性高热须立即停药，采用肌内注射肌松药、全身冷却及吸氧等措施。②肝胆疾患及肾功能低下者慎用。③本品可增强肌松药的作用，合用时宜减少后者的用量。

【制剂规格】　七氟烷：120mL。

第三节　静脉全身麻醉药物

静脉全身麻醉药物（简称静脉全麻药）是直接将麻醉药输入血液循环内产生全身麻醉作用，血液内麻醉药浓度的高低与麻醉的深浅相关，可单次静脉注射产生全麻，也可经静脉滴注或泵注维持全麻。按其化学结构不同可分为巴比妥类和非巴比妥类两大类。静脉全麻药主要用于麻醉诱导；用于全身麻醉维持，常需与其他麻醉药物或镇痛药物合用组成复合全身麻醉。

静脉全麻药与吸入全麻药相比，具有以下特点：使用方便，不需要特殊设备；诱导快且舒适，无呼吸道刺激，患者乐于接受；无燃烧、爆炸的危险，不污染手术室环境；在体内代谢，故可控性不如吸入全麻药；用药量个体差异大，耐受性不一，作用时间受循环时间的影响；作用不完善。

硫喷妥钠　Thiopental Sodium

为超短效的巴比妥类药物。1932 年合成，1934 年最先用于临床麻醉，迄今为止仍是最常用的麻醉诱导药物之一。

【药理作用】　静脉注射能在 1 分钟内促使中枢神经的活动立即处于程度不等的抑制状态，嗜睡或全麻；用量小对疼痛的耐受反而降低。其作用机制至今尚未完全清楚，可能是对神经细胞膜或神经递质的影响。硫喷妥钠的脂溶性高，静脉注射可通过血脑屏障进入脑内，随后再分布到全身脂肪中。本品主要经肝代谢，几乎全部经生物转化成氧化物而排出，仅极微量以原形随尿排出。

【临床应用】　①静脉麻醉：一般多用 5% 或 2.5% 溶液，缓慢注入。成人 1 次 4～8mg/kg，经 30 秒左右即进入麻醉，神志完全消失，但肌肉松弛不完全，也不能随意调节麻醉深度，故多用于小手术。如患者有呼吸快、发声、移动等现象，即为苏醒的表现，可再注射少量以维持麻醉。极量：1 次 1g（即 5% 溶液 20mL）。②基础麻醉：用于小儿、甲状腺功能亢进症及精神紧张患者。成人，肌内注射，每次 0.5g，以 2.5% 溶液，做深部肌内注射。③诱导麻醉：一般用 2.5% 溶液缓慢静脉注射，1 次 0.3g（1 次不超过 0.5g），继以乙醚吸入。④抗惊厥：每次静脉注射 0.05～0.1g。

【不良反应】　血容量不足或脑外伤容易出现低血压和呼吸抑制，甚至心搏骤停。全麻诱导过程中，麻醉偏浅而外来刺激过强时，如喉镜置入、气管内插管等刺激，会出现顽固的喉痉挛。即使已进入中等深度的全麻，遇有痛刺激，仍可能出现不自主活动、呛咳、呃逆。静脉注射过快或反复多次给药，以致总用量偏大，可导致血压下降和呼吸抑制。有少数病例会出现不寻常的反应，如神志持久不清，呼吸不规则或困难，甚至出现心律失常和死亡，应立即开始有效的对症治疗。苏醒中寒战、发抖属常见，可自行消失。

【注意事项】 ①容易引起呼吸抑制及喉痉挛，故注射宜缓慢。如出现呼吸微弱，乃至呼吸停止，应立即停止注射。使用时必须备以气管插管、人工呼吸机及氧气。②用后常引起喉痉挛、支气管收缩，故麻醉前最好给予阿托品以作预防。如心搏减少，血压下降，立即注射肾上腺素或麻黄碱。③肝功能不全、低血压、支气管哮喘患者、新生儿、肾上腺皮质、甲状腺功能不全者慎用。④对苯巴比妥类过敏者禁用。

【制剂规格】 注射用硫喷妥钠：0.5g，1g。

丙泊酚 Propofol

为烷基酚类的短效静脉全麻药物。由于丙泊酚不溶于水，最初的临床制剂为聚氧乙基蓖麻油溶液（cremophor EL），但由于这种溶媒引起过敏反应，制剂遂改成乳剂。

【药理作用】 丙泊酚对中枢神经系统的作用机制系通过激活 GABA 受体 - 氯离子复合物而起作用。静脉注射后迅速分布于全身，40 秒钟内可产生睡眠状态，进入麻醉迅速、平稳。丙泊酚的镇痛效应较弱，可使颅内压降低、脑耗氧量及脑血流量减少。对呼吸系统有抑制作用，可出现暂时性呼吸停止；对循环系统也有抑制作用，可出现血压降低。麻醉恢复迅速，恢复期可出现恶心、呕吐和头痛。由于丙泊酚消除快、分布广、受第三室缓慢平衡的影响，只有连续静脉输注才能达到预计的稳态血液浓度，通过调节输注速度达到不同的血药浓度，从而取得不同程度的镇静、睡眠效果。如与芬太尼合用，则丙泊酚的血药浓度升高。丙泊酚主要在肝脏代谢，88% 以羟化或螯合物的形式从尿中排出。

【临床应用】 静脉注射，用于全身麻醉的诱导和维持。常于硬膜外或脊髓麻醉同时应用，也常与镇痛药、肌松药及吸入性全麻药物同时使用，适用于门诊患者。诱导麻醉：每 10 秒钟注射 40mg，直至产生麻醉。大多数成年人用量约为 2～2.5mg/kg。维持麻醉：常用量为每分钟 0.1～0.2mg/kg。

【不良反应】 全麻诱导时，呈剂量依赖性呼吸和循环功能抑制，并与注药速度呈正相关，动脉压和外周阻力下降较硫喷妥钠更明显。偶见诱导过程中出现肌阵挛，发生率 1% 左右。苏醒过程偶有角弓反张出现，可用少量硫喷妥钠或咪达唑仑使之缓解。长期持续输注可能产生横纹肌溶解症。

【注意事项】 ①诱导麻醉时有时可出现轻度兴奋现象。②如产生低血压或暂时性呼吸停止时，需加用静脉输液或减慢给药速度。③静脉注射局部可产生疼痛，但罕见血栓形成或静脉炎。④心脏病、呼吸系统疾病、肝肾疾病及衰弱患者应慎用，大于 55 岁的患者用量宜减少 20%。⑤由于本品的注射液为脂肪乳剂，脂肪代谢紊乱者慎用。

【制剂规格】 丙泊酚注射液：10mL∶0.2g，50mL∶1g；丙泊酚乳状注射液：10mL∶0.1g，10mL∶0.2g，20mL∶0.2g，20mL∶0.4g，50mL∶0.5g，50mL∶1g；丙泊酚中 / 长链脂肪乳注射液：10mL∶0.1g，20mL∶0.2g，50mL∶0.5g，100mL∶1g。

第四节　骨骼肌松弛药

骨骼肌松弛药简称肌松药，为作用于神经肌肉接头使骨骼肌完全松弛以便于进行外科手术的一类药物。肌松药按照作用机制可分为非去极化型和去极化型。非去极化肌松药能竞争性结合神经肌肉接头肌膜的乙酰胆碱受体，阻断乙酰胆碱的去极化作用，而药物本身并不产生去极化作用，本类肌松药的作用，可被抗胆碱酯酶药物 - 新斯的明拮抗。代表药有阿曲库铵、罗库溴铵和泮库溴铵等。去极化型肌松药如琥珀胆碱，药物与乙酰胆碱受体结合，直接引起肌膜长时间的去极化，其肌松作用不能被新斯的明拮抗。

氯化琥珀胆碱 Suxamethonium Chloride

又名司可林，为去极化型肌松药。

【药理作用】　与烟碱样受体结合后，产生稳定的去极化作用，引起骨骼肌松弛。肌肉松弛作用快，持续时间短，故宜于控制，适用于外科手术，可使气管插管更容易进行。静脉注射后，药物即被血液和肝中的假性胆碱酯酶水解成为无肌松作用的代谢物，只有 10%～15% 的药量到达作用部位。约 2% 以原形，其余以代谢物的形式从尿液中排泄。$t_{1/2}$ 为 2～4 分钟。

【临床应用】　成人静脉注射 1 次 1～2mg/kg。多用其 2%～5% 溶液。注射后 1 分钟即出现肌肉松弛，持续 2 分钟。如需继续维持其作用，可用其 0.1%～0.2% 溶液，以每分钟 2.5mg 的速度静脉注射；亦可静脉滴注，静脉滴注液可用生理盐水或 5% 葡萄糖液稀释至 0.1% 浓度。极量：静脉注射 1 次 250mg。

【不良反应】　引起肌纤维去极化时使细胞内 K^+ 迅速流至细胞外，引起高钾血症。本药物的拟乙酰胆碱作用可引起心动过缓、心律失常和心脏骤停，尤其是重复大剂量给药时最易发生。本药物还会造成眼内压升高、胃内压升高、恶性高热、术后肌痛，还可能导致肌张力增强。

【注意事项】　①脑出血、青光眼、视网膜剥离、白内障摘除术及高钾血症患者禁用。②大剂量时可引起呼吸麻痹，故使用以前，必须配备好人工呼吸设备及其他抢救器材。③忌与硫喷妥钠配伍，呼吸麻痹时不能应用新斯的明对抗，妊娠期妇女及使用抗胆碱酯酶药患者慎用。

【制剂规格】　氯化琥珀胆碱注射液：1mL∶50mg，2mL∶100mg。

阿曲库铵　Atracurium

中时效非去极化型肌松药，是一合成双季铵酯型的苄异喹啉化合物。

【药理作用】　静脉注射后 1～2 分钟显效，3～5 分钟肌松作用达高峰，作用时间可维持 15 分钟。常用剂量不影响心、肝、肾功能，亦无明显的神经节阻断作用，不产生心动过缓等迷走神经兴奋的症状，组胺释放的作用较小。可替代琥珀胆碱进行气管内插管术，并可作为肌松维持以便于实施机械通气。药物消除是通过 Hofmann 降解（Hofmann 降解是在生理 pH 及温度下季铵类自发水解而消除）途径和被血中假性胆碱酯酶水解，消除途径不依赖于肝肾功能，故适用于肝肾功能不全者。主要代谢物从尿液及胆汁中排泄。$t_{1/2}$ 约为 20 分钟。

【临床应用】　代替琥珀胆碱进行气管内插管术，作为肌松维持以便于机械通气。最适用于肝肾功能不全、黄疸患者、嗜铬细胞瘤手术和门诊手术。静脉注射或静脉滴注给药，静脉注射起始剂量 0.3～0.6mg/kg，然后可以静脉滴注每分钟 5～10μg/kg 维持。

【不良反应】　快速静脉注射大剂量（>0.5mg/kg）因组胺释放可引起低血压和心动过速，还可能引起支气管痉挛。

【注意事项】　①只能静脉注射，肌内注射可引起肌肉组织坏死；②治疗剂量时不影响心、肝、肾功能，无积蓄性；③对阿曲库铵过敏患者禁用，患神经肌肉疾病、严重电解质紊乱慎用；④需冷藏，以免发生 Hofmann 降解。

【制剂规格】　苯磺酸阿曲库铵注射液：2.5mL∶25mg，5mL∶50mg；注射用苯磺酸阿曲库铵：25mg。

罗库溴铵　Rocuronium Bromide

又名万可松，属于中时效甾类非去极化肌松药。

【药理作用】　是目前临床起效最快的非去极化肌松药，其作用强度为维库溴铵的 1/7，静脉注射后 60～90 秒钟内即可进行插管，作用持续 30～40 分钟。它对自主神经和心血管无明显影响，但可降低眼压。无组胺释放作用。在肝内几无代谢，以原形由胆汁排出，其次是由肾排泄（约 30%）。

【临床应用】　用于气管插管，也可用于各种手术中肌松的维持。插管：0.6mg/kg 单次静脉注射；维持量：0.15mg/kg，单次静脉注射；每分钟 5～10μg/kg 连续静脉滴注。吸入麻醉下应适当减量。

【不良反应】　有轻微的组胺释放作用，但临床剂量下对心率及血压没有影响。大剂量时偶可引起轻微的心率增快及低血压。

【注意事项】 ①可与其他肌松药有交叉过敏反应,宜慎用;②老年人、肝肾功能不全者慎用;③合并低钾血症、高镁血症、低钙血症、低血红蛋白、脱水、酸血症、高碳酸血症及恶病质均可增加罗库溴铵的作用,用药时应适当减量。

【制剂规格】 罗库溴铵注射液:2.5mL:25mg,5mL:50mg。

泮库溴铵 Pancuronium Bromide

又名本可松,为较长效非去极化型肌松药。化学结构上属于雄甾烷衍生物,但无雄激素样作用。

【药理作用】 其肌松作用类似筒箭毒碱,但强度要强5倍。静脉注射后起效快,1分钟出现肌松,2~3分钟达高峰,持续约20~40分钟。在体内20%经肝代谢,40%由肾排出,40%由胆汁排泄。

【临床应用】 主要用作外科手术麻醉的辅助用药(气管插管和肌松),静脉注射,成人常用量40~100μg/kg。与乙醚、氟烷合用时应酌减剂量。

【不良反应】 有轻度迷走神经阻滞作用及交感兴奋作用,可引起剂量相关的心率增快、血压升高。

【注意事项】 重症肌无力者禁用,对溴离子过敏者禁用,肾功能不全者慎用。过量中毒时可静脉注射新斯的明及阿托品解救。

【制剂规格】 泮库溴铵注射液:2mL:4mg,5mL:10mg,10mL:10mg。

(王建莉)

参考文献

1. 国家药典委员会编. 中华人民共和国药典·临床用药须知[M]. 2015年版. 北京:中国医药科技出版社,2017.
2. 陈新谦,金有豫,汤光. 新编药物学[M]. 第17版. 北京:人民卫生出版社,2011.
3. 马民玉,刘春兰. 麻醉临床药理学[M]. 北京:中国医药科技出版社,2003.
4. 董海龙,熊利泽. 走进未知的科学前沿:全麻机制研究进展与思考[J]. 中华麻醉学杂志,2017,37(3):257-259.
5. 叶铁虎,李大魁. 麻醉药理学-基础与临床[M]. 北京:人民卫生出版社,2011.

>> 提要

出血性疾病是由于先天性或获得性止血机制（包括血管、血小板数量和质量、凝血因子）异常引起的自发性或创伤后出血不止的一类疾病。出血在口腔疾病中较为常见，全身或局部使用促凝血药有助于快速有效的止血。本章主要介绍口腔科特别是口腔颌面外科常用促凝血药。通过学习应掌握常用促凝血药种类、作用机制及临床应用，并了解用药注意事项及不良反应。

促凝血药（止血药）是能加速血液凝固或降低毛细血管通透性，使出血停止的药物。正常人体血液系统中存在着凝血和抗凝血两种对立统一的机制，并因此保证了血液的流动性和自行止血作用。促凝血药主要通过以下作用机制达到止血作用：

1. 通过促进凝血因子活性，促进或恢复凝血过程而止血，如维生素 K、凝血质、酚磺乙胺。主要用于手术前后的预防出血和止血。

2. 通过抑制纤维蛋白溶解系统而止血，称抗纤溶药，如氨基己酸、氨甲苯酸、氨甲环酸等。主要用于手术创伤、体外循环、肝脏疾病、肿瘤等引起的纤溶亢进或原发性纤溶活性过强所引起的出血。

3. 降低毛细血管通透性，增加毛细血管壁抵抗性，如肾上腺素、垂体后叶素等。主要用于毛细血管出血。

4. 凝血因子替代或补充疗法，如凝血因子制剂、凝血酶原复合物、冻干人纤维蛋白原等或药品具有类凝血酶样作用及类凝血激酶样作用，促进凝血，如巴曲酶、凝血酶。主要用于防治先天性凝血因子缺乏症。

5. 物理化学的凝固促进剂，用于局部创面，能吸收血液而呈现止血作用，如吸收性明胶海绵、氧化纤维素、醛基纤维素等。仅用于外伤或手术后渗血的局部止血。

6. 其他止血药，如云南白药、独一味等。

口腔颌面部的损伤（包括检查和治疗损伤）、感染、肿瘤溃破以及术后均可能发生出血。高血压、凝血机制差或血液病等患者，还可能出现持续性或继发性出血。对于出血的治疗，应根据损伤部位、出血来源和程度采取相应的措施。药物止血适用于组织渗血、小静脉和小动脉出血。全身应用的止血药，如酚磺乙胺、血凝酶等，可以减少渗血或辅助止血；还可预防性术前或术中早期用药，能减少术中渗血，并减少输血量；或针对凝血机制障碍患者使用。局部使用的止血药有：止血海绵、氧化纤维素、各种中药止血药等，有见效快、针对性强、副作用少等优点。使用时可将药物直接置于出血处，然后用干纱布加压包扎。

维生素 K　Vitamin K

维生素 K 的基本结构为甲萘醌。维生素 K_1、维生素 K_2 为天然维生素，维生素 K_1 存在于苜蓿、菠菜、西红柿和鱼糜等中，维生素 K_2 是人体肠道寄生菌的代谢产物，均为脂溶性，其吸收有赖于胆汁的正常分泌，维生素 K_3 及维生素 K_4 为人工合成品，为水溶性，口服可直接吸收，其吸收可不依赖胆汁。

动画：ER12-1
促凝血药机制

图片：ER12-2
促凝血药对比图

【药理作用】 维生素 K 为肝脏合成凝血酶原（因子Ⅱ）的必需物质，还参与Ⅶ、Ⅸ、Ⅹ因子的合成，这些因子的谷氨酸残基必须在肝微粒体系统羧化酶的作用下形成 γ- 羧基谷氨酸，才能与钙离子螯合，并连接磷脂表面和调节蛋白，从而使这些因子具有凝血活性。在羧化反应中，氢醌型维生素 K 被转化成环氧化物，后在 NADH 作用下再还原成氢醌型，重新参与羧化反应。维生素 K 缺乏或环氧化物还原受阻，上述凝血因子合成受阻，导致凝血酶原时间延长并引起出血。此外，维生素 K 还能促进纤维蛋白原形成纤维蛋白，对能量及合成代谢也有良好的影响。

维生素 K_1 肌内注射后 1～2 小时、口服后 6～12 小时迅速发挥作用，凝血因子增加，凝血酶原时间缩短。维生素 K_3 不需要胆盐乳化可直接为肠黏膜吸收，吸收后随 β 脂蛋白转运，在肝内被利用。大部分经胆汁及尿液排出，但存在肝肠循环。用药数日后才能使凝血酶原恢复正常。

【临床应用】 ①用于维生素 K 缺乏症引起的出血，如早产儿及新生儿肝维生素 K 合成不足、长期应用广谱抗生素所致的体内维生素 K 缺乏、肝疾病导致凝血酶原和其他凝血因子的合成减少等所引起的出血；②因胆汁分泌不足导致维生素 K 吸收障碍，如阻塞性黄疸或胆瘘者；③香豆素类或水杨酸过量引起的出血。

【用法用量】 维生素 K_1 注射液：每次 10mg，每日 10～20mg，肌内注射，或缓慢静脉注射，注射时给药速度为每分钟 1mg。维生素 K_3 注射液：每次 2～4mg，每日 2 次，肌内注射。防止新生儿出血，可在产前 1 周孕妇肌内注射，每日 2～4mg。维生素 K_4 片：口服，每次 2～4mg，每日 2～3 次。

【不良反应】 毒性低，静脉注射过快时，可出现面部潮红、出汗、胸闷，甚至血压急剧下降、发生休克危及生命，因此一般多作肌内注射。口服维生素 K_3 或维生素 K_4 常引起恶心、呕吐等胃肠道反应。对缺乏葡萄糖 -6- 磷酸脱氢酶的特异质患者，较大剂量可诱发急性溶血性贫血，对新生儿可诱发高胆红素血症、黄疸和溶血性贫血。

【注意事项】 ①维生素 K_1 静脉注射速度宜缓慢，每分钟不超过 5mg，禁与苯巴比妥合用，以免加速其代谢；②维生素 K_3 禁忌与下列注射液配伍：硫喷妥钠、环磷酰胺、垂体后叶素、水解蛋白、盐酸万古霉素、青霉素 G 钠、异丙嗪、氯丙嗪等，也不宜与抗凝药并用；③肝硬化或晚期肝病患者出血、外伤出血等使用本品无效；④维生素 K 可通过胎盘，故对临产孕妇应尽量避免使用；⑤严格掌握用法用量，不宜长期大量应用。

【制剂规格】 维生素 K_1 注射剂：1mL∶10mg；维生素 K_3 注射剂：1mL∶2mg，1mL∶4mg；维生素 K_4 片剂：2mg，4mg。

氨甲环酸 Tranexamic Acid

【药理作用】 氨甲环酸能与纤溶酶和纤溶酶原上的纤维蛋白亲和部位的赖氨酸结合部位强烈吸附，阻抑了纤溶酶、纤溶酶原与纤维蛋白结合，从而强烈地抑制了由纤溶酶所致纤维蛋白分解。

【临床应用】 用于全身及局部纤溶亢进所致的出血，如白血病、再生不良性贫血等，口腔科主要用于术中及术后异常出血。

【用法用量】 氨甲环酸注射液：1 次 0.25～0.5g，每日 0.75～2.0g，静脉注射或滴注。氨甲环酸片：成人一般每日 1～2g，分 2～4 次口服。

【不良反应】 本品不良反应较氨基己酸为少；偶有药物过量所致颅内血栓形成和出血；可有腹泻、恶心及呕吐；较少见的有经期不适（经期血液凝固所致）；由于本品可进入脑脊液，注射后可有视力模糊、头痛、头晕、疲乏等中枢神经系统症状。

【注意事项】 ①有血栓及可能引起血栓患者慎用；②有消耗性凝血障碍患者慎用；③术后卧床及正在接受压迫止血患者慎用；④肾功能不全者慎用；⑤对本品过敏者慎用。

【制剂规格】 氨甲环酸注射液：5mL∶0.25g；氨甲环酸片：0.5g。

凝血酶 Thrombin

本品为健康猪血、牛血提取的凝血酶原，经激活而得的无菌冻干品，属于局部止血药。

【药理作用】 本品促使纤维蛋白原转化为纤维蛋白，应用于创口，使血液凝固而止血。

【临床应用】 本品用于手术中不易结扎的小血管止血、消化道出血及外伤出血等。①局部止血：用灭菌氯化钠注射液溶解成 50～200 单位 /mL 的溶液喷雾或用本品干粉喷洒于创面；②消化道止血：用生理盐水或温开水（不超 37℃）溶解成 10～100 单位 /mL 的溶液，口服或局部灌注，也可根据出血部位及程度增减浓度、次数。

【不良反应】 ①偶可致过敏反应，应及时停药；②外科止血中应用本品曾有致低热反应的报道。

【注意事项】 ①本品严禁注射。如误入血管可导致血栓形成、局部坏死危及生命；②本品必须直接与创面接触，才能起止血作用；③本品应新鲜配制使用；④本品遇热、酸、碱或重金属可使活力下降，应避免与此类药品混合使用。

【制剂规格】 凝血酶冻干粉：500 单位。

血凝酶 Hemocoagulase

从蝮蛇的毒液中分离提取的一种单链糖蛋白，具有类凝血酶和类凝血激酶作用。

【药理作用】 ①类凝血酶作用：本品作用于纤维蛋白原，切断纤维蛋白原 α 链 N 端的 A 纤维蛋白肽，使其形成稳定的纤维蛋白，是纤维蛋白 I 单体所形成的复合物，易在体内被降解而不致引起血管内弥漫性凝血（DIC），并且纤维蛋白肽 A 能使血管收缩，促进凝血。②类凝血激酶作用：在血小板因子Ⅲ的存在下，可使凝血酶原变成凝血酶，也可使因子Ⅴ活化，并影响因子Ⅹ。③在钙离子的存在下，能活化凝血因子Ⅴ、Ⅶ、Ⅷ，并刺激血小板聚集。与凝血酶相类似，可使血小板发生不可逆性聚集。

【临床应用】 静脉注射、肌注或皮下注射，也可局部用药。一般出血：成人 1～2 单位；儿童 0.3～0.5 单位。紧急出血：立即静脉注射 0.25～0.5 单位，同时肌肉注射 1 单位。各类外科手术：术前一天晚肌注 1 单位，术前 1 小时肌注 1 单位，术前 15 分钟静脉注射 1 单位，术后 3 天，每日肌注 1 单位；咯血：每 12 小时皮下注射 1 单位，必要时，开始时再加静脉注射 1 单位，最好是加入 10mL 的 0.9%NaCl 液中，混合注射；异常出血：剂量加倍，间隔 6 小时肌注 1 单位，至出血完全停止。

【不良反应】 发生率低，偶有过敏反应，可常规处理，给予抗组胺药或糖皮质激素及对症治疗。

【注意事项】 ①播散性血管内凝血（DIC）及血液病所致的出血不宜使用本品。②血中缺乏血小板或某些凝血因子（如凝血酶原）时，本品没有代偿作用，宜在补充血小板或缺乏的凝血因子、或输注新鲜血液的基础上应用本品。③在原发性纤溶系统亢进（如：内分泌腺、癌症手术等）的情况下，宜与血抗纤溶酶的药物联合应用。④应注意防止用药过量，否则其止血作用会降低。⑤使用期间还应注意观察患者的出、凝血时间。

【制剂规格】 注射用白眉蛇毒血凝酶：0.5 单位，1 单位，2 单位。

可吸收性明胶海绵 Absorbable Gelatin Sponge

【药理作用】 为局部止血剂，是由明胶制成的白色或微黄色、无菌、不溶于水的多孔的海绵状物，吸湿性强，具有大面积吸水表面，吸水量可达其体积的 30 倍以上。将本品贴敷于创面时，可吸入大量血液，从而促使血小板破裂、聚集、释放大量凝血因子而促进血液凝固。还有支架作用，使血块不易脱落以达到止血作用。可在 4～6 周内被组织吸收，因此可以留置于体腔内或者创腔内，无抗原性，与组织接触不产生过分的瘢痕组织及不良的纤维化反应。

【临床应用】 用于创面毛细血管渗血，如外科手术中不能缝合或结扎的中度出血。主要应用于口腔、腹部及泌尿道等部位。在拔牙、扁桃体切除等手术中，还可暂时性填塞创面，以防止继发性出血。

使用时将渗血面拭净，立即将干燥、无菌的本品贴敷创面，再用纱布加以压迫，即可止血。

【注意事项】 不能控制动脉和静脉出血。将本品浸泡凝血酶溶液（100U/mL）后再用，效果更佳。

【制剂规格】 可吸收性明胶海绵：① 6cm×2cm×0.5cm；② 6cm×6cm×1cm。

（丁 一 赵 科）

参考文献

1. 国家药典委员会. 中华人民共和国药典临床用药须知(化学药和生物制品卷)[M]. 2015年版. 北京：中国医药科技出版社,2017.
2. 卫生部. 国家基本药物目录(2012年版)[S]. 卫生部令第93号.
3. 隋国忠,苏乐群,孙伟. 临床合理用药指导[M]. 北京：人民卫生出版社,2010.
4. 张家铨,程鹏. 常用药物手册[M]. 北京：人民卫生出版社,2011.
5. 朱建华. 中西药物相互作用[M]. 北京：人民卫生出版社,2006.
6. 陈新谦,金有豫,汤光. 新编药物学[M]. 第17版. 北京：人民卫生出版社,2011.
7. 刘治军,韩红蕾. 药物相互作用基础与临床[M]. 北京：人民卫生出版社,2009.

学习笔记

第十三章　糖皮质激素类药

>> 提要

天然糖皮质激素具有重要生理功能；人工合成糖皮质激素具有抗炎及免疫抑制药理作用，可用于严重感染、过敏、自身免疫性疾病、白血病及休克等。但长期大剂量使用糖皮质激素也具有较严重的副作用，应充分掌握该类药物的适应证、禁忌证、不良反应及使用时的注意事项。

肾上腺皮质可合成三类激素，即糖皮质激素、盐皮质激素和性激素。通常所谓的肾上腺皮质激素，主要指前两者，其基本的化学结构为类固醇（与胆固醇相似），由三个六元环与一个五元环组成，4个环状结构上有三个支链，形状与汉字"甾"相仿，故又称为甾体（steroids）。糖皮质激素根据来源可分为天然糖皮质激素和人工合成糖皮质激素；前者如氢化可的松和可的松，后者如泼尼松龙、地塞米松等。

天然糖皮质激素由肾上腺皮质的束状带分泌，其合成和分泌受脑垂体直接调控，随脑腺垂体分泌的促肾上腺皮质激素（adrenocorticotropic hormone，ACTH）分泌的节律而呈现昼高夜低（早晨7～8点最高，凌晨1～2点最低）的规律性波动。循环中的氢化可的松，90%与血浆蛋白结合，其中80%与皮质激素转运球蛋白（corticosteroid binding globulin，CBG）结合，10%与血浆白蛋白结合，仅有约10%呈游离状态存在。结合态糖皮质激素是运载和贮存形式，无生物活性；游离态糖皮质激素具有生物活性，可发挥生理和药理作用。另外，当血浆白蛋白降低时，游离态的糖皮质激素会增加，从而引起较大的生理变化。糖皮质激素药主要在肝脏代谢，绝大部分代谢产物与葡萄糖醛酸结合成酯后从尿中排出。如果肝脏功能下降，可明显延长其血浆半衰期。

第一节　分类及药理作用

一、药物分类

目前临床上应用的糖皮质激素类药（glucocorticoids）多为人工合成品，具有脂溶性大、水溶性小的特点；为增加溶解性，其注射剂一般以醇或酸性酯为溶媒。该类药物经口服或注射后均可被吸收。口服给药，吸收速度与其脂溶性大小成正比，脂溶性越高，越易吸收；注射给药，吸收速度以磷酸酯、琥珀酸酯为溶媒的吸收较快，以醋酸酯为溶媒的吸收较慢；局部（关节囊、滑膜腔、眼、皮肤、黏膜）给药，也能吸收进入全身。根据其药理作用维持时间的长短，分为短效、中效、长效三类（表13-1）。

表 13-1　常用糖皮质激素类药物比较

类别	药物	水盐代谢（比值）	糖代谢（比值）	抗炎作用（比值）	等效剂量/mg	血浆 $t_{1/2}$/min	作用持续时间/h
短效	氢化可的松	1	1	1	20	90	8～12
中效	泼尼松	0.8	4	3.5	5	60	12～36
	泼尼松龙	0.8	4	4	5	200	12～36
	甲泼尼龙	0.5	5	5	4	180	12～36

学习笔记

续表

类别	药物	水盐代谢（比值）	糖代谢（比值）	抗炎作用（比值）	等效剂量 /mg	血浆 $t_{1/2}$/min	作用持续时间 /h
长效	地塞米松	0	20～30	30	0.75	100～300	36～54
	倍他米松	0	20～30	25～35	0.6	100～300	36～54

注：表中水盐代谢、糖代谢、抗炎作用的比值均以氢化可的松为 1 计，等效剂量以氢化可的松为标准计。

二、药理作用

在正常生理情况下所分泌的糖皮质激素具有重要的生理功能，主要调控糖、蛋白质、脂肪和水盐等的代谢，是维持机体稳定的重要物质。其对糖代谢的调控主要表现为促进糖原异生，使肝糖原和肌糖原增高；还具有减慢细胞摄取葡萄糖以及分解葡萄糖的作用，从而使血糖升高。其对糖代谢的调控与其对脑、心等重要器官的保护作用有关。其对蛋白质代谢的调控主要表现为加速肌肉、骨、皮肤、淋巴结、胸腺等多种组织的蛋白质分解和抑制蛋白质合成，使血清氨基酸含量和尿氮排泄增加，造成负氮平衡。其对脂肪代谢的调控主要表现为加速脂肪分解和抑制脂肪合成。其对水盐代谢的调控相对较少，能促进肾小管对 Na^+ 重吸收，加速钾、钙、磷的排泄，减少肠内钙吸收等。

糖皮质激素类药主要具有抗炎和免疫抑制作用，并影响糖、脂肪、水盐的代谢。其发挥抗炎、免疫抑制作用的药理机制比较复杂。现在已证明糖皮质激素主要通过抑制多种炎性介质和调控多种细胞因子（cytokine）的产生与释放，达到抗炎和免疫抑制作用。

1. **抗炎作用**　炎症是机体对各种刺激（物理的、化学的、生物的、免疫的等）产生的一种防御反应。急性炎症主要表现为以渗出为主的过程，慢性炎症可以表现为以增生为主的过程。糖皮质激素类药物能提高机体对炎症的耐受性，降低机体对致炎因子的血管反应与细胞反应，对炎症的各个阶段都有非特异性抑制作用。其抗炎作用可能通过以下途径实现：

（1）抑制前列腺素（prostaglandin，PG）的合成，通过抑制磷脂酶 A2（phospholipase A2）活性及表达，减少前列腺素合成途径中所需花生四烯酸从细胞膜释放；抑制诱导型环氧合酶 2（COX-2）（前列腺素合成的限速酶）；从而减少致炎活性物前列腺素及白三烯（leukotriene，LT）的生成，缓解临床的红、肿、热、痛等表现。

（2）诱导血管紧张素转化酶（angiotensin converting enzyme，ACE）表达，加速降解缓激肽，减少其引起的血管扩张和致痛，减少炎症介质渗出，减轻炎症反应。

（3）抑制细胞黏附分子（adhesion molecules）及趋化因子（chemotaxin）的表达，从而抑制白细胞与血管内皮细胞的黏附以及向炎性部位的游走与渗出。

（4）调控细胞因子产生，即抑制致炎细胞因子的表达，如白介素家族 IL-1（interleukin-1，白介素 1）、IL-6、IL-8 等、肿瘤坏死因子 -α（tumor necrosis factor-α，TNF-α）、干扰素 -γ（interferon gamma，IFN-γ）、粒细胞 / 巨噬细胞集落刺激因子（granulocyte macrophage colony simulating factor，GM-CSF）；诱导抗炎细胞因子的表达，如 IL-10 和 IL-1 受体拮抗剂等。

（5）抑制一氧化氮合酶的活性，尤其抑制巨噬细胞中的诱导型一氧化氮合酶（inducible nitric oxide synthase，iNOS），减少一氧化氮（nitric oxide，NO）的产生，从而抑制其促进血浆渗出、水肿形成及组织损伤作用。

（6）稳定溶酶体膜，减少溶酶体水解酶类的释放，减轻炎症反应。

（7）抑制成纤维细胞增生，减少胶原纤维和细胞间质增生。

2. **免疫抑制作用**　糖皮质激素类药物对免疫过程的诸多环节尤其对免疫反应早期阶段有抑制作用。通常的治疗剂量主要是抑制细胞免疫。

（1）抑制巨噬细胞吞噬和处理抗原，干扰淋巴细胞的抗原识别及阻断淋巴母细胞的增殖。糖皮质激素通过抑制巨噬细胞分泌 IL-1，减少 T 淋巴细胞激活以及识别被处理的抗原；也同时抑制

图片：ER13-1
糖皮质激素生理功能

图片：ER13-2
糖皮质激素抗炎作用实现途径

学习笔记

T 淋巴细胞分泌众多细胞因子如 IL-6、TNF-α、干扰素 -γ（interferon gamma）等。

（2）通过促进致敏淋巴细胞破坏和解体，以及使淋巴细胞移行到血管外组织，减少血中淋巴细胞。

（3）大剂量的糖皮质激素还可以抑制 B 细胞向浆细胞转化，从而抑制抗体合成，抑制体液免疫，从而抑制异体器官移植的排斥反应。

（4）消除免疫反应所引起的炎症反应，抑制补体参与迟发型过敏反应，抑制 IgE 介导的肥大细胞膜颗粒、组胺及 5- 羟色胺（5-HT）等炎症介质的释放。

3. 抗毒作用 糖皮质激素类具有稳定溶酶体膜、减少内源性热源的释放和降低下丘脑体温中枢对致热源敏感性的作用，因而能提高机体对内毒素的耐受力，减轻内毒素对机体细胞的损害，较快地缓解感染性毒血症引起的高热及中毒症状。

4. 抗休克作用 一般认为，超大剂量的糖皮质激素类药物具有抗各种休克作用，其主要机制可能与下列因素有关：①具有抗炎、抗毒、免疫抑制作用；②降低血管对某些缩血管活性物质（儿茶酚胺，血管紧张素等）的敏感性，解除血管痉挛，改善微循环，增加重要器官血液供应；③增强心肌收缩力，增加心输出量，增加心血管系统对肾上腺素的反应；④稳定溶酶休膜，减少胰腺产生的心肌抑制因子（myocardio-depressant factor，MDF），防止心肌收缩无力。

5. 对血液及造血系统的调控 糖皮质激素能使血液中性白细胞增多，但却抑制其游走、吞噬等功能；使血小板和纤维蛋白原增多，缩短凝血时间；使红细胞和血红蛋白的总量增加；使淋巴细胞、单核细胞减少以及嗜酸性和嗜碱性粒细胞减少。

6. 对淋巴组织的调控 糖皮质激素对各种淋巴组织有抑制作用，可使胸腺、淋巴结和脾的重量减轻，体积缩小，周围血液及骨髓中淋巴细胞减少。因而，肾上腺皮质功能减退时，淋巴细胞增多；皮质功能亢进时，淋巴细胞减少。

7. 对中枢神经系统的调控 糖皮质激素能提高中枢神经系统兴奋性，出现欣快感、激动、失眠等。大剂量应用偶致儿童惊厥。

8. 对消化系统的调控 糖皮质激素亦能刺激消化腺，促进胃酸、胃蛋白酶分泌，增进食欲，促进消化等，但大剂量应用可诱发或加重消化道溃疡病。

9. 对生长和细胞分裂的调控 糖皮质激素可以抑制细胞分裂及 DNA 合成。因此，其有可能延缓儿童生长。

糖皮质激素作用的分子药理：由于炎症疾病共同特点为免疫细胞在炎症区的渗出与激活，分泌大量炎症介质（inflammatory mediators）作用于或激活炎症区的结构细胞，进一步导致血管扩张及通透性增加、血浆及蛋白质渗出、免疫细胞浸润，从而产生急、慢性炎症的临床症状。糖皮质激素具有亲脂性，在体内较容易通过细胞膜的脂质双层膜进入细胞，然后通过三个主要途径发挥作用。

第一个途径为 DNA 依赖性调控机制，即糖皮质激素与细胞质内糖皮质激素受体（glucocorticoid receptor）结合，使糖皮质激素受体与具有保护作用的热休克蛋白 90（heat shock protein 90，HSP90）及亲免疫蛋白（immunophilin，IP）解离而被活化。活化的糖皮质激素受体进入细胞核，与靶基因的启动子（promoter）上特异性碱基序列即糖皮质激素反应元件（glucocorticoid response element，GRE）结合，抑制促炎相关基因或促进抗炎相关基因 mRNA 的合成，进而调控其相应的蛋白质量，从而发挥抗炎作用。

第二个途径为蛋白质干扰机制，即活化的糖皮质激素受体作用于转录相关因子，如转录因子、转录辅助因子及转录调节因子等，从而抑制促炎基因的转录或促进抗炎基因的转录。例如，核因子 -κB（NF-κB）是参与炎症与免疫反应相关基因的关键性转录因子，活化的糖皮质激素受体与 NF-κB 结合后，抑制 NF-κB 对靶基因如 IL-1β、IL-6、TNF-α、COX-2、iNOS 等促炎因子的转录，从而发挥抗炎作用。

第三个途径为非基因组激活机制，亦称快速机制，即活化的糖皮质激素受体直接作用于膜结合蛋白，如 G 蛋白偶联受体（G protein-coupled receptors），迅速引起系列反应，抑制促炎因子活性，发挥快速抗炎作用。

总之,糖皮质激素在机体内同时通过上述三个途径发挥作用,最终表现为临床上的抗炎、免疫抑制药理效应。

第二节　临床合理应用

糖皮质激素除替代疗法外,常用于抢救危重患者及用其他药物不能控制或缓解的慢性疾病。必须指出,它只能缓解疾病症状,不能根治,且疾病易复发,故应使用综合治疗措施。对用其他药物已有一定疗效的慢性疾病,均不应首先选用糖皮质激素治疗。对于需要长期使用糖皮质激素的疾病,必须逐步试出最小有效剂量。

一、适应证和禁忌证

(一)适应证

基于糖皮质激素具有抗炎和免疫抑制作用,其在临床上应用较广,但仅能缓解疾病症状,不能根治,且疾病容易复发。临床适应证主要有:

1. **替代疗法**　适用于急、慢性肾上腺皮质功能不全症(包括肾上腺危象和艾迪生病)、脑腺垂体功能减退症及肾上腺次全切除术后。

2. **严重感染**　主要用于严重感染合并毒血症的辅助治疗,如中毒性痢疾、重症伤寒、中毒性肺炎、结核性脑膜炎、心包胸膜炎、暴发型流行性脑脊髓膜炎、暴发型肝炎等;但必须以合用足量有效抗生素为前提,用来缓解炎症反应,保护心、脑、肾、肝等重要器官,帮助患者度过危险期。也用于预防或减少炎症后组织粘连或瘢痕形成等后遗症,如非特异性眼炎、心包炎、胸膜炎、损伤性关节炎、睾丸炎及烧伤等。病毒性感染一般不用,但为了迅速控制症状和减轻后遗症,也可用于某些病毒性感染,如 SARS(severe acute respiratory syndromes,严重急性呼吸道综合征)病毒引起的传染性非典型肺炎。

3. **自身免疫性疾病**　对诸如风湿热、风湿性心肌炎、风湿性及类风湿关节炎、系统性红斑狼疮、结节性动脉周围炎、多发性肌炎、皮肌炎、硬皮病、重症肌无力、自身免疫性贫血和肾病综合征等,在采用综合疗法的同时,可适当使用糖皮质激素用于缓解症状。

4. **过敏性疾病**　如顽固性荨麻疹、枯草热、血清病、血管神经性水肿、过敏性鼻炎、严重药物过敏、过敏性皮炎、输液、输血反应、支气管哮喘和过敏性休克等,通过糖皮质激素的抗炎和免疫抑制作用,迅速缓解症状。需要强调的是,对严重过敏性反应的患者,应首先选用肾上腺素。

5. **各种原因引起的休克**　应用糖皮质激素有助于帮助患者度过危险期。

6. **血液系统疾病**　糖皮质激素可用于急性淋巴细胞白血病、恶性淋巴瘤、再生障碍性贫血、粒细胞减少症、血小板减少症等。

7. **其他**　用于关节炎、滑膜炎、天疱疮、剥脱性皮炎、溃疡性结肠炎、甲状腺危象及器官移植术后的排斥反应等的治疗。

(二)禁忌证

1. 肾上腺皮质功能亢进症(库欣征)。

2. 严重精神病史和癫痫。

3. 病毒感染如水痘、麻疹及真菌感染。

4. 活动性消化性溃疡病。

5. 新近胃肠吻合术、骨折及创伤修复期。

6. 单纯疱疹性角膜炎、角膜溃疡及接种牛痘。

7. 严重骨质疏松症。

8. 严重高血压、动脉硬化、中度以上糖尿病、心与肾功能不全者。

9. 妊娠早期(怀孕15天～3个月)和产褥期。

当适应证与禁忌证并存时,应全面分析,充分权衡利弊,慎重决定。

ER13-3

图片:ER13-3
糖皮质激素适应证

二、给药方法

根据疾病和患者的具体情况以及此类药物的作用特点和不良反应,选用适当的药剂,确定适宜的给药方法和疗程,并随时调整剂量。糖皮质激素可口服、肌注和静脉给药。给药时要考虑肾上腺皮质激素分泌的昼夜节律性,充分发挥药物疗效,减少不良反应。其疗程和用法可分为如下几种。

1. **大剂量冲击疗法**　适用于抢救危重患者,如中毒性感染及各种休克、暴发性感染、哮喘持续状态、过敏性喉头水肿等,采用肌注或静脉滴注给药,一般疗程不超过3天(最多5天)。对休克有主张应用超大剂量,每次静脉滴注氢化可的松1.0g,每日4~6次。

2. **一般剂量长期疗法**　口服给药,适用于反复发作、累及多种器官的慢性病,如系统性红斑狼疮、类风湿关节炎、寻常型天疱疮、结核性胸膜炎、结核性脑膜炎、剥脱性皮炎、中心性视网膜炎、各种恶性淋巴瘤,淋巴细胞白血病、血小板减少性紫癜、溶血性贫血、肾病综合征、顽固性支气管哮喘等,疗程需数月或更久。

3. **隔日疗法**　口服给药,对某些慢性疾病,需较长期用药时,依据肾上腺皮质激素分泌的昼夜节律性,可采用隔日一次给药法,即在隔日早晨一次性给予两日总药量,以减少对内源性糖皮质激素分泌的抑制。

4. **小剂量替代或补充疗法**　口服给药,用于腺垂体功能减退、艾迪生病及肾上腺皮质次全切除术后。

5. **局部用药**　可用于眼病、皮肤病、口腔黏膜病以及关节内注射等。

6. **合理停药及用药量的选择**　冲击疗法可以骤然停药;长程疗法在产生疗效后不能骤然停药,应逐渐减量至最小维持量,其过程可分为治疗、减量和维持阶段。在治疗阶段,用量大小以病情轻重而定,如泼尼松,轻、中度症状者,可为20~40mg/d;重度症状者,可为40~60mg/d;危重患者,可用100~200mg/d。治疗时间以病情被控制为准。在减量阶段(向维持量过渡),用量较大者,可每3~5天减1次,一次减20%左右;用量不大而疗程较长者,可每10~14天减1次,一次减5%~10%左右。在维持阶段,用量多少以病情而定,为减少不良反应,应尽可能减低。维持量的给药法有两种:①每晨给药法,即每晨7~8时1次给予。此法用于短效作用者,如可的松、氢化可的松等;②隔日给药法,即隔日早晨7~8时一次性给予两日总药量,此法适用于中效作用的皮质激素,如泼尼松、泼尼松龙。

三、不良反应

糖皮质激素不良反应有两大类,即长期大量应用所引起的不良反应和停药反应。

(一)长期大量应用所引起的不良反应

1. **医源性肾上腺皮质功能亢进症(库欣征)**　是指长期应用超生理剂量糖皮质激素所致糖代谢和水盐代谢紊乱的后果,其主要表现有:满月脸、向心性肥胖、肌无力及肌萎缩、皮肤变薄、痤疮、多毛、水肿、低血钾、糖尿、易感染等。停药后症状可自行消失。

2. **肌萎缩、骨质疏松、骨缺血性坏死**　糖皮质激素可加速蛋白质分解并同时减少其合成,出现负氮平衡,使肌萎缩和骨形成障碍;同时糖皮质激素还有促进甲状旁腺激素(parathyroid hormone,PTH)合成和分泌的功能,从而抑制成骨细胞活动,使破骨细胞活动增加,抑制骨基质合成,增加钙、磷排泄,减少小肠对钙吸收,造成骨质疏松,儿童和绝经期妇女更易发生。因此,宜补充维生素D与钙盐防止骨质疏松。

3. **诱发或加重感染**　由于糖皮质激素可降低机体防御能力,长期应用能诱发感染或使体内潜在的感染灶扩散。

4. **诱发或加重溃疡**　由于糖皮质激素能增加胃酸与胃蛋白酶的分泌,抑制胃黏液生成,阻碍组织修复及减弱前列腺素对胃壁的保护功能,故可诱发或加重胃、十二指肠溃疡,甚至造成消化道出血或穿孔。

5. **致畸**　糖皮质激素能抑制DNA合成和细胞分裂,从而有潜在的致胎儿发育畸形可能。

6. 青光眼和白内障 全身和局部给予糖皮质激素可导致眼内压升高，诱发青光眼或使青光眼恶化。眼内压升高可能与糖皮质激素使前房角小梁网状结构的胶原束肿胀，前房角缩小，房水回流受阻有关。全身和局部长期使用糖皮质激素，可导致白内障。白内障的产生可能与糖皮质激素抑制晶状体上皮 Na^+-K^+ 泵功能，导致晶体纤维积水和蛋白质凝集有关。

7. 诱发精神症状 糖皮质激素对自主神经系统有明显的兴奋作用，长期大量使用，常可引起失眠、欣快、激动、幻觉、精神紊乱等不良反应，甚至可以诱发精神病；小儿则可诱发惊厥。

8. 延缓伤口修复 糖皮质激素能抑制成纤维细胞增殖，从而影响创口愈合。

（二）停药反应

1. 医源性肾上腺皮质功能不全 长期应用超过生理水平的糖皮质激素，可产生负反馈作用，使下丘脑-垂体-肾上腺皮质轴抑制，从而导致腺垂体分泌 ATCH 减少，进而使内源性肾上腺皮质功能减退甚至萎缩；减量过快或骤然停药，内源性肾上腺皮质激素不能立即补充，患者出现恶心、呕吐、食欲减退、肌无力、低血糖、低血压等肾上腺皮质功能不全症状。医源性肾上腺皮质功能不全常需要数月甚至1～2年才能恢复。

2. 反跳现象及停药症状 长期用药因减量太快或者突然停药，可能由于产生依赖或病情未充分控制，导致原发病复发或加重的现象，称为"反跳现象"。此外，有些患者还出现一些原来疾病没有的症状，如肌痛、肌强直、关节痛、疲乏无力、情绪消沉、发热等，称为"停药症状"。

四、注意事项

长期大量使用糖皮质激素会出现严重的不良反应，且不良反应的发生不仅与患者的生理和病理有关，更取决于用量及疗程的长短，临床使用时应注意以下事项：

1. 严格掌握适应证，应尽量避免长期大量用药；强调个体化用药，随时调整剂量。对有精神病家族史、结核病、真菌感染等患者慎用。

2. 长期大量使用时，为防止骨质疏松及肌萎缩等，应增加蛋白质摄入量，减少糖摄入，补充钙剂、钾盐及维生素 D，必要时应用同化激素（睾酮衍生物，具有促进蛋白质合成、减少氨基酸分解而同时仅有较弱的雄激素作用）。

3. 用于严重感染引起的毒血症，一定要与足量有效抗生素合用。

4. 长期大量使用、特别是眼局部应用时，应定期监护眼内压的变化。

5. 长期大量用药拟停药时，应缓慢减量；尽量减低每日维持量或采用隔日给药法；在停药数月或更长期间内，如遇应激情况，应及时足量给药。

6. 严重肝功能不良者，不宜使用可的松或泼尼松，因其要在肝内转化为有活性的氢化可的松或泼尼松龙。

7. 注意药物相互作用，如：糖皮质激素与噻嗪类排钾利尿药或两性霉素 B 合用更易引起低血钾；与洋地黄类强心药合用易引起洋地黄过量，从而引起心律失常；与水杨酸类药物合用更易发生溃疡及出血；糖皮质激素可以升高血糖，减弱降糖药或胰岛素的作用。

8. 高血压患者，慎用大剂量或不宜长期使用糖皮质激素，因为糖皮质激素可以升高血压。

第三节　常用糖皮质激素类药

氢化可的松　Hydrocortisone

又名皮质醇，为人工合成药。

【药理作用】 属短效糖皮质激素类药，钠潴留作用较强；口服可迅速从消化道吸收，约1～2小时后血药浓度达高峰；一次性口服给药 20mg 能维持有效活性 8～12 小时，血浆 $t_{1/2}$ 为 1.5 小时；血浆蛋白结合占 90%，具有生物活性的游离型占 10%；也可经皮肤吸收，破损处吸收更快。

【临床应用】 ①口服用于急慢性肾上腺皮质功能不全症替代疗法首选药物；②静脉注射用于抢救各种原因引起的急性肾上腺皮质功能减低危象；③各种感染引起的中毒症状及休克，可改善

图片：ER13-5 氢化可的松化学结构

危重病例一般情况；④严重过敏，如过敏性休克、输液、输血反应，支气管哮喘持续状态；⑤关节炎、腱鞘炎局部注射或眼部非特异性炎症时滴用。

静脉滴注：每日 100～300mg，稀释在注射用生理盐水或 5% 葡萄糖 500mL 中滴注。局部注射：1 次 0.5～2mL，相当于 12.5～50mg。

【不良反应】 参阅糖皮质激素。

【注意事项】 本品注射剂为稀醇溶液，必须充分稀释至 0.2mg/mL 后供静脉滴注。有中枢神经系统抑制或肝功能不全者应慎用，肝功能衰竭者禁用。需要大剂量时，应改用氢化可的松琥珀酸钠。

【制剂规格】 片剂：醋酸氢化可的松 5mg、10mg、20mg；注射剂：氢化可的松注射液：2mL：10mg，5mL：25mg，20mL：100mg；醋酸氢化可的松注射液：5mL：125mg；注射用氢化可的松琥珀酸钠 135mg（相当于氢化可的松 100mg）；眼膏：0.25%～2.5%；软膏：0.5%，1%，2%，2.5%。

泼尼松 Prednisone

又称强的松。

【药理作用】 属中效糖皮质激素类药，具有较强的抗炎和抗过敏作用，抑制结缔组织增生，降低毛细血管壁和细胞膜的通透性，减少炎性渗出，并能抑制组胺等形成和释放。钠潴留及促进钾排泄作用小，副作用较少，为临床较常用的糖皮质激素类药。泼尼松在体内需经肝脏将第 11 位酮基还原为羟基，转化为氢化泼尼松（泼尼松龙）后，才能发挥药理作用。血浆蛋白结合率约 70%，血浆 $t_{1/2}$ 约为 1 小时，游离型和结合型代谢产物均随尿中排出，部分以原形排出，少部分可经乳汁排出。

【临床应用】 ①严重急性细菌感染伴明显中毒症状及休克；②自身免疫性疾病，如红斑狼疮、风湿病等；③严重变态反应性疾病；④肾病综合征；⑤严重支气管哮喘；⑥急性淋巴细胞白血病、恶性淋巴瘤等；⑦某些严重的皮肤病，如各类天疱疮、剥脱性皮炎、神经性皮炎和湿疹等；⑧口腔黏膜疾病，如药物过敏性口炎、糜烂型扁平苔藓、白塞病、严重复发性阿弗他溃疡等。

口服起始剂量 1 次 15～40mg，必要时可增加到 60mg，分 2～4 次；维持量每日 5～10mg。

【不良反应】 长期大量使用可引起：①有皮质醇增多症表现；②加重或并发感染；③加重或诱发消化道溃疡；④血糖、血压升高；⑤骨质疏松。

【注意事项】 ①本品需经肝脏代谢活化为氢化泼尼松后才能显效，故肝功能不良者不宜使用；②长期疗法产生疗效后不能突然停药，应逐渐减量至最小维持量；③用药期间宜控制钠盐摄入量并同时补充氯化钾等；④由于其盐皮质激素活性很弱，故不适合原发性肾上腺功能不全症；⑤药物相互作用：与非甾体消炎镇痛药合用可加强致溃疡作用；与两性霉素 B 或碳酸酐酶抑制剂合用，可加重低钾血症；长期与碳酸酐酶抑制剂合用，易发生低血钙和骨质疏松；与同化激素合用，可增加水肿的发生率及使痤疮加重；与抗胆碱能药（如阿托品）长期合用，可致眼压增高；与三环类抗抑郁药合用可使精神症状加重；与降糖药如胰岛素合用时，因可使糖尿病患者血糖升高，应适当调整降糖药剂量；甲状腺激素可使其代谢清除率增加，故甲状腺激素或抗甲状腺药与其合用，应适当调整后者的剂量；与强心苷合用，可增加洋地黄毒性及心律不齐的发生；与排钾利尿药合用，可致严重低血钾，并由于水钠潴留而减弱利尿药的排钠利尿效应；与免疫抑制剂合用，可增加感染的危险性，并可能诱发淋巴瘤或其他淋巴细胞增生性疾病；可增加异烟肼在肝脏代谢和排泄，降低异烟肼的血药浓度和疗效。

【制剂规格】 片剂：醋酸泼尼松片 2.5mg，5mg，10mg，20mg；眼膏：醋酸泼尼松眼膏 0.5%。

泼尼松龙 Prednisolone

又称强的松龙，氢化泼尼松。

【药理作用】 属中效糖皮质激素类药，为泼尼松的活性形式，作用和特点与泼尼松极相似。口服极易由消化道吸收，口服后约 1～2 小时血药浓度达高峰，血浆 $t_{1/2}$ 为 2～3 小时。与血浆蛋白结合率略低于氢化可的松，游离型和结合型代谢产物自尿中排出，部分以原形排出，少部分可经乳

图片：ER13-6 泼尼松化学结构

图片：ER13-7 泼尼松龙化学结构

汁排出。

【临床应用】 参见泼尼松。口服：起始剂量按病情轻重缓急每日15~40mg，必要时可加量到60mg，分次服用；病情稳定后应逐渐减量，维持量5~10mg；小儿开始用量按体重每日1mg/kg。肌内注射：每日10~40mg，必要时可加量。静脉滴注：每次10~20mg加入5%葡萄糖注射液500mL中。静脉注射：用于危重患者，每次10~20mg，必要时重复。关节腔内一次性注射混悬液5~50mg，用量依关节大小而定。

【不良反应】 本品副作用比氢化可的松小（参见泼尼松）。

【注意事项】 参见泼尼松。

【制剂规格】 片剂：醋酸泼尼松龙片5mg；注射剂：醋酸泼尼松龙注射液5mL：125mg；乳膏：醋酸泼尼松龙乳膏0.5%。

甲泼尼龙 Methylprednisolone

又称甲基强的松龙。

【药理作用】 属中效糖皮质激素类药，为泼尼松龙 C_6 位加甲基的衍生物，抗炎、抗过敏作用强于泼尼松龙。$t_{1/2}$ 为30分钟，血药浓度达峰值后迅速下降。

【临床应用】 用于危重型系统性红斑狼疮、重症多肌炎、皮肌炎、血管炎、哮喘急性发作、严重急性感染及器官移植术前后。

口服：开始时一般为每日16~40mg，分次服用。维持剂量为每日4~8mg。静脉滴注或静脉注射：一般剂量：每次10~40mg。最大剂量：可用至按体重30mg/kg，大剂量静脉输注时速度不应过快，应至少用30分钟给药，必要时每隔4小时可重复用药。静脉冲击法：800~1 000mg加入5%葡萄糖注射液200~500mL，每日滴注1次，4小时以内滴完，连续3天。

【不良反应】 大剂量可致心律失常。其他参阅糖皮质激素。

【注意事项】 ①妊娠期及哺乳期妇女慎用。②大剂量（>0.5g）而又快速注射或静脉滴注有可能引起心律不齐甚至循环衰竭。③用于败血症休克疗效不确切，而且可能增加患者病死率。若长期治疗后需停药时，建议逐渐减量，不可突然停药。④用药时可能掩蔽感染症状或并发新感染。

【制剂规格】 片剂：甲泼尼龙片2mg，4mg；注射剂：注射用甲泼尼龙琥珀酸钠40mg，125mg，500mg。

地塞米松 Dexamethasone

又称氟美松。

【药理作用】 属长效糖皮质激素药，是氢化泼尼松的氟化衍生物。其抗炎、抗过敏作用均比泼尼松更强，而对水钠潴留和促进排钾作用较轻微；对下丘脑-垂体-肾上腺皮质轴的抑制作用强。极易从消化道吸收，血浆蛋白结合率低，血浆 $t_{1/2}$ 约为3小时；地塞米松磷酸钠或地塞米松醋酸酯肌内注射后，血药峰浓度分别为1小时和8小时。临床上常用于抗炎抗过敏。

【临床应用】 ①治疗各种重症感染合并休克或明显中毒症状；②降低颅内压，缓解脑水肿；③高血压型先天性肾上腺皮质增生的治疗，用来抑制垂体ACTH的分泌，因其几乎没有钠潴留作用；④小剂量和大剂量抑制试验可用于协助库欣综合征的诊断和病因鉴别诊断；⑤抗炎、抗过敏，如活动性风湿病、类风湿关节炎、全身性红斑狼疮等胶原性疾病、严重支气管哮喘、皮炎等多种过敏性疾病等；⑥可用于预防新生儿呼吸窘迫综合征；⑦可减少阻生智齿拔牙创面的肿胀；⑧贴片可用于口腔黏膜溃疡。

口服：开始每次0.75~1.5mg，每日2~4次；维持量，每日0.5~0.75mg。肌内注射（醋酸地塞米松注射液）或软组织劳损时局部注射：每次8~16mg，间隔2~3周1次。静脉滴注地塞米松磷酸钠注射液：每次2~20mg，2~6小时可重复给药，但不易超过72小时。关节腔内一次性注射0.8~4mg，按关节腔大小而定。

【不良反应】 ①对下丘脑-垂体-肾上腺轴抑制作用较强，大剂量易引起库欣综合征；②长期大量应用可诱发胃溃疡、糖尿病、骨质疏松、肌无力、精神症状及精神病等。

【注意事项】　①不能单独用于原发性肾上腺皮质功能不全症的替代治疗；②长期大量使用须注意观察血糖、血压及有无精神症状；③局部用药也不宜久用。

【制剂规格】　片剂：醋酸地塞米松片 0.75mg，醋酸地塞米松口腔贴片 0.3mg；注射剂：地塞米松磷酸钠注射液 1mL：2mg，1mL：5mg；软膏或乳膏：0.05%～0.1%。

倍他米松　Betamethasone

又称 β- 米松、β- 美松、贝皮质醇、贝氟美松。

【药理作用】　属长效糖皮质激素药，为地塞米松的差向异构体（C16 的甲基为 β 位），抗炎作用较地塞米松强 2.5 倍，且作用迅速、副作用较少。本品 0.3mg 疗效与地塞米松 0.75mg、泼尼松 5mg 或可的松 25mg 相当。

【临床应用】　现多用于治疗活动性风湿病、类风湿关节炎、系统性红斑狼疮、严重支气管哮喘、严重皮炎、急性白血病等；也用于某些感染的综合治疗。

口服：成人每日 0.5～2mg，分 2 次服用；维持量为每日 0.5～1mg。

【不良反应】　本品不良反应较少，潴钠作用微弱，但其作用时间长，对生长的抑制作用较强，对下丘脑 - 垂体 - 肾上腺皮质轴的抑制作用较短效糖皮质激素类药明显。

【注意事项】　本品不宜长期应用，尤其对小儿，因其可抑制生长。本品潴钠作用微弱，故不宜用于肾上腺皮质功能不全的替代治疗。

【制剂规格】　片剂：每片 0.5mg；注射剂：注射用倍他米松磷酸钠 5.26mg（相当于倍他米松 4mg）；倍他米松磷酸钠注射液：1mL：2.63mg，1mL：5.26mg。

曲安奈德　Triamcinolone Acetonide

又称曲安缩松。

【药理作用】　属长效皮质激素类药，抗炎、抗过敏作用均比氢化可的松、泼尼松强而持久，副作用小。血浆 $t_{1/2}$ 约为 5 小时。血浆蛋白结合率比氢化可的松要小。肌注后数小时内呈效，经 1～2 天达最大效应，作用可维持 2～3 周。

【临床应用】　①神经性皮炎、湿疹、牛皮癣等皮肤疾病；②支气管哮喘；③关节痛（滑膜炎）、肩周炎、腱鞘炎、急性扭伤、慢性腰腿痛等；④眼科炎症；⑤口腔黏膜充血、糜烂面、溃疡、肉芽肿性唇炎、口腔黏膜慢性感染性疾病；⑥过敏性鼻炎。

肌内注射：每周 1 次，20～100mg；皮下或关节腔注射：用量酌情决定，一般为 2.5～5mg；皮损部位可分数个部位注射，每处剂量为 0.2～0.3mg，每日剂量不超过 30mg，一周总量不超过 75mg；外用：软膏、乳膏局部涂布。滴眼剂：每日 1～4 次；气雾剂：每日 3～4 次。

【不良反应】　比较少见，可有：①荨麻疹、支气管痉挛；②抑郁、厌食、体重下降；③长期使用于眼部可引起眼内压升高；④关节腔内注射可能引起关节破坏。

【注意事项】　①孕妇及哺乳期妇女忌用；②病毒性、结核性或急性化脓性眼病患者忌用；③注射前药液需充分摇匀，注射部位不要太浅，以免局部肌肉萎缩；④不可静脉注射；⑤与氯喹配伍可出现剥脱性红皮病。

【制剂规格】　注射剂：曲安奈德注射液 1mL：40mg；2mL：80mg；气雾剂：0.1%；软膏、乳膏、滴眼剂：0.025%，0.1%，0.5%；洗剂：0.025%；0.1%。

（甘业华　郑利光）

参考文献

1. 卫生部办公厅. 卫办医政发［2011］23 号. 糖皮质激素类药物临床应用指导原则［S］, 2011.
2. 国家药典委员会. 中华人民共和国药典临床用药须知（化学药和生物制品卷）［M］. 2015 年版. 北京：中国医药科技出版社, 2017.
3. LOWENBERG M, STAHN C, HOMMES DW, et al.Novel insights into mechanisms of glucocorticoid action

（图片：ER13-10 倍他米松化学结构）

（图片：ER13-11 曲安奈德化学结构）

学习笔记

and the development of new glucocorticoid receptor ligands[J]. Steroids 2008；73（9-10）：1025-1029.

4. Barnes PJ.Glucocorticosteroids：current and future directions[J]. Br J Pharmacol，2011，163（1）：29-43.

5. De Bosscher K，Haegeman G.Minireview：latest perspectives on antiinflammatory actions of glucocorticoids[J]. Mol Endocrinol，2009，23（3）：281-291.

第十四章　免疫调节药

>> 提要

随着器官移植、自身免疫性疾病、难治性感染以及肿瘤的发病率增高，免疫调节药在临床的应用越来越广泛。对于口腔疾病，如大部分口腔黏膜病与免疫功能紊乱密切相关。本章重点介绍临床常用免疫抑制药和免疫增强药的药理作用特点、临床应用范围及不良反应等，以利于该类药物的合理选择与应用。

免疫调节药是指能通过影响机体的免疫应答反应和免疫病理反应而增强或抑制机体免疫功能的药物。因此，该类药物可分为两类，一类是免疫抑制药（immunodepressant），主要用于治疗变态反应、自身免疫性疾病及器官移植的排斥反应等；另一类是免疫增强药（immunopotentiator），主要用于增强免疫缺陷性疾病患者、难治性感染以及肿瘤患者的免疫力。

第一节　免疫抑制药

免疫抑制药为非特异性抑制机体免疫系统的药物，其共同特点是：多数对机体免疫系统的作用缺乏特异性和选择性，在抑制免疫病理反应的同时又干扰正常免疫应答反应，既抑制体液免疫，又抑制细胞免疫。目前，免疫抑制药已广泛用于临床，但值得注意的是，该类药物具有较严重的不良反应。共同的不良反应包括：①长期用药显著降低机体抗感染能力；②有致畸和导致不育的危险；③增加长期用药患者的肿瘤发病率。因此，须严格掌握该类药物的适应证和禁忌证，谨慎使用。糖皮质激素类药已在第十三章中详细叙述，故本节重点介绍其他免疫抑制药。

环孢素　Ciclosporin

又名环孢霉素 A，环孢多肽 A。

【药理作用】　该品是由真菌 *Tolypocladium inflatum* 培养液中分离得到的中性环多肽混合物，由十一种氨基酸组成。主要抑制 T 细胞功能，可选择性地及可逆性地改变淋巴细胞功能，通过抑制钙调磷酸酶的活性来抑制 T 细胞活化，减少白介素 -2、干扰素等细胞因子的产生，抑制自然杀伤细胞的活力。口服吸收慢且不完全，个体差异大，达峰时间 3～4 小时，血浆蛋白结合率 90%，生物利用度 20%～50%；主要在肝内代谢，经胆汁随粪便排出，消除半衰期 $t_{1/2}$ 为 6～30 小时。

【临床应用】　①主要用于肾、肝、心、肺、骨髓移植的抗排斥反应；②对一些自身免疫性疾病如系统性红斑狼疮、类风湿关节炎、肾病综合征、皮肌炎、多发性肌炎、重症肌无力、银屑病、白塞病、天疱疮等有一定疗效；③局部使用对口腔扁平苔藓、盘状红斑狼疮、季节性角膜结膜炎等有效。用于器官移植，于移植前 4～12 小时，口服，每日 8～10mg/kg，分次于餐前服用，持续到手术后 1～2 周，然后逐步减量，每日减量 2mg/kg，达到每日 2～6mg/kg 的维持量。静脉滴注，仅用于不能口服的患者，每日 3～5mg/kg，用 0.9% 氯化钠注射液或 5% 葡萄糖稀释 20～100 倍，在 2～6 小时内缓慢滴入。用于自身免疫性疾病，口服，每日 2.5～5mg/kg，根据病情调整剂量和疗程。

【不良反应】　①常见有厌食、恶心、呕吐、震颤等；②可引起肝肾损害，高血压，中枢神经症状；③易继发感染；④发生继发肿瘤的概率提高；⑤大剂量快速静脉注射可引起抽搐、癫痫样症状；⑥其他可有多毛症、牙龈增生等。

【注意事项】　①严格控制用药剂量及血浆药物浓度；②用药期间应监测血药浓度、血常规、肝、肾功能、血压、电解质等；③1岁以下婴儿及过敏者禁用，高血压未经控制患者禁用；孕妇及哺乳期妇女慎用；④不得同时使用有肾毒性的药物，大环内酯类抗生素、喹诺酮类抗生素、酮康唑、氟康唑、伊曲康唑等可加重其肝肾毒性，而苯巴比妥、苯妥英钠、利福平等可降低其药效。

【制剂规格】　胶囊剂：10mg，25mg，50mg，100mg；微乳化软胶囊：10mg，25mg，50mg，100mg；口服液：50mL∶5g；静脉滴注浓缩液：5mL∶250mg。

他克莫司　Tacrolimus

又名他克罗姆。

【药理作用】　①该品是从放线菌 Streptomyces tsukubaensis 中提取的大环内酯类抗生素，其免疫抑制作用较环孢素强，作用机制与环孢素相似，主要抑制T淋巴细胞活性，可抑制白介素-2、白介素-3、干扰素-γ等细胞因子的合成；②可抑制B细胞的增殖反应，抑制其产生免疫球蛋白的能力；③该品肝毒性较环孢素小，且有刺激肝细胞再生的作用；④一般有效血药浓度为5～20ng/mL，口服吸收不完全，血药浓度达峰时间0.7～6小时，半衰期个体差异大，3.5～50小时。血浆蛋白结合率>98%，生物利用度为21%，大部分在肝内代谢，经粪便胆汁排出。

【临床应用】　可作为肝移植患者的首选免疫抑制药，对其他免疫抑制药耐药者可选用本品。还可用于治疗某些自身免疫性疾病如类风湿关节炎、溃疡性结肠炎、系统性红斑狼疮、银屑病、白塞病等。用于器官移植，首次剂量宜在肝移植后24～48小时内给药。口服给药，肝移植患者每日0.075～0.15mg/kg，分2次服用；肾移植患者每日0.05～0.25mg/kg，分2次服用。静脉滴注主要用于不能口服给药者，需用5%葡萄糖注射液或0.9%氯化钠注射液稀释后才可使用，肝移植患者，每日0.01～0.05mg/kg；肾移植患者，每日0.05～0.1mg/kg，24小时持续给药，疗程一般不超过7天。局部用药主要用于皮肤或黏膜病损，如皮肤红斑狼疮、遗传性过敏性皮炎、口腔扁平苔藓等，可根据病情调整剂量和疗程。

【不良反应】　①主要有急慢性肾毒性，钙通道阻滞剂对本品所致的急性肾毒性有良好的拮抗作用；②其他常见的有震颤、思维紊乱、失眠、视力障碍、感觉异常、高血压、恶心、呕吐、腹泻、骨质吸收、烧灼感、瘙痒等；③对胰岛细胞有毒性作用，可致高血糖。

【注意事项】　①孕妇、哺乳期妇女、细菌或病毒感染者、对本品过敏者禁用；②高血压、糖尿病、心绞痛及肾功能不全者慎用；③用药剂量应根据临床诊断和血药浓度监测结果进行相应调整。

【制剂规格】　胶囊剂：0.5mg，1mg，5mg；注射液：1mL∶5mg；外用软膏剂：3mg∶10g，10mg∶10g。

吗替麦考酚酯　Mycophenolate Mofetil

又名麦考酚吗乙酯，霉酚酸酯，麦考酚酸酯。

【药理作用】　①本品为麦考酚酸的半合成酯类衍生物；②对淋巴细胞有高度的选择性，可通过抑制淋巴细胞的增殖抑制免疫反应；③可抑制B细胞增殖，抑制抗体形成，降低黏附分子活性；④抑制血管平滑肌增殖是本品的特殊作用；⑤口服吸收快而完全，体内迅速在肝脏代谢为活性产物霉酚酸，霉酚酸血浆蛋白结合率为97%，半衰期为11～17.9小时，生物利用度为94%；⑥代谢产物大部分通过肾小管排泄，少量从粪便中排出。

【临床应用】　本品用于防治各类器官移植的排斥反应，还可用于治疗某些自身免疫性疾病，如难治性类风湿关节炎、系统性红斑狼疮、原发性肾小球肾炎、银屑病、血管炎等，也尝试用于治疗白塞病。预防移植排斥反应，于移植72小时内开始服用，1次1g，每日2次；治疗难治性排斥反应，1次1.5g，每日2次；对有严重慢性肾功能损害的患者，用量不可超过1次1g，每日2次；治疗自身免疫性疾病，每日1.5g，分3次服用，持续2～3个月，待症状改善后改为每日1.0g，维持6～9个月。可与糖皮质激素、环孢素等免疫抑制药联合使用。

动画：ER14-2
他克莫司药理作用

学习笔记

【不良反应】 ①吗替麦考酚酯的短期副作用较环磷酰胺及环孢素 A 等其他免疫抑制剂为轻,但仍应密切观察;②常见消化道症状,如轻度的恶心,偶有呕吐、腹泻,严重的也可发生胰腺炎和出血性胃炎,但其副作用有自限性,停药后可恢复;③血液系统损害最常见的表现是贫血和白细胞减少;④常见的感染性并发症是尿路感染、系统感染、巨细胞病毒和疱疹病毒感染;⑤偶见皮疹、高血尿酸、高血钾、肌痛或嗜睡等。

【注意事项】 ①孕妇、哺乳期妇女和对本品过敏者禁用;②用药期间避免使用减毒活疫苗;③用药期间应定期进行全血细胞计数检查,若发现中性粒细胞减少,应减量或停药;④消化系统疾病,如胃溃疡患者慎用。

【制剂规格】 胶囊剂:250mg,500mg;片剂:250mg,500mg;注射剂:500mg/支。

硫唑嘌呤　Azathioprine

【药理作用】 ①为巯嘌呤的咪唑衍生物,在体内能分解成巯嘌呤,具有嘌呤拮抗作用,为细胞周期非特异性药物;②主要作用于 DNA 合成期,可使 T、B 淋巴细胞的绝对数减少,T 细胞较 B 细胞对本品更敏感,还可对 NK 细胞产生抑制;③可减少免疫复合物在肾的沉积,阻止淋巴细胞释放巨噬细胞刺激因子而抑制炎症反应;④本品口服易吸收,主要在肝转化为巯嘌呤,并迅速进入细胞内转化为几种硫代嘌呤类似物,许多代谢产物均有活性,仅测本品血药浓度一般无参考价值。吸收后分布于全身,但不易进入脑中;⑤主要以代谢物形式、少量以原药和巯嘌呤形式随尿排出。

【临床应用】 用于器官移植时抗排斥反应,同时还应用于多种自身免疫性疾病及肿瘤的治疗。用于器官移植,口服,每日 2~5mg/kg,维持量每日 0.5~3mg/kg;用于系统性红斑狼疮、多发性肌炎、皮肌炎、类风湿关节炎、血管炎等疾病治疗时,常与糖皮质激素联合使用,每日 50~100mg;本品还用于天疱疮、白塞病、干燥综合征、口腔扁平苔藓、复发性阿弗他溃疡等疾病的治疗,常用量为每日 100mg,单用或与糖皮质激素合用。

【不良反应】 ①若长期大剂量使用,可致严重骨髓抑制,粒细胞减少,甚至再生障碍性贫血;②可有中毒性肝炎、胰腺炎、脱发、黏膜溃疡、厌食、恶心、口腔炎等;③可诱发肿瘤;④可增加细菌、病毒和真菌感染的易感性。

【注意事项】 ①肝功能损伤者禁用;②肾功能不全者慎用;③可能致畸胎,孕妇或准备近期内怀孕的妇女禁用本品;④出现皮肤、黏膜出血,血细胞减少,肝肾功能异常及过敏反应时,应立即停药。

【制剂规格】 片剂:25mg,50mg,100mg;注射剂:50mg(以硫唑嘌呤计量)。

甲氨蝶呤　Methotrexate

又名氨甲蝶呤。

【药理作用】 ①为叶酸拮抗剂,免疫抑制作用很强,可抑制细胞免疫与体液免疫,对后者作用更强;②可通过抑制细胞增殖和对组胺等炎症介质的反应而发挥很强的抗炎作用。

【临床应用】 用于治疗自身免疫性疾病如类风湿关节炎、红斑性狼疮、多发性肉芽肿、银屑病及关节炎等。也用于头颈部肿瘤的治疗。从 1 次 5~10mg,每周 1 次开始,渐增至 1 次 15~20mg,1 周 1 次,显效后改为 1 个月 1 次;骨髓移植后抗排斥反应,于移植后第 1、3、7、11、18 天各静脉注射 1 次,剂量 0.5mg/kg,然后改为 1 周 1 次,共半年。

【不良反应】【注意事项】【制剂规格】 参见第七章。

环磷酰胺　Cyclophosphamide

【药理作用】 ①本品是目前烷化剂中作为免疫抑制药应用最多的药物;②淋巴组织对该品的细胞毒作用敏感,因此,该品具有很强的免疫抑制作用。可杀伤抗原敏感淋巴细胞和处于增殖期的淋巴细胞,使血液循环中的淋巴细胞数量减少,抑制自然杀伤细胞的功能,增加机体对特异抗原的免疫耐受性,抑制体液和细胞免疫应答;③具有抗炎作用。

【临床应用】 用于治疗多种自身免疫疾病如类风湿关节炎、系统性红斑狼疮、多发性肉芽肿、溃疡性结肠炎、儿童肾病综合征等，口服，每日 2mg/kg，长期服用可明显改善症状，控制疾病发展进程。与糖皮质激素合用治疗天疱疮的疗效较好。

【不良反应】【注意事项】【制剂规格】　参见第七章。

雷公藤多苷　Tripterygium Glycosides

【药理作用】　①抗炎和较强的免疫抑制作用：拮抗和抑制炎症介质的释放，抑制 T 细胞的功能，抑制 IL-1 的分泌，抑制分裂原及抗原刺激的 T 细胞分裂与增殖。②本品为复合物，尚无人体药代动力学报告。动物实验显示，本品以小肠吸收为主，吸收部分以原形或代谢产物经肾脏排泄，少量经胆汁排泄。小鼠体内代谢缓慢，半衰期为 58.6 小时。

【临床应用】　本品主要用于类风湿关节炎、结缔组织病、肾病综合征等，口腔用于白塞病，复发性口腔溃疡以及干燥综合征等。成人每日 1～1.5mg/kg，分 4 次口服，病情控制后可减量或采用间歇疗法，疗程视病情和病种而定。

【不良反应】　①本品对生殖系统有明显影响，可导致女性月经紊乱，甚至闭经，男性精子减少等症，有可能难以恢复；②可有恶心、呕吐、腹泻等消化系统反应，一般可耐受；③偶见骨髓抑制，白细胞、血小板减少。

【注意事项】　①育龄患者慎用；②孕妇和哺乳期患者禁用；③向患者说明本品可影响性器官功能。

【制剂规格】　片剂：每片 10mg。

沙利度胺　Thalidomide

又名反应停。

【药理作用】　①免疫抑制，免疫调节作用；②通过抑制和下调促进血管生长的细胞因子来发挥抑制血管新生的作用；③能稳定溶酶体膜，抑制 TNF-α 的生成，影响炎症组织的白细胞外渗，产生抗炎作用；④镇静剂，对各型麻风反应有一定疗效；⑤口服吸收好，血药浓度峰值时间约 2 小时，药物相互作用危险性小，药物分布及代谢个体差异甚微。

【临床应用】　用于复发频繁的、严重的复发性阿弗他溃疡：口服，每日 50～100mg，睡前一次性服用；用于白塞病：每日 100～200mg，待症状控制后用小剂量（25～50mg）维持 2 个月；用于口腔扁平苔藓：有报道 1% 的沙利度胺糊剂对糜烂型口腔扁平苔藓有效；还可用于天疱疮、副肿瘤性天疱疮的治疗。

【不良反应】　①可致畸胎，一般发生在妊娠前 3 个月，尤其是第 45～55 天；②头昏、嗜睡、直立性低血压、口干、皮肤干燥、便秘、食量增加，少数患者可出现肌无力、发热、皮疹、水肿、低血压、心率过慢等；③长期大剂量使用本品，当总剂量达 40g 以上时可出现多发性神经炎，停药后仍较难恢复，故在临床上应早期做神经电生理学检查，若有异常应立即减量或停药。

【注意事项】　①对本品过敏者、妊娠期妇女禁用；②育龄妇女需采取有效的避孕措施才可服用，停药 6 个月以上方可怀孕；③中性粒细胞减少者、癫痫病史者、驾驶员、高空作业者慎用；④用于心血管病高发患者时需注意其心衰及血栓形成情况，患者服用 β 受体拮抗剂时更应注意；⑤可增加中枢抑制剂的作用，尤其是巴比妥类药物。

【制剂规格】　片剂：25mg，50mg。

第二节　免疫增强药

该类药是单独或同时与抗原使用时能增强机体免疫应答的制剂的总称。免疫增强药能激活一种或多种免疫活性细胞，从而增强机体的免疫功能，可分为四类：①微生物来源药物，如卡介苗等；②人或动物免疫系统产物，如胸腺肽、干扰素等；③人工化学合成药，如左旋咪唑等；④中药及其有效成分，如人参、黄芪、灵芝、香菇多糖、白芍总苷等。免疫增强药适用于治疗原发性或继发性免疫缺陷性疾病、慢性难治性感染以及辅助治疗恶性肿瘤。

胸腺素　Thymosin

又名胸腺肽，胸腺多肽。

【药理作用】　①从小牛或猪胸腺提取纯化的蛋白组分，可促进骨髓多能干细胞转变成 T 淋巴细胞，有增强细胞免疫的功能，而对体液免疫的影响甚微；②可促进细胞迁移、血管形成、抑制 TNF-α 调节的 NF-κB 活化作用。

【临床应用】　用于治疗胸腺发育不全综合征、运动失调性毛细血管扩张症、慢性皮肤黏膜真菌病等免疫缺陷病。对全身性红斑狼疮、类风湿关节炎、静脉溃疡、复发性阿弗他溃疡、口腔扁平苔藓、盘状红斑狼疮、白塞病、干燥综合征等也有一定疗效，也可用于肿瘤患者的辅助治疗。肌内注射，1 次 2～10mg，每日或间日 1 次，1 个月为一疗程。

【不良反应】　不良反应较轻微，偶见发热、皮疹等过敏反应，也有数例本品导致过敏性休克的报道，大剂量静脉滴注可致头痛和胃肠道反应，如恶心、呕吐、腹泻等。

【注意事项】　对有过敏史者或长期停用后再使用者，注射前须作皮试。

【制剂规格】　胸腺素注射液（猪胸腺素）：2mL∶2mg，2mL∶5mg；注射用胸腺肽：2mg。4mg；注射用胸腺肽 α-1 粉剂：1.6mg。

转移因子　Transfer Factor

【药理作用】　①本品是从健康人外周血提取的多核苷酸肽，也可由动物（猪、牛、羊等）外周血、脾及淋巴制备。转移因子无种属特异性，无抗原性；②本品可将供体抗原特异性细胞免疫转移给免疫反应阴性的受体，但不转移体液免疫，并有刺激非特异性免疫的作用，提高受体的细胞免疫功能，使机体的免疫功能紊乱得以纠正。

【临床应用】　本品用于治疗因先天或后天免疫功能低下所致疾病，如病毒或真菌引起的细胞内感染（带状疱疹、流行性乙型脑炎、白色念珠菌病等），对某些免疫性疾病如复发性阿弗他溃疡、白塞病、扁平苔藓、干燥综合征等有一定疗效，对恶性肿瘤有辅助治疗作用。一般采用皮下注射，注射于上臂内侧或大腿内侧腹股沟下端，1 次 1～2U，1 周 1～2 次。

【不良反应】　最常见的不良反应为注射部位的疼痛、红斑及硬结，可有一过性皮疹、发热。有报道本品在治疗魏 - 阿综合征时出现了溶血性贫血和淋巴组织瘤。偶见引起支气管哮喘的典型发作。

【注意事项】　本品为液体型者，在 −20℃保存，有效期 1 年，禁止反复冻融。普通冰箱保存有效期仅 1 个月。冻干型则可在 −10℃保存，有效期 2 年。

【制剂规格】　注射液：2mL∶1U，2mL∶3U；粉针剂：1U，2U，4U；胶囊剂：3mg。

重组人干扰素　Recombinant Human Interferon

【药理作用】　①干扰素是宿主细胞受到病毒感染或干扰素诱生剂等激发后，诱导产生的一类具有多种生物活性的糖蛋白，根据其理化性质及抗原特性可分成 α、β、γ 三种类型。干扰素具有高度种属特异性，只有人的干扰素才对人有效；②本品不直接杀灭病毒，而是作用于靶细胞膜表面的特异性受体后，使抗病毒蛋白基因去抑制，从而抑制病毒的合成和复制；③能增强巨噬细胞、自然杀伤细胞、中性粒细胞的活性，增强和诱导细胞表面主要组织相容性复合物抗原的表达；④最近发现干扰素还具有抑制肿瘤内新生血管形成的作用。

【临床应用】　可用于治疗病毒感染如单纯性疱疹、带状疱疹、流行性腮腺炎、狂犬病、乙型脑炎、乙型肝炎、巨细胞病毒感染等，对恶性肿瘤如淋巴瘤、白血病、多发性骨髓瘤、肝细胞癌、肺癌、直肠癌、黑色素瘤等有一定疗效。皮下或肌内注射，剂量和疗程视具体疾病而定。

【不良反应】　①最常见的不良反应为发热、乏力、头痛、恶心、呕吐、流感样症状等；②偶有嗜睡、精神错乱、血细胞减少、肝功能降低、过敏反应等。有报道认为干扰素对脂质分布有影响，可使甘油三酯水平显著增加，可能导致心脏毒性。

【注意事项】　①对本品有过敏史者禁用；②严重心、肝、肾功能不全，骨髓抑制者禁用；③孕妇、哺乳妇女、婴幼儿慎用。

【制剂规格】 注射用重组人干扰素 α2a 或 α2b：100 万 IU，300 万 IU，500 万 IU；注射用重组人干扰素 β：300 万 IU，600 万 IU，1 200 万 IU；注射用重组人干扰素 γ：50 万 IU，100 万 IU，200 万 IU。

匹多莫德 Pidotimod

【药理作用】 ①具有增强特异性免疫反应的作用，可通过刺激树突状细胞的成熟并释放大量的炎症分子，如 MCP-1 和 TNF-α 等细胞因子来增加循环辅助性 T 细胞的数量，使辅助性 T 细胞与抑制性 T 细胞的比例恢复正常。还可促进白介素 2 和干扰素 γ 的生成，增强细胞免疫功能；②还具有增强非特异性免疫反应的作用，可促进巨噬细胞及中性粒细胞的吞噬活性，提高其趋化性，激活自然杀伤细胞；③口服可吸收，生物利用度 45%，2 小时血药浓度达峰值，半衰期为 4 小时，与血浆蛋白结合率低，在体内不被代谢，几乎全部以原形从尿排出。

【临床应用】 该品虽无直接杀菌和抗病毒作用，但可通过促进机体的非特异性和特异性免疫功能来发挥抗菌及抗病毒感染作用。可用于治疗反复发作的呼吸道感染、反复发作的尿路感染、慢性支气管炎、流感病毒、单纯疱疹病毒等病毒感染性疾病，可作为恶性肿瘤的辅助用药。急性期用药，成人，前 2 周 1 次 0.8g，每日 2 次，随后减为 1 次 0.8g，每日 1 次或遵医嘱；儿童，前 2 周 1 次 0.4g，每日 2 次，随后减为 1 次 0.4g，每日 1 次或遵医嘱。预防期用药，成人，1 次 0.8g，每日 1 次，连续用药 60 天或遵医嘱；儿童，1 次 0.4g，每日 1 次，连续用药 60 天或遵医嘱。多与抗感染药物联合应用。

【不良反应】 ①常见皮疹、恶心、呕吐、头痛、头晕、腹泻、腹痛等；②未见明显的实验室指标异常；③目前尚未观察到致畸作用和生殖毒性。

【注意事项】 ①对本品过敏者禁用；②妊娠前 3 个月的妇女慎用，孕妇、哺乳期妇女、2 岁以下儿童不宜使用；③因食物影响本品的吸收，所以应在两餐间服用。

【制剂规格】 片剂：400mg；口服液：10mL：400m；注射用（粉针剂）：每支 400mg。

卡介菌多糖核酸制剂 BCG-Polysaccharide and Nucleic Acid Fraction Preparation

【药理作用】 ①本品为卡介苗菌体的热酚法提取物，可增强机体的细胞免疫、体液免疫，激活单核 - 巨噬细胞的吞噬和消化异物的功能，激活 T 淋巴细胞，增强自然杀伤细胞功能；②具有稳定肥大细胞、封闭 IgE 的功能，减少脱颗粒细胞释放活性物质，具有抗过敏及平喘作用。

【临床应用】 用于预防和治疗慢性支气管炎、感冒、哮喘等疾病，对有免疫力低下的白癜风、荨麻疹、单纯疱疹病毒感染、复发性阿弗他溃疡等疾病也有一定疗效。肌内注射，1 次 1mL，每周 2～3 次，3 个月为一疗程，小儿酌减或遵医嘱。

【不良反应】 ①可出现发热、注射部位红肿及结节，热敷后一周内可自然消退；②目前尚未观察到致畸作用和生殖毒性。

【注意事项】 ①对本品过敏者禁用；②急性传染病、急性眼结膜炎、急性中耳炎患者禁用；③于 25℃ 以下避光干燥处保存。

【制剂规格】 注射剂：1mL：0.5mg。

甘露聚糖肽 Polyactin A

又名多抗甲素。

【药理作用】 该品是从 A 型链球菌培养液中提取的 α 肽甘露聚糖，能增强巨噬细胞的吞噬作用，促进骨髓造血干细胞功能，增加外周血细胞。

【临床应用】 可用于辅助治疗恶性肿瘤，配合放疗、化疗具有增效、减毒作用。可治疗各种原因引起的白细胞减少症，对复发性阿弗他溃疡等疾病有一定疗效。口服，1 次 5～20mg，1 日 2～3 次；肌内注射，10～20mg，隔日 1 次，1 个月为一疗程。

【不良反应】 ①口服制剂的不良反应较轻微，有一过性发热，偶见皮疹、瘙痒、寒战、发热等；

图片：ER14-5 卡介菌多糖核酸制剂的药理作用

②静脉给药可出现较严重不良反应，可有胸闷、呼吸困难、神志模糊、昏迷，有发生呼吸骤停、过敏性休克的报道。

【注意事项】 ①过敏体质者慎用；②风湿性心脏病、风湿性关节炎、哮喘、慢性支气管炎患者慎用。

【制剂规格】 片剂：5mg；口服液：10mL∶5mg，10mL∶10mg，10mL∶25mg；注射剂：1mL∶2.5mg，10mL∶10mg。

其他免疫增强药见表14-1。

表14-1 其他免疫增强药

药名	药理作用	临床应用	不良反应
盐酸左旋咪唑 Levamisole Hydrochloride	具有免疫增强作用，可使处于免疫缺陷或免疫抑制状态的机体免疫功能恢复正常	可用于肿瘤的辅助治疗，尚可用于类风湿关节炎、红斑狼疮、顽固性支气管哮喘、复发性阿弗他溃疡、白塞病、扁平苔藓等。用法及疗程根据疾病的种类不同而有差异	可有头晕、恶心、呕吐、发热、腹痛等，停药后可自行缓解。也可发生白细胞减少、剥脱性皮炎、血压降低、神志不清、肝功损伤等不良反应
聚肌苷酸 - 聚胞苷酸 Polyinosinic Acid-Polycytidylic Acid	干扰素诱导剂，具有广谱抗病毒作用和机体免疫功能改善作用	用于慢性乙型肝炎、呼吸道感染、疱疹病毒感染、复发性阿弗他溃疡等。用法：肌内注射，每次1mg，每周2～3次，2～3个月为一疗程	注射后少数患者可有一过性低热现象
香菇多糖 Lentinan	可增强细胞免疫，诱导干扰素生成，增强巨噬细胞和自然杀伤细胞的功能	可用于肿瘤的辅助治疗，减轻放疗和化疗的不良反应，也可用于乙型肝炎。用法：应选择合适剂量，剂量过大疗效反而降低。口服，每次12.5mg，每日2次，儿童酌减。2～3个月为一疗程	不良反应发生率较低，偶见恶心、呕吐、头痛、皮疹、发热、胸闷、休克等，停药后可自行缓解
白芍总苷 Total Glucosides of Paeony	抗炎、免疫调节和镇痛作用	可用于改善类风湿关节炎患者的症状和体征，也可用于干燥综合征、白塞病、复发性阿弗他溃疡和口腔扁平苔藓等的治疗。用法：口服，每次300～600mg，每日2～3次	偶有软便、大便次数增多、轻度腹痛、纳差等，不需处理，可自行消失

（周红梅　冯　斌）

参考文献

1. 国家药典委员会. 临床用药须知·化学药和生物制品卷[M]. 2015年版. 北京：中国医药科技出版社，2017.

2. 陈新谦，金有豫，汤光. 新编药物学[M]. 第17版. 北京：人民卫生出版社，2011.

3. 焦万田，侯连兵. 新编实用医师药物手册[M]. 北京：金盾出版社，2010.

4. LAMBIASE A，LEONARDI A，SACCHETTI M，et al.Topical cyclosporine prevents seasonal recurrences of vernal keratoconjunctivitis in a randomized，double-masked，controlled 2-years study[J]. J Allergy Clin Immunol，2011，128（4）：896-897.

5. KUHN A，GENSCH K，HAUST M，et al.Efficacy of tacrolimus 0.1% ointment in cutaneous lupus erythematosus：a multicenter，randomized，double-blind，vehicle-controlled trial[J]. J Am Acad Dermatol，2011，65（1）：54-64.

6. QIU P，WHEATER Mk，QIU Y，et al.Thymosin beta4 inhibits TNF-alpha-induced NF-kappaB activation，IL-8

expression，and the sensitizing effects by its partners PINCH-1 and ILK［J］. FASEB J，2011，25（6）：1815-1826.

7. ELAD S，EPSTEIN JB，VON BULTZINGSLOWEN I，et al.Topical immunomodulators for management of oral mucosal conditions，a systematic review；Part Ⅱ：miscellaneous agents［J］. Expert Opin Emerg Drugs，2011，16（1）：183-202.

>> **提要**

本章主要介绍常用维生素和微量元素的基本药理作用、主要临床应用、缺乏时的口腔表征以及在口腔疾病治疗中的应用。通过学习本章,要求了解常见维生素和微量元素的药理作用及其与口腔疾病间的相互关系。

维生素是一类参与机体多种代谢过程和功能所必需的微量低分子有机化合物,除少量可以在体内合成或由肠道细菌产生外,绝大部分从食物中获得。它是人体营养要素之一,在体内作为某些酶的辅酶或辅基起催化作用,促使其他营养物质的合成或降解,从而参与代谢的调控。维生素可分为水溶性和脂溶性两类。临床上常用的水溶性维生素有维生素 B_1、B_2、B_6、B_{12}、叶酸、烟酸、烟酰胺、维生素 C 等,水溶性维生素在体内吸收达到饱和后即从尿中排出,机体不能储存;脂溶性维生素有维生素 A、D、E 等,在食物内常与脂类共存,其吸收也与脂类有关,可在体内储存,当肠道分泌受阻或肝病变时会影响其吸收。脂溶性维生素如果摄入过多,会引起中毒;如果摄入过少,也会逐渐出现相应的缺乏症状。临床上维生素类药物主要用于防治维生素缺乏症或作为某些疾病的辅助治疗药物。

微量元素是指维持人体正常生命活动所需的微量但又必不可少的某些元素。它的重要生化活性、营养价值、生理功能及临床应用,已引起了医学界的密切关注。人体内可以检出的微量元素有 70 种,可分为必需、非必需、无害和有害 4 类,约占人体元素总质量的 0.05%。必需微量元素包括铁(Fe)、锌(Zn)、铜(Cu)、锰(Mn)、铬(Cr)、钼(No)、钴(Co)、硅(Si)、硒(Se)、镍(Ni)、钒(V)、锡(Sn)、氟(F)、碘(I)等 26 种。

维生素及微量元素缺乏症患者会出现一系列的口腔表征,维生素及微量元素药物对口腔疾病的预防和治疗有重要的意义,并且可以作为一些口腔疾病的辅助治疗药物。

目前,维生素类药物的制剂种类很多,除单方及多种维生素复方制剂外,尚有很多维生素与矿物质等的复方制剂,满足患者在生理和病理状态下对各种维生素的需求量。但应注意,滥用此类药物不仅浪费还会给机体带来危害。

第一节　水溶性维生素

维生素 B_1　Vitamin B_1

又名硫胺。主要存在于种子的外皮和胚芽中,如米糠、麸皮、酵母菌、瘦肉、白菜和芹菜中含量丰富。药用维生素 B_1 是化学合成产品,有盐酸硫胺(thiamine hydrochloride)、丙硫硫胺(thiamine propyldisulfide)、呋喃硫胺(fursultiamine),后两者比前者作用持久。正常人每日吸收维生素 B_1 5~15mg。

【药理作用】　在体内结合三磷酸腺苷形成硫胺焦磷酸脂酯,后者是体内丙酮酸分解所需的羧化酶的辅酶。在糖代谢中对 α- 酮酸(丙酮酸和 α- 酮戊二酸)的脱羧反应起重要作用。是人体能量代谢,特别是糖代谢所必需的。维生素 B_1 有助于维持心脏、神经及消化系统正常功能。维生素

B_1 在胃肠道主要是十二指肠吸收。肌内注射吸收迅速,吸收后可分布于机体各组织中,也可进入乳汁,$t_{1/2}$ 为 0.35 小时,肝脏内代谢,经肾脏排泄。吸收不良综合征或饮酒过多可阻止本品的吸收。体内不贮存。

【临床应用】 适用于维生素 B_1 缺乏的预防和治疗,如维生素 B_1 缺乏所致的脚气病或 Wernicke 脑病(Wernicke 脑病表现为眼肌麻痹、眼球震颤和共济失调,伴有记忆力明显减退以及健谈症),亦用于多发性神经炎、心肌炎、消化不良、药物性听觉障碍等的辅助治疗,可与维生素 B_{12} 作为贝尔面瘫(Bell's palsy)营养神经的治疗药物。妊娠或哺乳期、甲状腺功能亢进、烧伤、长期慢性感染、重体力劳动、吸收不良综合征伴肝胆疾病、小肠系统疾病及胃切除后、发热及大量输入葡萄糖时应予以补充。

口服:每次 5～10mg,每日 3 次;肌内注射或皮下注射:每次 50～100mg,每日 1 次。

【不良反应】 毒性低,不良反应少见,仅个别患者注射给药时有过敏反应,出现皮疹、痉挛、瘙痒、喘鸣,大剂量静脉注射时,可能发生过敏性休克。长效制剂长期服用出现头昏、乏力、焦躁等,停药后即可消失。

【注意事项】 不宜静脉注射。维生素 B_1 在碱性溶液中易分解,与碱性药物如碳酸氢钠、枸橼酸钠等配伍易引起变质。与氧化剂、还原性物质、碘化物、碳酸盐、醋酸盐、硫酸亚铁、鞣酸、枸橼酸铁铵等存在配伍禁忌。本品易被维生素 C 破坏,切勿同时吞服。注意大剂量使用维生素 B_1 时可能干扰某些检验结果,如血清茶碱浓度的测定可受到干扰,尿酸浓度的测定可呈假性增高,尿胆原可呈假阳性。

【制剂规格】 维生素 B_1 片:5mg,10mg;维生素 B_1 注射液:1mL：10mg,1mL：25mg,1mL：50mg,2mL：100mg。

维生素 B_2 Vitamin B_2

又名核黄素。动物肝脏、鸡蛋、牛奶、豆类及某些蔬菜,如雪里红、油菜、菠菜、青蒜等绿叶蔬菜都能提供维生素 B_2。

【药理作用】 为体内黄酶类的辅基成分,参与生物氧化的呼吸链,起传递氢原子的作用;可强化肝功能、调节肾上腺素的分泌、保护皮肤毛囊、皮脂腺及黏膜的功能,并维持正常视觉功能;当缺乏时,影响机体的生物氧化,使代谢发生障碍,其病变多表现为口、眼和外生殖器部位的炎症,如口角炎、唇炎、舌炎、眼结膜炎和阴囊炎等;经胃肠吸收(以十二指肠为主)后分布于各组织,较少在体内贮存,能与蛋白中度结合。$t_{1/2}$ 为 1.1 小时,肝内代谢,经肾排泄。

【临床应用】 主要用于防治维生素 B_2 缺乏引起的皮肤、黏膜及眼部疾患,如脂溢性皮炎、阴囊炎、口角炎、唇干裂、舌炎、口腔溃疡、角膜炎、结膜炎等;亦用于治疗难治性低血色素性贫血。维生素 B_2 缺乏症都同时伴有其他 B 族维生素不足,故推荐应用复合维生素 B。

口服:每次 2～10mg,每日 3 次;肌内注射或皮下注射:每次 5～10mg,每日 1 次,连续数周,至病情减退为止。肌内注射核黄素月桂酸酯,可在体内缓慢释出游离型核黄素,从而发挥长效作用,每次注射在体内可维持有效浓度 60～90 日,用于病后恢复期及因缺乏核黄素而引起的各种疾病。

【不良反应】 肾功能正常时,几乎无毒性。

【注意事项】 宜在进食时或进食后立即服用。服用本品尿呈黄绿色,对人体无影响,但可干扰某些实验检查:尿中荧光测定儿茶酚胺浓度可呈假性增高,尿胆原测定呈假阳性。

【制剂规格】 维生素 B_2 片:5mg,10mg;维生素 B_2 注射液:2mL：1mg,2mL：5mg,2mL：10mg;月桂酸核黄素(长效核黄素)注射液:1mL：150mg。

维生素 B_6 Vitamin B_6

又名吡哆辛,包括吡哆醇、吡哆醛与吡哆胺,三者可互相转化。易溶于水及乙醇,在酸液中稳定,在碱液中易破坏。维生素 B_6 在酵母菌、肝脏、谷粒、肉、鱼、蛋、豆类及花生中含量较多。

【药理作用】 本品为水溶性维生素,在红细胞内转化为磷酸吡哆醛,作为辅酶参与蛋白质、糖

ER15-1

图片:ER15-1
维生素 B_6 药理
作用机制示意
图

类和脂类的代谢过程。尤其是和氨基酸代谢有密切关系。在胃肠中主要由空肠吸收，活性的磷酸吡哆醛与血浆蛋白结合完全，$t_{1/2}$ 长达 15～20 日，肝脏内代谢，经肾脏排泄，亦可通过血液透析而排出，磷酸吡哆醛可透过胎盘，并经乳汁分泌。维生素 B_6 长期缺乏会导致皮肤、中枢神经系统和造血功能的损害。

【临床应用】 ①防治因大量或长期服用异烟肼、肼屈嗪等引起的周围神经炎、失眠等；②防治呕吐，用于妊娠呕吐、放射治疗以及抗癌药等所致的恶心、呕吐；③动脉粥样硬化、粒细胞减少及肝炎的辅助治疗；④治疗婴儿惊厥；⑤服用避孕药的妇女要增加摄取量，食用大量蛋白质的人必需摄取更多的维生素 B_6；⑥局部涂擦治疗痤疮、酒渣鼻、脂溢性湿疹及各种皮炎、唇干裂等。

口服：每次 10～20mg，每日 3 次；皮下注射、肌内注射、静脉注射：每次 50～100mg，或以 5% 葡萄糖液 20～40mL 稀释，每日 1 次。

【不良反应】 维生素 B_6 对肾功能正常者几乎不产生毒性。若每日服用 200mg 持续 30 日以上，可产生维生素 B_6 依赖综合征。每日服用 2～6g，持续几个月，可引起严重的周围神经炎，出现神经感觉异常，手足麻木，步态不稳，停药后能缓解。罕见发生过敏反应。

【注意事项】 ①氯霉素、环丝氨酸、乙硫异烟胺、烟酸肼屈嗪、免疫抑制剂包括肾上腺皮质激素、硫唑嘌呤、环磷酰胺、环孢素、异烟肼、青霉胺等药物可拮抗维生素 B_6 或增加维生素 B_6 的肾脏排泄，引起贫血、周围神经炎等；②服用雌激素时，应提高维生素 B_6 的用量；③与左旋多巴合用，会降低左旋多巴的药效。

【制剂规格】 维生素 B_6 片：10mg；维生素 B_6 缓释片：50mg；维生素 B_6 注射液：1mL：25mg，1mL：50mg，2mL：100mg；维生素 B_6 霜剂：每支含 12mg。

烟酸　Nicotinic Acid

又名尼克酸，维生素 B_3，与烟酰胺统称维生素 PP。富含烟酸的食物有动物肝脏与肾脏、瘦肉、全麦制品、啤酒酵母、麦芽、鱼、卵、炒花生、白色的家禽肉、无花果、干果等，烟酸是少数存在于食物中相对稳定的维生素，即使经烹调及储存亦不会大量流失而影响其效力。

【药理作用】 在体内转化为烟酰胺，烟酰胺为辅酶 I 和辅酶 II 的组成部分，参与脂质代谢和糖原分解等多种生物氧化过程；亦能降低辅酶 A 的利用，影响胆固醇的合成。大剂量可降低血清胆固醇及甘油三酯浓度，并有扩张小血管作用。口服后烟酸经胃肠吸收，血药浓度 30～60 分钟达到高峰，广泛分布到各组织，$t_{1/2}$ 约为 45 分钟，肝脏内代谢。治疗量时烟酸仅有少量以原形及代谢产物由尿液中排出，超过需要量经肾脏排出。

【临床应用】 促进消化系统的健康，减轻胃肠障碍，减轻腹泻现象，使皮肤更健康，防治糙皮病。在口腔科可作为营养不良性口炎、大多数舌部疾病以及防止口臭辅助治疗药物。①治疗糙皮病：口服，每次 50～100mg，每日 3 次；②治疗高血脂：口服，每次 100mg，每日 3 次，4～7 日后加至每次 1～2g，每日 3 次（其作用受不良反应的限制）。

【不良反应】 一般有感觉温热、皮肤发红、头痛等，用烟酰胺代替可无此副作用；大剂量可引起腹泻、头晕、乏力、皮肤干燥、恶心、呕吐、胃痛，偶尔可致高血糖、高尿酸、心律失常、肝毒性反应等；通常用药两周后，血管扩张及胃肠不适可渐适应；静脉注射可见过敏反应如皮肤瘙痒、红斑，甚至哮喘。

【注意事项】 宜饭后服用。下列情况慎用：溃疡病、动脉出血、糖尿病、青光眼、痛风、高尿酸血症、肝病等。烟酸与胍乙啶等肾上腺能阻断型抗高血压药合用，其血管扩张作用协同增强，可引起直立性低血压。大剂量应用烟酸时，可干扰某些实验结果：尿中荧光测定儿茶酚胺浓度可呈假阳性，尿糖班氏试剂测定呈假阳性，血尿酸测定可增高。

【制剂规格】 烟酸片：50mg，100mg；烟酸注射液：1mL：50mg，1mL：100mg。

叶酸　Folic Acid

广泛存在于绿色蔬菜中，最早从植物叶中提取而被命名为"叶酸"。系由蝶啶、对氨基苯甲酸和谷氨酸残基组成的一种水溶性 B 族维生素，亦称为维生素 Bc 或维生素 M。正常生理需要量每

图片：ER15-2
叶酸药理作用
机制示意图

日 50～100μg，需靠外源供给，一般饮食可满足人体正常需要量。

【药理作用】 本品为细胞生长和分裂所必需的物质。作为辅酶参与体内核酸和氨基酸的合成，并与维生素 B$_{12}$ 共同促进红细胞的生长和成熟。口服后主要在近端空肠吸收，数分钟即可出现于血液中，1 小时后血药浓度达高峰，贫血患者吸收速度较正常人快。治疗量的叶酸约 90% 自尿液中排泄，大剂量注射 2 小时后，即有 20%～30% 出现于尿液中。

【临床应用】 ①在口腔科常将叶酸作为营养不良性口炎及大多数舌部疾病的辅助治疗药物；②用于各种原因引起的巨幼红细胞性贫血，用于治疗恶性贫血时，虽可纠正异常血象，但不能改善神经损害症状，故应以用维生素 B$_{12}$ 为主，叶酸为辅；③女性怀孕前 1 个月到怀孕后 3 个月期间，每日服用 0.4mg 的叶酸增补剂可以预防胎儿大部分神经管畸形的发生，也有报道指出怀孕早期服用叶酸增补剂可降低子女患唇腭裂的风险。

口服：成人每次 5～10mg，每日 5～30mg；儿童每次 5mg，每日 3 次；肌内注射：每次 10～20mg。

【不良反应】 肾功能正常患者，服用本品很少发生中毒反应，偶见过敏反应。有些患者长期服用叶酸后可出现厌食、恶心、腹胀等胃肠道症状，长期大量服用可引起黄色尿，口苦。

【注意事项】 静脉注射较易致不良反应，故不宜采用。

【制剂规格】 叶酸片：5mg；叶酸增补剂：0.4mg；叶酸注射液：1mL：15mg。

维生素 B$_{12}$ Vitamin B$_{12}$

维生素 B$_{12}$ 是一类含钴的水溶性 B 族维生素，因含钴而呈红色，又称红色维生素，维生素 B$_{12}$ 的同类物包括氰钴胺、羟钴胺、甲基钴胺和腺苷钴胺。除了紫菜及海藻类，蔬菜中含量极少。可食用动物肝脏、肾脏、牛肉、猪肉、鸡肉、鱼类、蛤类、蛋、牛奶、乳酪、乳制品等补充人体需要量。正常生理需要量为每日 1～5μg，从外界摄取后贮藏在肝脏，贮藏量用尽半年以上才会出现缺乏症状。

【药理作用】 在体内作为辅酶参与核酸、胆碱、蛋氨酸的合成及脂肪和糖代谢，从而促进红细胞发育与成熟，维生素 B$_{12}$ 缺乏会引起神经损害；能使 5- 甲基四氢叶酸转为活化形，促使四氢叶酸的循环利用，维生素 B$_{12}$ 缺乏可导致叶酸的缺乏。口服后 8～12 小时血药浓度达到高峰，肌内注射 40 分钟后，约 50% 吸收入血液，主要在肝脏贮存。出现食欲缺乏、消化不良、舌头发炎、失去味觉等症状，多系缺乏维生素 B$_{12}$ 的信号。

【临床应用】 ①三叉神经带状疱疹：肌内注射，每次 0.15mg，每日 1 次，可防止或缓解神经痛；②可作为营养不良性口炎或大多数舌部疾病的辅助治疗药物。

肌内注射，每次 0.025～0.2mg，每日 1 次或隔日 1 次，10 次为 1 个疗程；与等量维生素 B$_1$ 和 2% 利多卡因混合，行双侧舌神经封闭，隔日 1 次，5 次为 1 个疗程。

【不良反应】 注射后偶有过敏反应，如皮疹、药物热，严重者可发生过敏性休克。

【注意事项】 有过敏史者忌用，恶性贫血、胃黏膜萎缩及缺乏"内因子"的患者，不应口服，宜肌内注射；口服剂量较大，疗效又差，现已少用。对低血钾及使用强心苷患者，应注意补钾。本品不可静脉给药（静脉营养液中含极少的本品可例外）。

【制剂规格】 维生素 B$_{12}$ 注射液：1mL：0.05mg，1mL：0.1mg，1mL：0.5mg，1mL：1mg。

维生素 C Vitamin C

又名抗坏血酸。人体自身不能合成，须从外源供给。主要食物来源为柑橘类水果、蔬菜等。

【药理作用】 在体内抗坏血酸和脱氢抗坏血酸形成可逆氧化还原系统，对生物氧化还原和细胞呼吸起到重要作用。能参与氨基酸代谢、神经递质的合成、胶原蛋白和组织间质的合成。维生素 C 的主要作用是与细胞间质的合成有关，包括胶原，牙和骨的基质，以及毛细血管内皮细胞间的结合物。由胃肠吸收（主要在空肠），经肝脏代谢，以原形或代谢物经肾排泄；可透过胎盘，并可在乳汁中分泌。

【临床应用】 可作为口腔黏膜溃疡类疾病（如复发性阿弗他溃疡、贝赫切特病）、口腔黏膜感

学习笔记

ER15-3

图片：ER15-3
维生素 B$_{12}$ 与
叶酸的相互作用

121

染性疾病（如口腔单纯性疱疹、口腔念珠菌病）、口腔黏膜变态反应性疾病（如药物过敏性口炎、光化性唇炎）、舌部疾病（如地图舌、沟纹舌）的辅助治疗药物。用于防治坏血病，各种急、慢性传染病及紫癜等的辅助治疗。

治疗口腔溃疡时，可将本品1片（0.1g）压碎，撒于溃疡面上，闭口片刻，每日两次。口服：饭后每次50～100mg，每日2～3次。静脉滴注（以5%～10%葡萄糖注射液稀释）：每日0.25～0.5g（小儿0.05～0.3g），必要时可酌情增加剂量。

【不良反应】　口服引起反酸、胃部不适，大剂量长期使用可引起腹泻、头痛、恶心、呕吐、胃痉挛，偶见尿酸盐、半胱氨酸盐或草酸盐结石。快速静脉注射可出现头晕、晕厥等。大量静脉注射可引起血管内溶血或血栓形成。过多应用维生素C咀嚼片可致牙釉质损坏。

【注意事项】　对胃溃疡者慎用。本品与碱性药物（如氨茶碱、碳酸氢钠、谷氨酸）、维生素B_{12}、氧化剂等禁忌配伍。妊娠妇女每日大量摄入本品可能对胎儿有害。

【制剂规格】　维生素C片：25mg，50mg，100mg；维生素C泡腾片：1g，0.5g；维生素C注射液：2mL：0.1g，2mL：0.25g，5mL：0.5g，20mL：2.5g；维生素C钠注射液：2mL：0.5g，含无水碳酸钠0.125g；2mL：1g含无水碳酸钠0.25g（本品可减少局部疼痛）。

复合维生素B　Compound Vitamin B

本品每片含主要成分：维生素B_1、维生素B_2、维生素B_6、烟酰胺及泛酸钙等。

【药理作用】　维生素B_1是糖代谢所需辅酶的重要组成成分。维生素B_2为组织呼吸所需的重要辅酶组成成分，烟酰胺可转化为辅酶Ⅰ及辅酶Ⅱ的组分，参与体内生物氧化过程。维生素B_6与蛋白质、糖类和脂类的代谢过程密切相关。泛酸钙为辅酶A的组分，参与糖、脂肪、蛋白质的代谢。

【临床应用】　本品可补充维生素B族，用于维生素B_1、维生素B_2、维生素B_6等缺乏症，以及营养不良、糙皮病、食欲缺乏等。

口服，成人每次1～3片，每日3次。儿童每次1～2片，每日3次。

【不良反应】　大剂量服用可出现烦躁、疲倦、食欲减退等。偶见皮肤潮红、瘙痒。服用后尿液可能呈黄色。

【注意事项】　尽量不与甲氧氯普胺合用。

第二节　脂溶性维生素

维生素A　Vitamin A

维生素A又名视黄醇，是最早被发现的维生素。维生素A有两种。一种是维生素A醇（retinol），是最初的维生素A形态，只存在于动物性食物中；另一种是胡萝卜素（carotene），在体内转变为维生素A的预成物质（provitamin A，可从植物性及动物性食物中摄取）。食物来源有胡萝卜、黄绿蔬菜、蛋类、黄色水果、菠菜、豌豆苗、红心甜薯、青椒、鱼肝油、动物肝脏、牛奶、奶制品等。

【药理作用】　①促进生长发育，对骨骼生长、卵巢、睾丸功能的维持和胚胎发育起重要作用。②维持上皮组织如皮肤、结膜、角膜等的正常功能。③参与视紫红质的合成，增强视网膜的感光力；缺乏时患夜盲症。④参与体内多种氧化过程，尤其是不饱和脂肪酸的氧化。口服易吸收，食物中脂质、蛋白质与体内的胆盐和维生素E均能促进维生素A吸收；主要由十二指肠、空肠吸收，贮存在肝脏内，经肝内代谢，随粪便和尿液排出，少量由乳汁排出。维生素A不易透过胎盘。

【临床应用】　可作为口腔黏膜斑纹类疾病（如口腔白斑、口腔扁平苔藓）、口腔念珠菌病的辅助治疗药物。用于维生素A缺乏症的预防与治疗，如角膜软化、眼干燥症、夜盲症、皮肤角化粗糙等。

口服：①严重维生素A缺乏：成人每日10万U，3日后改为5万U，给药2周，然后每日1万～2万U，再用药2个月；②轻度维生素A缺乏：成人每日3万～5万U，分2～3次口服，症状改善后减量。

【不良反应】　一般无毒性，长期大剂量应用可引起维生素A过多症，甚至发生急性或慢性中

图片：ER15-4
维生素A药理
作用

毒,以6个月~3岁婴儿发生率最高。停药后中毒症状多在1周后缓解,亦可持续数周。

【注意事项】　成人每次剂量超过100万U,小儿每次超过30万U,即可致急性中毒。无论成人或小儿,如每日连续服用10万U超过6个月,可致慢性中毒。孕妇用量每日不超过6 000U,过量可能致畸。婴幼儿对超量维生素A较敏感,应控制用量谨慎使用。慢性肾衰竭者慎用。

【制剂规格】　维生素A胶丸:5 000U,2.5万U;维生素AD胶丸:含维生素A 3 000U+维生素D 300U,维生素A 10 000U+维生素D 1 000U;维生素AD滴剂:每1g(1g大概相当于30滴,下同)含维生素A 5 000U+维生素D 500U;每1g含维生素A 50 000U+维生素D 5 000U;每1g含维生素A 9 000U+维生素D 3 000U;每1g含维生素A 10 000U+维生素D 5 000U(适合儿童用);每粒含维生素A 2 000U+维生素D 700U(一次性包装);每粒含维生素A 15 000U+维生素D 500U(一次性包装)。

维生素AD注射液:每0.5mL内含维生素A 2.5万U+维生素D 2 500U,供肌内注射。

水溶性维生素A口服液及注射液:每1mL中含维生素A 5万U,供口服及肌内注射,用于脂肪吸收不良患者口服。

维生素E　Vitamin E

又名生育酚。天然的维生素E广泛存在于植物的绿色部分以及禾本科种子的胚芽里,尤其在植物油中含量丰富。在以植物性食物为主,没有脂肪吸收障碍的条件下,膳食中提供的维生素E已基本能满足正常的人体需要。成人生理需要量10~30mg。胆汁存在时肠道易吸收,不易发生维生素E缺乏。

ER15-5

图片:ER15-5
维生素E药理作用

【药理作用】　对脂质代谢、生殖功能等均有影响。维生素E属于抗氧化剂,在体内能保护其他易被氧化的物质(如不饱和脂肪酸、维生素A等)免受氧化,减少过氧化脂质的生成。能使促性腺分泌细胞分泌增加,促进精子的生成和活动,提高卵巢功能,使卵泡增加,黄体细胞增大并增强孕酮的作用。口服20%~80%在肠道吸收,胆盐或脂肪能促进其吸收,在体内能与血中β-脂蛋白结合,分布于全身组织,多数贮存于脂肪组织中,肝内代谢,经胆汁和肾脏排泄。

【临床应用】　可用于治疗先兆流产和不育症,预防习惯性流产,但疗效未肯定;还可用于更年期障碍、进行性营养不良、肌萎缩性脊髓侧索硬化、脂肪肝、动脉粥样硬化及新生儿硬皮症的辅助治疗。在口腔临床常用于黏膜炎症、口腔溃疡、糜烂型扁平苔藓、牙周炎等的辅助治疗。

口服(常用量):每次10~100mg,每日2~3次或遵医嘱。肌内注射:每日5~50mg。外用:膏剂(与其他药物合用)。

【不良反应】　长期(6个月以上)应用易引起血小板聚集和血栓形成。大剂量长期服用(每日400~800mg),部分患者可能出现流感样综合征,恶心、腹泻、胃痉挛、头痛、头晕、眩晕、视力模糊、疲劳、月经过多、乳腺肿大、闭经等。个别患者有皮肤皲裂、唇炎、口角炎、胃肠功能紊乱、肌无力等,停药后上述反应逐渐消失。此外,偶可引起低血糖、血栓性静脉炎、凝血酶原活性降低。

【注意事项】　①每日用量超过400mg,疗程超过1年,特别是与雌激素并用时,诱发血栓性静脉炎的机会增加;②另有报道每日量在300mg以上且长期服用,可能引起出血、高血压、荨麻疹、生殖功能障碍、糖尿病和心绞痛加重,增加罹患乳腺癌风险,且可导致免疫功能降低;③对维生素K缺乏而引起的低凝血酶充血症及缺铁性贫血患者,应谨慎用药。

【制剂规格】　维生素E胶丸:10mg,50mg,100mg;维生素E粉片:1mg,10mg;维生素E注射液:1mL:50mg,1mL:5mg;维生素E口服液:每1mL中含维生素E 50mg。

第三节　微量元素

铁　Ferrum

铁是机体含量最高的微量元素,正常人体含铁总量为3~5g。主要存在于红细胞中及单核巨噬细胞系统内,65%为血红蛋白结合铁30%以铁蛋白和含铁血黄素的形式储存,5%为组织铁。

主要经小肠上部吸收入血，正常情况下，铁的重吸收利用率很高，排泄量很少，每日不超过 1mg。动物性食物如肝、肾、血、瘦肉、蛋黄、鱼及海产品等含铁较丰富，并易为人体吸收利用。

【药理作用】 铁是血红蛋白和肌红蛋白的主要组成成分。参与氧的运转，还构成多种酶（如细胞色素系统、过氧化氢酶、过氧化物酶等）的活性成分，与三羧酸循环有关的大多数酶和因子均含铁，或在铁存在时才能发挥作用，在呼吸及生物氧化过程中起重要作用。出血可使铁丧失。育龄妇女月经、妊娠、分娩、哺乳时都丧失较多的铁。当铁缺乏时，引起缺铁性贫血。口服硫酸亚铁后，约 2 小时即可达血浆高峰浓度，铁剂在体内的半衰期约为 6 小时。1 次口服后的吸收量往往超过同样剂量分两次口服后的吸收量。

【临床应用】 用于失血性贫血、再生障碍性贫血、因营养不良、妊娠、儿童生长发育等原因所致的微量元素缺乏症等的治疗。还可治疗缺铁性贫血导致的舌炎及普 - 文综合征（Plummer-Vinson syndrome）。

常用硫酸亚铁，成人口服：每日 0.3～0.9g。小儿口服，每日按体重 5mg/kg，1 岁以下，每次 60mg，每日 3 次；1～5 岁，每次 120mg，每日 3 次；6～12 岁，每次 0.3g，每日 2 次。用药 1 周后可出现网织红细胞增多，然后血红蛋白水平升高，4～8 周可恢复正常。

【不良反应】 对胃肠道黏膜有刺激性，可致恶心、呕吐、上腹痛等，饭后服可减轻症状。大量口服可致急性中毒，出现胃肠道出血、坏死，严重时可引起休克。儿童口服 1 克以上硫酸亚铁可致急性中毒。急性中毒可用喷替酸钙钠（促排灵）和去铁胺治疗。

【注意事项】 稀盐酸、维生素 C 可促进铁的吸收，含钙、磷酸盐类、含鞣酸药物、抗酸药和浓茶均可使铁盐沉淀，妨碍其吸收。铁剂与四环素类可形成络合物，互相妨碍吸收。

【制剂规格】 硫酸亚铁片：0.3g；硫酸亚铁缓释片：0.45g；硫酸亚铁糖浆：4%；葡萄糖酸亚铁片：0.1g，0.3g；葡萄糖酸亚铁胶囊：0.25g，0.3g，0.4g；葡萄糖酸亚铁糖浆：10mL∶0.25g，10mL∶0.3g。

锌 Zinc

成年人体内含锌总量 1.4～2.2g，约为铁的一半，分布于全身，正常血浆锌浓度为 12～20μmol/L。如低于 11.48μmol/L 则视为缺锌症。锌主要在十二指肠内吸收，钙、铜、植酸盐和纤维素等可降低其吸收。成年人日需要量约 10～15mg。含锌丰富的食物有海产品，如猪肝、瘦肉、鱼、牡蛎、干贝等；坚果类食物如核桃、杏仁、芝麻等。

【药理作用】 目前已知锌存在于 100 多种酶系中，如 DNA 与 RNA 聚合酶、碳酸酐酶，碱性磷酸酶等，参与人体的核酸和蛋白质合成等最基本的生化反应，维持生物膜正常结构及功能。促进生长发育，改善性功能，增强免疫功能，促进伤口愈合。唾液中含锌唾液蛋白与味觉和食欲、维持口腔黏膜上皮细胞正常结构和功能有关。

【临床应用】 可用于营养性锌缺乏症、创伤愈合、小儿厌食症、异食癖、夜盲症、青春期痤疮、前列腺炎等的治疗。口腔科用于复发性口腔溃疡、地图舌、味觉减退等的辅助治疗。

一般补锌剂量按元素锌每日 0.5～1.5mg/kg（元素锌 1mg 等于硫酸锌 4.4mg，葡萄糖酸锌 7mg，醋酸锌 3mg，氯化锌 2.1mg）。相当于葡萄糖酸锌每日 3.5～7mg/kg，硫酸锌每日 2.3～4.5mg/kg，醋酸锌每日 1.5～3mg/kg，疗程可视病情及病种而定，一般疗程以 2～3 个月为宜。严重缺锌、胃肠道疾病或静脉内营养者，可静脉注射锌剂，常用静脉制剂是氯化锌。

【不良反应】 主要是对消化道的刺激性，如胃部不适、恶心、呕吐等。

【注意事项】 ①为减少消化道刺激，避免空腹服药；②禁忌与四环素、青霉胺、多价磷酸盐同时服用；③用药过量可能影响铜、铁离子的代谢，应在确定缺锌时使用，不可超量使用。

【制剂规格】 硫酸锌口服液：1%；硫酸锌（外用）溶液：0.5%，1%；硫酸锌眼药水：0.25%；葡萄糖酸锌片：35mg，70mg。

葡萄糖酸锌颗粒：每袋含本品 70mg（相当于元素锌 10mg），0.1g。

氟 Fluorine

正常人体内氟含量约为 2.6g，95% 沉积在骨骼和牙齿。氟在牙、骨骼、指甲等构成及调节钙、磷代谢方面有重要作用。人体每日摄入量以 2.0mg 为宜。

【药理作用】　适量的氟（0.5～1ppm）易被牙釉质中羟磷灰石吸附，形成坚硬致密的耐酸氟磷灰石表面保护层，具有防龋作用。人体含氟量受环境和食物含氟量、摄入量、年龄及其他金属（Al、Ca、Mg）的影响。口服氟很快被胃肠道吸收，约有 10%～48% 的氟潴留在体内，其余很快经肾排出。氟可影响多种酶的活性，可促进成骨作用，主要参与羟脯氨酸代谢合成骨胶原促进骨骼钙化。氟对机体其他系统也有不同程度的影响。缺氟则龋齿患病率增加，老年人骨骼变脆。

【临床应用】　防治龋病。饮水内含氟 0.7mg/L 以上时，不必补充氟化钠，饮水含氟小于 0.3mg/L 地区，出生 1～3 岁小儿每日补给氟离子 0.25mg（每 2.2mg 氟化钠 ≈ 1mg 氟离子）。防治龋齿，5 岁以上小儿可用 0.02%～0.05% 氟化钠溶液含漱 1～2 分钟，然后吐出。

【不良反应】　过量的氟被摄入人体可出现恶心、腹痛、感觉异常、血压下降及呼吸困难等轻重不一的中毒症状，或出现氟斑牙、心脏和肾脏损害、肌肉纤维及肝细胞变性或伴有关节疼痛及骨骼变形的氟骨病等。

【制剂规格】　氟化钠片：0.5mg，1mg。

硒　Selenium

人体含硒 6～20mg，主要以硒蛋白的形式存在。硒经肠道吸收入血，由粪、尿及汗液排泄，主要由尿排泄。成年人每日最低需要量为 30～50μg。食物中含硒量较多的有海产品、肾、肉、大米等，可适当选择食用。

【药理作用】　硒与谷胱甘肽过氧化物酶和辅酶 Q 的活力密切相关。人体需要微量的硒使有毒性的过氧化物还原为无害的羟基化合物，使过氧化物分解，清除自由基保护细胞膜结构和功能，修复分子损伤部位。我国学者证实克山病与贫硒状态有关，在病区投硒可有效控制克山病的流行。

【临床应用】　预防克山病：用亚硒酸钠（sodium selenite，含四价硒 45.67%）、硒盐（食盐中加入 15ppm 的亚硒酸钠）或硒粮预防急性、亚急性克山病。

预防大骨节病：用 0.1% 亚硒酸钠溶液每日 0.5～2.0mL 口服，并用维生素 E 每日 15mL，疗程 3～6 个月，预防儿童大骨节病效果显著。

保健：每日服硒 100μg，可长期服用。能改善老年人体力衰退、视力下降、精神抑郁、失眠、健忘等症状。

【不良反应】　过量可引起中毒，主要表现为四肢无力、毛发脱落、头皮痛痒、肝损害等，过多的硒还可干扰体内甲基反应，导致维生素 B_{12} 和叶酸代谢紊乱，引起贫血。

【注意事项】　硒的正常人安全摄入量范围我国暂定为每日 50～250μg，每日最大安全摄入量为 400μg。

【制剂规格】　硒力口服液：每 10mL 含硒 100μg；硒酵母（又名硒力康）：每片含硒量 0.1mg，每次服 1 片，每周 1 次。

多维元素片　Multivitamin Formula With Minerals

含多种维生素、微量元素及矿物质，如维生素 B_1、维生素 B_2、维生素 B_6、维生素 B_{12}、维生素 C、维生素 K_1、生物素、叶酸、烟酰胺、泛酸、铁、铜、锌、锰、钙、磷、碘、铬、钼、硒、镍、锡、硅、钒等。只有在缺少维生素及微量元素时服用才有效。

【药理作用】　维生素和矿物质均为维持机体正常代谢和身体健康必不可少的重要物质，两者是构成多种辅酶和激素的重要成分，参与人体内糖类、氨基酸、脂肪代谢。缺乏时可导致代谢障碍，而引致多种疾病。

【临床应用】　治疗人体维生素及微量元素缺乏症，用于治疗各种原因引起的营养不良（包括偏食、饮食缺乏维生素及矿物质等、胃口欠佳、消化不良等），对维生素和矿物质需求增加者（包括发育中的青少年、手术后、过于劳累、体力消耗过多、感染等）的营养补给。口服，每日 1 片。

【不良反应】　偶见胃部不适。

【注意事项】　严格按规定的剂量服用；过敏者禁用，过敏体质者慎用；服用过量或出现严重不良反应需立即就医；慢性肾衰竭，高钙血症，高磷血症伴肾性佝偻病患者禁用；不应与含有大量镁，钙的药物合用，以免引起高镁，高钙血症；哺乳期妇女过量服用含维生素 A 者可致婴儿产生食欲缺乏、易激动、颅压增高等不良反应；抗酸药可影响含维生素 A 的多维元素片的吸收，故不应同服；儿童需服用专门为其设计的多维元素片；当药品性状发生改变时禁止服用；儿童必须在成人监护下使用；需将此类药品放在儿童不能接触的地方，以免误服。

（刘　青　吴飞华）

参考文献

1. JESKE AH.Mosby's Dental Drug Reference[M]. 9th ed.London：Elsevier Mosby，2010.

2. 孙忠实. 实用临床药理学[M]. 北京：北京科学技术出版社，2010.

3. 中华医学会. 维生素矿物质补充剂在疾病防治中的临床应用：专家共识[M]. 北京：人民卫生出版社，2009.

4. 汤光，李大魁. 现代临床药物学[M]. 第 2 版，北京：化学工业出版社，2008.

5. 刘新民，何戎华，陈兴华等. 临床药物学[M]. 北京：军事医学科学出版社，2008.

第十六章 消毒防腐药

>> 提要

消毒防腐药是具有杀灭或抑制病原微生物生长繁殖作用的一类药物,在口腔局部治疗、医务人员手卫生的消毒以及口腔诊疗器械的消毒等方面广泛应用,是很多口腔局部治疗剂的主要成分。要求通过本章学习,掌握消毒防腐药代表性药物在口腔临床的使用。

第一节 消毒防腐药概述

消毒防腐药是消毒药(disinfectants)与防腐药(antiseptics)的总称。在一般浓度下,前者是指能迅速杀灭病原微生物的药物,后者是指能抑制微生物生长繁殖的药物。两者之间并没有严格的界限,消毒药低浓度时仅有抑菌作用,而防腐药高浓度时有杀菌作用。消毒防腐药对病原微生物无特殊的抗菌谱,对机体和病原微生物无明显选择作用,在杀灭或抑制病原体的浓度下,往往也能损害人体,故一般不作全身用药,主要用于体表(皮肤、黏膜、创面等)、器械、排泄物、污染物品和周围环境等的消毒。

一、消毒防腐药的作用机制

消毒防腐药的作用机制多样,有的能使病原微生物蛋白质凝固变性,如酚类、醛类、酸、碱、氧化剂等;有的与微生物酶系统结合,干扰其功能,如氧化剂、卤素类、染料类等;有的能降低细菌表面张力,增加其细胞膜通透性,造成溃破或溶解,使病原微生物生长受到阻抑或死亡,如表面活性剂类。

二、影响消毒防腐药作用的因素

1. **药物本身的性质** 药物本身的化学结构和分配系数决定其杀菌、抑菌作用强弱,如苯酚对一般细菌有杀灭作用,但对肝炎病毒无效;醛类则对细菌、真菌、芽胞和病毒均有效。

2. **药物浓度和作用时间** 一般情况下,浓度越高,作用时间越长,则效果越好,但对人体组织的刺激性也越大。

3. **溶媒** 药物在不同溶媒中对微生物与机体组织呈现不同的刺激性和毒性,如苯酚的水溶液有强大的杀菌作用,腐蚀性也较强,而其甘油剂和油溶液的作用及腐蚀性均较弱。

4. **环境温度** 环境温度高则消毒防腐药效力增加,一般每提高10℃,消毒效果会增加1倍。

5. **酸碱度** 酸碱度对某些消毒防腐药有明显影响,如季铵盐类随pH的升高作用增强,苯甲酸在碱性环境中作用减弱。

6. **有机物质** 脓、血、蛋白质等有机物质可包埋微生物使之不易受药物的作用,可降低药物的效力。因此用消毒防腐药处理创面或消毒物品时,一般先清除脓、血等物质。

7. **微生物对消毒防腐药的敏感性** 不同微生物对消毒防腐药的敏感性各异,如消毒防腐药易杀灭处于生长繁殖期的细菌而不容易杀死芽胞。

8. **药物配伍和相互作用** 有些药物之间有配伍禁忌,如阳离子和阴离子表面活性剂共用,消

图片:ER16-1
影响消毒防腐
作用的因素

图片:ER16-2
微生物对消毒
防腐药的敏感
性

学习笔记

127

毒作用将减弱。

三、消毒防腐药的药效学分类

1. **高效** 对包括细菌芽胞在内的病原微生物都有杀灭作用,如甲醛、戊二醛、次氯酸钠等。
2. **中效** 对除芽胞外的病原微生物都有杀灭作用,如酚类消毒剂、含碘消毒剂等。
3. **低效** 可杀灭部分细菌繁殖体、部分真菌和病毒,不能杀灭细菌芽胞和结核分枝杆菌,亦不能灭活乙型肝炎病毒等病毒,如地喹氯铵、西吡氯铵、依沙吖啶等。

四、消毒防腐药的口腔临床应用

口腔是由数百种非致病和致病微生物构成的微生态环境,在牙面、舌、咽部和其他黏膜表面均有大量微生物附着。当口腔发生感染,尤其是牙齿表面堆积的牙菌斑造成牙周病、龋齿、牙髓和根尖周围感染时,通常不需全身应用抗菌药物。因为全身用药,药物到达病灶局部的量和浓度很低,治疗效果难如人意。而口腔局部使用消毒防腐药可达到杀灭或抑制局部病原微生物的目的,一般可以取得较好疗效。消毒防腐药主要用于牙髓及根管的消毒、牙髓失活、牙周病和口腔黏膜病局部用药、感染部位及软组织创面的清洁等。另外,口腔患者和医务人员容易受血液、寄居在口腔或呼吸道里的病毒和细菌感染,这些有机体通过直接或间接的血液、唾液或其他身体接触,或者通过污染物品(如器械、设备或周围环境)的间接接触,或者通过吸入空气中的微生物,沾染口腔诊疗设施。因此,消毒防腐药还可用于医务人员手卫生的消毒、不耐热口腔诊疗器械的消毒以及物品表面的消毒,以降低病原体向患者和医务人员传播的风险。

理想的消毒防腐药应具有较强的杀菌和抑菌作用,同时对人体组织的刺激性和毒性、对消毒物品的损害以及对环境的污染要尽可能小。随着科学技术的发展,临床使用的消毒防腐药在发生变化,以前使用的一些药物,现已逐渐少用甚至不用。比如,酚醛类根管消毒剂因组织刺激性较大,现正被其他刺激性小的消毒剂,如含氢氧化钙的消毒剂所取代;碘酊用于皮肤消毒正逐渐被碘伏所取代,前者因刺激性较大,用于皮肤消毒需用酒精脱碘,而后者不需脱碘,使用更为简便;以往可用于空气消毒的甲醛因有致癌性,已禁用于空气消毒。

第二节　酚　　类

酚类消毒防腐药包括苯酚及其衍生物,此类药物通过与微生物蛋白质结合使之变性、沉淀和改变细胞膜通透性而呈现杀菌作用。该类药物结构随着引入烃基、氯原子和碳原子数增加(限于6个以下)作用增强。其杀菌作用与溶解度有关,一般来说,溶解度大,杀菌作用相对减弱。该类药物属于中效消毒剂,对大多数细菌和真菌有效,对病毒效果差,对芽胞无效。口腔临床常用的药物有苯酚、甲酚、麝香草酚和丁香油(酚)等。该类药物遇光或长期放置易氧化,色泽加深,应置于避光容器中保存。

苯酚　Phenol

又名石炭酸,为无色或淡红色的针状、三棱形或块状结晶;有特臭;有引湿性,遇光或在空气中色渐变深,溶于水(1:15);易溶于乙醇、甘油、乙醚、氯仿、脂肪油或挥发油,略溶于液状石蜡。含10%水的苯酚溶液称为液化苯酚,呈酸性反应。

【药理作用】 本品系原浆毒类的药物,使菌体蛋白变性起到杀菌作用。不同浓度有不同作用:0.2% 为抑菌作用;1% 有杀菌作用,对革兰氏阳性和革兰氏阴性菌有效;1.3% 可杀灭真菌;5% 可在 24 小时内杀灭结核分枝杆菌。稀溶液能使感觉神经末梢麻痹呈局部麻醉作用;0.5%~1.5% 有止痒作用,对芽胞、病毒无效。

【临床应用】

1. **浓苯酚溶液** 采用刮除术治疗颌骨囊肿(角化囊肿、成釉细胞瘤等)后,用其烧灼骨腔创面。

2. **樟脑苯酚溶液(由樟脑、苯酚和乙醇配伍而成)**　①窝洞及根管消毒;②置牙周袋内减轻逆行性牙髓炎时的疼痛;③急性根尖周炎开放引流。

3. **碘酚(由碘、碘化钾、苯酚、水和甘油配伍而成)**　牙体脱敏和脓性牙周袋内壁消炎去腐。

【不良反应】　本品对组织有腐蚀性和刺激性。曾报道在通风较差的场所,以苯酚消毒清洁摇篮和床垫等,引起新生儿高胆红素血症,对婴儿已证实有致命性。高浓度外用可引起组织损伤,皮肤或黏膜蛋白凝固变白、局部灼烧感、麻木、神经末梢麻痹、组织坏死脱落。

【注意事项】　误服本品可引起广泛的局部组织腐蚀、疼痛、恶心、呕吐、出汗和腹泻,可出现短暂的兴奋,随之知觉丧失,中枢神经系统抑制、循环和呼吸衰竭。曾报道口服 1g 以下可发生死亡。对皮肤与黏膜有腐蚀性,误沾于局部可立即涂擦乙醇或甘油以减少对局部的损害。用于体表的水溶液,浓度不宜超过 2%,以防组织损伤甚至坏死。本品避免应用在破损皮肤和伤口。

【制剂规格】　樟脑苯酚溶液:每 mL 含樟脑 0.6g,苯酚 0.3g。

甲酚　Cresol

又名煤酚,通常用其邻位、间位、对位的 3 种甲酚异构体的混合物。为几乎无色、淡紫红色或淡棕黄色油状澄清液体,有类似酚的臭气,微带焦臭。久贮或露置日光下,色泽变深。略溶于水,能与乙醇、氯仿、乙醚、甘油、脂肪油或挥发油任意混合,在氢氧化钠溶液中溶解,其饱和水溶液呈中性或弱酸性反应。

【药理作用】　本品系原浆毒类的药物,能使菌体蛋白变性,其药理作用同苯酚,抗菌作用较苯酚强 3～10 倍。毒性与腐蚀性较苯酚小,甲酚皂溶液经水稀释后可用作消毒剂。0.3%～0.6% 溶液 10 分钟能杀灭大部分致病菌,高浓度长时间也能杀灭芽胞。

【临床应用】　较少单独应用,通常与其他药物配伍用于消毒手、器械等,以及环境、排泄物的处理。如甲酚皂溶液(由甲酚、植物油和氢氧化钠配伍而成),以水稀释成一定浓度,摇匀应用。一般手消毒用 1%～2% 溶液。器械、环境消毒及处理排泄物用 5%～10% 溶液。牙髓切断术和根管消毒用甲醛甲酚溶液(由甲醛、甲酚和乙醇配伍而成),因组织刺激性较大,已少用。

【禁忌证】　禁用于皮肤伤口。

【不良反应】　可引起正铁血红蛋白血症,余同苯酚。

【注意事项】　用含本品的煤酚皂溶液稀释后洗手或皮肤消毒时,浓度不宜超过 2%,稍高浓度即对皮肤有刺激。含本品的药液亦不宜作橡皮、塑料和织布的消毒,因这些物品可吸收甲酚,以后接触皮肤时可发生灼伤。

【制剂规格】　甲酚皂溶液:含甲酚 50%;甲醛甲酚溶液。

麝香草酚　Thymol

无色结晶或结晶性粉末,具有芳香,味辛灼,熔点为 48～51.5℃,易挥发,难溶于水、甘油,易溶于乙醇、乙醚、橄榄油、氯仿、挥发油及脂肪油等,能与多种有机药物如薄荷脑、樟脑、水合氯醛、丁卡因等混合或研磨,液化成共溶混合物。

【药理作用】　本品具有酚类药物作用特点,杀菌、防腐,对真菌和放线菌有较强的作用,对革兰氏阴性菌作用较弱,杀菌力比苯酚强,对皮肤黏膜刺激性比苯酚小,其毒性约为苯酚的 1/10。能渗入牙本质小管内,对坏死组织有分解作用,具有轻微的镇痛作用。

【临床应用】　①窝洞消毒:用医用棉球蘸本品涂布窝洞后吹干;②根管消毒:根管预备后,拭干根管,用棉捻蘸药封入根管内;③牙本质敏感症时脱敏:用医用棉球蘸取本品,置于敏感的牙面上,用灼热的充填器熨烫,同时嘱患者向外呵气,以免吸入蒸气。

【不良反应】　口服对胃肠有刺激,吸收后毒性与苯酚相似但比苯酚小,脂肪与乙醇能增加其吸收使中毒症状加重,可有恶心、腹泻、眩晕、心力衰竭等中毒症状。

【注意事项】　与碘、碱、氧化剂等禁忌配伍。

【制剂规格】　麝香草酚乙醇溶液:25%。

丁香酚　Eugenol

为丁香油的主要成分,含量在85%以上,药用品均为人工合成。为无色或淡黄色的澄明液体,具强烈的芳香臭,味辛灼,比重1.064～1.068(g/mL),折光率1.538～1.542,沸点254℃,微溶于水,可溶于70%乙醇(1∶2)、氢氧化钠溶液中,能与醇、氯仿、乙醚及冰醋酸混合。久贮或露置空气中色泽变深,质变稠,铁、锌等金属离子能催化其氧化,因此存放温度不宜超过25℃,避光保存。

【药理作用】　丁香油(酚)具有良好的抗菌、抗真菌效果,而且对主要致龋菌(变形链球菌)细胞外葡聚糖的合成有很好的抑制作用,从而达到清除牙菌斑,清洁口腔,预防龋齿的作用。加之还有麻醉止痛的功效,因此被广泛用于口腔科疾病的治疗。

【临床应用】　①与氧化锌调合成硬糊剂,用于牙髓充血时的安抚治疗、深龋洞衬底和窝洞暂封剂。稀糊剂可作为根管充填剂;②与氧化锌及松香等调合成硬糊剂,用于牙周手术后创面的保护(牙周塞治剂),有止痛、压迫和固定龈瓣、止血、防感染等作用;③急性牙髓炎开髓后,于穿髓孔处放丁香油棉球,可迅速止痛。可放于开髓引流的窝洞;④化学性或机械性刺激所致的根周膜炎,可将丁香油棉捻封入根管止痛;⑤用硝酸银脱敏牙本质时,可用丁香油作还原剂,使银离子沉淀。

【注意事项】　①用作暂封剂或开放引流药时,口腔内有药味,但能忍受;②国内曾有个别文献报道丁香油引起过敏性休克,对过敏体质者慎用;③本品久贮或遇光易色泽加深而逐渐变稠,宜避光保存,避免与铁、锌等金属接触。

【制剂规格】　丁香油中丁香酚的含量不得少于85%。

第三节　醛　类

醛类消毒防腐药的醛基能与微生物核酸和蛋白质的氨基相结合,使其变性、沉淀。该类药物属于高效消毒剂,对细菌、芽胞、真菌、病毒等均有效。其中以戊二醛、甲醛杀菌力最强,对组织和黏膜刺激性亦强。多聚甲醛是以缓慢释放出甲醛呈现作用,故抗菌力、刺激性、毒性均比甲醛小。口腔临床常用的药物有甲醛、多聚甲醛和戊二醛等。

甲醛溶液　Formaldehyde Solution

又名福尔马林,为无色澄明液体,具刺激性特臭,强烈刺激鼻、眼、喉黏膜,味灼烈,与水或醇能任意混合,溶液呈酸性反应,低温久贮易聚合形成多聚甲醛出现浑浊或沉淀,加热后浑浊消失,酸化可催化聚合反应,加入少量乙醇或甲醇能防止聚合,光与空气能促进其氧化成甲酸。应密闭避光,15℃以上贮藏。

【药理作用】　本品为强有力的挥发性广谱杀菌剂,能与菌体蛋白质中氨基结合,使其变性而发挥作用。对细菌、真菌和许多病毒均有效,但对细菌芽胞和抗酸杆菌作用缓慢。与蛋白质结合后可减低其对微生物的活力,增加温度可加速杀灭芽胞的功能。在相对湿度75%时,甲醛气体对微生物的作用最显著。本品外涂能使皮肤硬化、粗糙并发白,产生局部麻醉作用。

【临床应用】　①用于对湿、热敏感、易腐蚀的医疗用品的灭菌。在消毒、灭菌箱中使用甲醛气体消毒、灭菌。甲醛气体可通过加热甲醛溶液或多聚甲醛获得,也可采用甲醛溶液雾化法得到。器械消毒以5%～10%的甲醛溶液浸泡1～2小时。②病理标本防腐保存。10%的甲醛溶液(含4%甲醛)用作生物标本固定和防腐保存。③与其他药物配伍用于根管消毒。如甲醛甲酚溶液可用于感染性根管的消毒,但因其组织刺激性较强,现已少用。

【不良反应】　①皮肤直接接触甲醛可引起过敏性皮炎、色斑、坏死。②摄入甲醛溶液会引起口、咽喉、胸部和胃剧烈的烧灼痛以及黏膜的炎症、溃疡和坏死。还会出现恶心、呕吐、呕血、带血的腹泻、血尿和无尿,以及代谢性酸中毒、眩晕、抽搐、意识丧失、循环和呼吸衰竭。③甲醛气体对眼、鼻、上呼吸道有刺激性,会引起咳嗽、吞咽困难、痉挛和喉头水肿、支气管炎、肺炎,罕见的还会出现肺水肿。有报道,多次接触甲醛还会出现哮喘样症状。④甲醛甲酚溶液有很强的刺激性,用于根管消毒易渗透至根尖周组织引起化学性根尖炎,加重患者封药期间疼痛。

【禁忌证】　已有证据表明本品可使一些实验动物致畸,孕妇禁忌暴露在含本品的工作环境中。

【药物相互作用】　本品与明胶、氨、苯酚、氧化剂等配伍禁忌。

【注意事项】　在医疗使用甲醛时要严格执行操作规程,避免与本品的直接接触和吸入。药液污染皮肤可以肥皂和水洗净,或以稀氨水中和成乌洛托品。不慎摄入可给予水、牛奶、活性炭或缓和剂,应避免洗胃和催吐,必要时给予辅助通气,可适当减轻休克症状。甲醛气体穿透力差,物品消毒宜摊开摆放,充分暴露,不宜包装消毒。甲醛有致癌作用,不宜用于室内空气消毒。

【制剂规格】　甲醛溶液:36%。

多聚甲醛　Paraformaldehyde

多聚甲醛为甲醛聚合物,其聚合度 n 通常为 $6\sim100$,为白色无定形粉末或松脆团块,含量约为 $91\%\sim99\%$;常温下缓慢解聚释放出甲醛气体,有甲醛的臭味,加热可加速其解聚,可快速产生甲醛气体;难溶于冷水,随温度升高溶解度增大,易溶于热水,加热至 $150℃$,可将之全部蒸发为气体。

【药理作用】　在常温下能缓慢释放甲醛呈现抗菌和凝固组织作用。多聚甲醛在接触组织中的水分后,可缓慢释放甲醛,起到消毒杀菌和凝固组织的作用。气体和水溶液皆可杀灭各型微生物,在酸性和碱性溶液中均具有良好的杀菌效果。杀菌力强、穿透性好、作用持久,刺激性亦比甲醛小。含多聚甲醛的复方制剂在口腔科应用较广,多聚甲醛不同的含量发挥不同的药理作用,比如牙髓失活(>40%)、干髓(20%~40%)、盖髓及抗牙本质敏感(<20%)等。

【临床应用】　①牙髓失活;②用于根髓无感染的后牙干髓疗法,由于远期疗效差,现已少用。

【不良反应】　据报道有患者局部应用出现过敏反应。

【注意事项】　①不得用于感染、坏死的根髓;②对于局麻下切除冠髓,根髓尚存活力者,放多聚甲醛时不可加压以免引起疼痛,有些病例因失活不全,可导致残髓炎;③有过敏史患者慎用。

戊二醛　Glutaraldehyde

纯品为无色油状液体,味苦,有轻微甲醛臭味,挥发性极低,18℃时密度 0.995 4,沸点为 $187\sim189℃$(分解)。可与水和乙醇作任何比例混合,水溶液呈微酸性,酸性溶液稳定,碱性溶液不稳定,pH>9 时可迅速聚合而失效。

【药理作用】　本品对革兰氏阳性和革兰氏阴性细菌均具有迅速的杀菌作用,对结核分枝杆菌、某些真菌和病毒,包括乙肝和艾滋病病毒也有效,对细菌芽胞有缓慢杀菌作用。其作用机制主要是两个醛基的作用,直接或间接作用于生物蛋白分子的不同基团,使其失去生物活性导致微生物死亡。本品 2% 碱性异丙醇水溶液(70% 异丙醇加 0.3% 碳酸氢钠)能在数分钟内杀灭结核分枝杆菌,2~3 小时内杀灭枯草杆菌、短小杆菌、破伤风杆菌、产胞杆菌等的芽胞。水溶液在 pH 为 7.5~8.5 时,抗菌效果最佳,该溶液在 14 天内可保持其化学稳定性。

【临床应用】　为目前公认较理想的消毒药,可与异丙醇配伍呈现协同杀菌作用。①器械消毒:将本品的 2% 水溶液 pH 调整至 7.5~8.5,可用于内镜、口腔诊疗器械、体温表、橡胶、塑料制品和其他不能加热器械的消毒,金属器械需加 0.5% 亚硝酸钠以防锈蚀,完全浸泡 10~20 分钟,对于经初步仔细清洗过的器具可起到迅速消毒作用,但通常需要浸泡 10 小时以上才能达到完全灭菌的效果;② 2% 戊二醛溶液可用于根管消毒,注意药量勿过多,避免压出根尖孔或伤及黏膜;③与氢氧化钙配伍可作牙髓切断后的覆盖剂。

【不良反应】　①常规治疗浓度下,本品溶液剂可引起接触性皮炎和皮肤过敏反应;②其蒸汽对鼻、眼和上呼吸道有刺激,可引起咳嗽、吞咽困难、喉头痉挛和水肿、气管炎或肺炎,甚至导致罕见肺水肿,反复吸入可发生哮喘;③误服可使消化道黏膜产生炎症、坏死和溃疡,引起剧痛、呕吐、呕血、便血、血尿、尿闭、酸中毒、眩晕、抽搐、意识丧失和循环衰竭。误服后可服用水、牛奶、活性炭或其他可缓和胃肠道刺激的药物,但应避免洗胃和使用催吐药,如有必要可进行辅助通气并治疗休克,纠正酸中毒。

【注意事项】　①本品作为金属器械消毒液，应先加入碱性药物后，再加入亚硝酸钠；②碱性溶液对光学仪器无损害，对铝制品有腐蚀；③在空气中最高限量为 0.05ppm，应注意避光密闭，在不超过 40℃条件下贮存。

【制剂规格】　浓戊二醛溶液：20%、25%，稀释后使用；稀戊二醛溶液：2%。

第四节　碱 性 药 物

碱性药物具有不同程度的抑菌和杀菌作用。一般碱性药物如硼砂、碳酸氢钠、氢氧化钙等通过改变细菌正常生长环境，呈现抑菌、防腐作用。强碱性药物，如氢氧化钠具有溶解蛋白的强腐蚀性，呈现杀灭细菌的作用。

硼砂　Borax

又名四硼酸钠，为无色半透明结晶或白色结晶性粉末，通常指含 10 个结晶水的水合物，无臭，在干燥空气中易风化。溶于水，易溶于沸水，甘油，不溶于乙醇。水溶液显碱性反应。

【药理作用】　与硼酸相似，为一种弱的防腐药，有弱的抑菌作用，毒性极低。

【临床应用】　用于口腔炎、咽喉炎及扁桃体炎等口腔消毒。以 2%～5% 水溶液作含漱或清洁剂，常配制成复方硼砂溶液（含硼砂、甘油、碳酸氢钠、乙二胺四乙酸二钠及液化酚）作含漱用。

【不良反应】　可引起脱发，余同硼酸。

【注意事项】　用于大面积创伤、烧伤或表皮剥落处易吸收，易造成蓄积中毒，婴幼儿应慎用。

【制剂规格】　硼砂水溶液：2%～5%；复方硼砂漱口液：含硼砂 1.5%。

碳酸氢钠　Sodium Bicarbonate

为白色结晶性粉末，无臭、味咸。在潮湿空气中渐渐分解，放出二氧化碳，生成碳酸钠。能溶于水（1:11），不溶于乙醇，乙醚等，水溶液呈弱碱性。

【药理作用】　具有弱碱性，能中和酸。水溶液含漱，能消除和分解残留凝乳或糖类，使口腔呈弱碱性环境，抑制真菌生长。无毒性及腐蚀性。

【临床应用】　①口腔黏膜真菌感染：3%～5% 水溶液饭后含漱，1 次 10mL，每日 3 次；②预防及抑制义齿或奶瓶等表面真菌生长：3%～5% 水溶液，浸泡义齿，浸泡奶瓶、奶嘴等哺乳用具；③洗涤母亲的乳头：4% 水溶液，哺乳前洗涤母亲的乳头，再用清水洗净；④口腔、颜面部酸性物质或有机溶剂灼伤：酸性物质灼伤，1%～3% 水溶液，冲洗口腔黏膜、颜面皮肤等灼伤病损。有机溶剂灼伤，5% 水溶液，冲洗灼伤部位；⑤过氧化氢溶液用于含漱时，本品与其交替使用，可减少过氧化氢溶液的不良反应。

【不良反应】　局部使用不良反应少见。

【注意事项】　与酸或酸性盐类药物等禁忌配伍。

【制剂规格】　碳酸氢钠溶液：5%。

氢氧化钙　Calcium Hydroxide

白色粉末，相对密度 2.24，加热至 580℃脱水成氧化钙，在空气中吸收二氧化碳而成碳酸钙，易吸收空气中的水分而潮解。溶于酸、铵盐、甘油，难溶于水，不溶于醇。用于制造漂白粉等，并用作硬水软化剂、消毒剂、制酸剂、收敛剂等。

【药理作用】　本品为强碱性（pH 9～12），遇水可释放氢氧根离子和钙离子。作为盖髓剂时，与其接触的牙髓组织形成一坏死层，其下方有炎症反应。过后在坏死层下方形成新的修复性牙本质（牙本质桥），将穿髓孔或根髓断面封闭。本品可促进牙髓细胞表达和激活碱性磷酸酶，诱导牙髓细胞分化出成牙本质细胞，并促进牙本质基质的形成。本品的强碱性有利于钙化过程，对细菌有抑制生长作用。

【临床应用】　①直接或间接覆盖牙髓，活髓切断后可覆盖根髓的断面，氢氧化钙粉末直接与灭菌生理盐水调拌成湿雪状，覆盖牙髓断面，以暂封剂封闭窝洞，使用时注意勿过度加压；②根尖孔未完全形成的死髓牙（或不完全坏死）可在充分的根管预备和消毒后，以氢氧化钙糊剂充填根管，有一些牙的根尖部可继续发育完成，即"根尖诱导形成术"；③可单独或与其他成分（如碘仿等）配成合剂用于根管填充，可使根尖周围的肉芽组织纤维化，防止或停止内吸收，促进牙本质和骨质的修复；④近牙颈部的根管侧穿，可将氢氧化钙放于侧穿处，促使形成钙化屏障，封闭侧穿处。

【注意事项】　遇空气中的二氧化碳可生成碳酸钙，宜密闭保存。

【制剂规格】　氢氧化钙糊剂。

第五节　卤　素　类

卤素类消毒防腐药主要通过卤原子卤化或氧化微生物原浆蛋白活性基团，改变细胞膜通透性，并与蛋白质的氨基结合而使之变性，呈现对微生物的杀灭作用。杀菌作用强，对细菌、芽胞、真菌、病毒等均有效。作为消毒防腐药主要是含氯或含碘的化合物，可分为无机与有机两类，前者抗菌作用强而性质不稳定，刺激性强，后者抗菌作用较前者弱，性质较稳定，刺激性亦较小。口腔临床常用药物有次氯酸钠、氯胺-T、碘仿和聚维酮碘等。

次氯酸钠　Sodium Hypochlorite

次氯酸钠为白色粉末，易吸潮变成灰绿色结晶，在空气中不稳定，有明显氯气味，易溶于水，生成氢氧化钠和次氯酸，溶液pH为10以上。水溶液不稳定，遇光、热都加速分解。

【药理作用】　本品与水作用生成次氯酸，次氯酸分解产生新生态氧，通过氧化和抑制细菌的巯基破坏其代谢，起杀菌作用。与水生成的氢氧化钠对有机组织有较强的溶解作用，能溶解坏死的牙髓组织，起到清洗和消毒根管的效果。次氯酸钠在酸性环境下杀菌能力增强。提高溶液的温度，可增强其杀菌作用和溶解有机物碎屑的作用。次氯酸还对牙齿有漂白作用。

【临床应用】　①其水溶液通常作为各种外用消毒剂应用。以不同稀释浓度用于各种用具、餐具、内衣裤、排泄物及不锈钢医用器械消毒；②根管冲洗和消毒：冲洗用溶液的浓度为1%～5%，浓度高时对黏膜有刺激，根管冲洗时每次1～2mL，边冲洗边吸引。

【不良反应】　浓溶液对局部组织有腐蚀性。本品与胃酸接触，立即释放出次氯酸，刺激腐蚀胃黏膜引起恶心、呕吐、疼痛，严重者血压降低、谵语、昏迷。吸入次氯酸气状烟雾可刺激呼吸道黏膜，引起咳嗽和窒息，重者可引起肺水肿等，一旦误服，应立即给予水、牛奶等缓和刺激，再以制酸药或1%硫代硫酸钠溶液处理。

【注意事项】　①根管冲洗时不可加压，针头不可堵住根管，以免溶液超出根尖孔，损伤根尖周围组织；②应新鲜配制，避光、热，密闭保存。

【制剂规格】　次氯酸钠溶液：1%～5%。

氯胺-T　Chloramine-T

又名氯亚明，为含氯有机化合物，含有效氯25%，为白色或微黄色结晶性粉末，微带氯臭，易溶于水、甘油、溶于乙醇，不溶于氯仿、乙醚、液状石蜡。5%水溶液的pH约为8～10，并缓慢分解。

【药理作用】　本品是一种具广谱杀菌能力的消毒药，水溶液通过缓慢释放出次氯酸而呈现抗菌作用，对细菌繁殖体、病毒、真菌和细菌芽胞都有杀灭作用。对健康组织无刺激性。

【临床应用】　①根管冲洗和消毒：常用1%～2%溶液。感染坏死的牙髓在拔髓前可滴入少量本品，用光滑髓针或拔髓针进入根管，反复振荡，或用本品冲洗，防止将感染物推出根尖孔外。在根管器械预备后，用2%本品冲洗根管，或用棉捻蘸本品溶液擦洗根管壁；②口腔黏膜溃疡和创面的冲洗和消毒：常用0.1%～0.5%溶液。

【不良反应】　局部应用不良反应少见，全身吸收会引起急性中毒出现呕吐、发绀、循环障碍、呼吸衰竭等症状，严重者摄取后几分钟内死亡。急救时除对症治疗外，可用亚硝酸钠和硫代硫酸钠直接解毒。

【注意事项】　水溶液宜新鲜配制,pH 9 时药效最佳。宜 8～15℃避光密闭保存。

【制剂规格】　氯胺 -T 溶液:2%。

碘仿　Iodoform

本品为含碘有机化合物,为黄色、有光泽的叶状结晶或结晶性粉末;手触有滑腻感。有特殊的臭味,有微挥发性,在光和较高温度下逐渐游离出碘,色泽加深。极微溶于水,溶于沸乙醇、氯仿、乙醚与火棉胶,略溶于甘油、挥发油与固定油。

【药理作用】　本品本身无直接杀菌作用,与有机物,包括组织液、血液、分泌物、脓液等接触后,能缓慢地分解出游离碘,呈现消毒、防腐、除臭功效。抗菌谱广、作用持久、缓和、刺激性小,并能吸收分泌物,保持创面干燥,促进肉芽组织新生和创口愈合。实验研究表明,碘仿糊剂对需氧菌和厌氧菌均有较好的抑制作用和杀灭作用,尤其是厌氧菌作用更强。在当前认为牙髓病和尖周病是需氧菌及厌氧菌的混合感染,应用碘仿糊剂治疗,无疑是针对性措施。

【临床应用】　①根尖区组织有大量渗出物,叩痛经久不消的患牙:棉捻蘸碘仿糊封入根管中,或将糊剂直接填入根管中,留置 10～14 日;②干槽症、脓腔以及术后的死腔填塞:碘仿纱条填塞,留置,也可隔数日至 1 周后换药;③砷制剂引起的牙龈或根尖区组织坏死:碘仿糊敷于坏死的牙龈处;④根尖周围的化学性坏死:碘仿糊封入根管中。

【不良反应】　在大面积创面上长期应用,碘吸收可引起全身中毒症状,因此局部创面敷用时,应注意其总量不超过 2g。偶见过敏者,可出现红斑皮疹,严重者可引起头痛、嗜睡、昏迷等。

【注意事项】　本品久贮或遇光可逐渐释放碘,并色泽加深。宜避光密闭保存。

【制剂规格】　碘仿糊剂;碘仿纱条。

聚维酮碘　Povidone Iodine

本品是一种应用较普遍的碘伏(Iodophors 或碘附)。碘伏是碘和聚合物载体相结合的一种疏松复合物。这种载体不仅有助于增强碘的溶解度,而且为持续释放碘提供一个贮存库,其中 80%～90% 的结合碘可解聚释放出游离碘,发挥杀菌作用。可作为碘伏载体的化合物有很多,如表面活性剂、聚合物、淀粉水解产物、某些氨基酸等,目前应用较多的是聚乙烯吡咯烷酮、聚乙二醇、聚氧乙烯醚、聚乙烯醇等。聚维酮碘是碘以聚乙烯吡咯烷酮为载体,经反应生成的聚维酮碘复合物,以干燥体计算含有效碘 9%～12%。

【药理作用】　被释放的游离碘可直接卤化菌体蛋白质,与蛋白质的氨基酸结合,而使菌体的蛋白质和酶受到破坏,微生物因代谢功能发生障碍而死亡。聚维酮碘为广谱强效杀菌药,对细菌、病毒、真菌、原虫和芽胞都有效,大多数微生物不会对碘耐药。

【临床应用】　①手术前皮肤和手消毒:用 5% 溶液涂擦皮肤 2 次;②口腔炎、咽喉炎、口腔溃疡、牙周炎、冠周炎等。外用:1% 溶液,直接涂于患处,每日 1 次,为了治疗重症或为了强化治疗,也可增加为每日 2 次,一般疗程为 5～14 日。含漱:0.5% 溶液,1 次 10mL,饭后含漱 1 分钟,每日 3 次;③牙周袋内冲洗:1% 溶液,直接用于牙周袋内冲洗,也可放在超声洁牙机附带的冲洗药盒内,在洁治的同时冲洗牙周袋;④义齿消毒:将义齿浸泡于 0.05% 溶液中。

【不良反应】　可引起过敏反应和对皮肤、黏膜的刺激,但比碘的刺激要轻。不良反应罕见,然而,外用于婴儿可能导致碘的明显吸收(也包括用于孕妇和哺乳期妇女后的吸收),局部刺激、痒和烧灼感是常见的反应,大面积和长期应用偶可导致中性粒细胞减少症;烧伤严重的病例会有代谢性酸中毒,大面积烧伤患者也有肝损伤的报告,其他不良反应有接触性皮炎、甲状腺功能减退和碘中毒。

【禁忌证】　对碘或聚维酮碘过敏者禁用。

【注意事项】　①美国 FDA 妊娠期药物安全性分级为 C 类。儿童特别是新生儿应慎用。仅可外用。烧伤面积大于 20% 者、大的开放性伤口、用锂治疗的患者、肾衰(因本品有代谢性酸中毒和肾毒性等潜在危害)、甲状腺疾病患者不宜局部或长期用,建议不要用于烧伤患者或肝功不良者

（导致 AST 水平升高，特别是大面积烧伤者）。对患有非毒性甲状腺瘤患者不适用；②药液稀释用水不超过 40℃；③避免与碱性物质接触，以免失效，与过氧化氢溶液禁忌配伍；④本品性质稳定、气味小、毒性低、对黏膜也无刺激性，故不需用乙醇脱碘，脱碘反可使其作用下降；⑤宜避光、密闭保存。

【制剂规格】　聚维酮碘溶液：0.5%，1%，5%。

第六节　氧　化　剂

本类药物通过氧化反应使细菌原浆蛋白的活性基团被氧化，使细胞壁和细胞膜通透性发生改变，破坏细胞内外物质平衡使微生物死亡；并直接作用于酶系统，干扰细菌代谢，抑制其生长繁殖而呈现杀菌作用。口腔临床常用药物有过氧化氢溶液和高锰酸钾。

过氧化氢溶液　Hydrogen Peroxide Solution

又名双氧水，为无色澄清液体，无臭或有类似臭氧的臭气，遇氧化物或还原物即迅速分解并发生泡沫，遇光易变质。过氧化氢溶液通常指含 2.5%～3.5% 过氧化氢水溶液；浓过氧化氢溶液是指含 30% 过氧化氢水溶液。

【药理作用】　本品为氧化性消毒剂，杀菌能力相对较弱，遇到组织中的过氧化氢酶时，立即分解释放出新生态氧，具有杀菌、消毒、防腐、除臭和除污的作用。对组织和伤口的穿透力差，且作用时间短暂，抗菌作用随氧气的挥散而消失，有机物存在时杀菌作用降低。本品对革兰氏阳性菌和某些螺旋体有效，特别是专性厌氧菌对其敏感。此外，由于氧化发泡形成的缓和机械力，使血块、坏死组织、刮除的肉芽组织松动，从而易被清除；另外新生态氧形成的气泡压迫毛细血管，起到止血和减轻充血的作用。过氧化氢溶液有 3% 和 30% 两种浓度，前者为常用的消毒防腐药，后者有强腐蚀性，具氧化脱色作用，用于牙齿漂白。

【临床应用】

（1）口腔抗感染：①坏死性龈口炎：用 3% 过氧化氢溶液拭洗坏死区，再嘱患者用 1% 过氧化氢溶液含漱，1 次 10mL，每日 3 次；②牙周炎、冠周炎：1% 过氧化氢溶液反复冲洗牙周袋和冠周袋；③干槽症：1%～3% 过氧化氢溶液擦拭拔牙窝的感染创面，直至臭味消除。

（2）根管冲洗：将 3% 过氧化氢溶液 5mL 灌入带弯针头的注射器，将针头对准或插入根管口，以适度的压力注入本品，根据情况可重复数次。

（3）超声波洁牙前含漱：超声洁治术前，3% 过氧化氢溶液 10mL，口腔鼓漱 1 分钟后，清水漱口。

（4）龈上洁治和龈下刮治术后：用 3% 过氧化氢溶液冲洗治疗区。

（5）顽固性龈缘充血、反复牙周基础治疗后消炎效果不佳者：在隔湿的情况下，用小的医用棉球蘸 30% 过氧化氢溶液，放于牙龈鲜红病损区，待牙龈发白后移去棉球，约 10 分钟后牙龈又恢复红色。可间隔数日后重复 2～3 次上述过程。

（6）牙齿漂白：①四环素牙、氟牙症的脱色：将蘸有 30% 过氧化氢溶液并与牙面着色区大小相应的滤纸片贴敷于牙面上，用红外线灯照射 15 分钟。治疗过程中需用该药液保持滤纸湿润。②变色的无髓牙漂白：取小的医用棉球蘸 30% 过氧化氢溶液于饱和状态，置于已根管充填的窝洞内，表面加热，2～3 分钟后用氧化锌丁香油糊严密封闭，3～5 次为一疗程，每次间隔 3～7 日。

【不良反应】　高浓度对皮肤及黏膜有刺激性灼伤，形成疼痛性"白痂"，疼痛可在 1 小时后消失。3% 溶液为弱酸性溶液，对口腔及舌黏膜有一定刺激，长期含漱会引起牙釉质脱钙、舌乳头肥大等不良反应。

【注意事项】　①勿使 30% 过氧化氢溶液碰触正常牙齿表面及黏膜；②长期使用本品含漱，应与碳酸氢钠溶液交替，可中和其酸性；③根管冲洗时不可用力过猛，在根管狭窄处更应注意，否则过多的气泡溢出根尖孔外，可引起化学性根尖周炎，出现剧痛；④禁忌使用 1%～3% 过氧化氢水溶液冲洗深部的脓腔，以免引起感染扩散；⑤避光、密塞、阴凉处保存。

【制剂规格】　过氧化氢溶液：3%；浓过氧化氢溶液：30%。

高锰酸钾　Potassium Permanganate

高锰酸钾为强氧化剂，为黑紫色、细长的菱形结晶或颗粒，带淡蓝金属光泽，无臭，溶于水，特别易溶于沸水，溶液呈紫红色，久贮出现棕黄色而失效。具有氧化剂的作用，与有机物接触、加热、酸或碱性条件下均能加速其氧化反应。

【药理作用】　本品为强氧化剂，具有杀菌和抑菌作用，杀菌作用比过氧化氢强。应用后被还原成二氧化锰，产生的亚锰、高锰离子有收敛作用，可与皮肤、黏膜的蛋白结合成复合物，覆盖在皮肤、黏膜的受损面上。体外实验表明，其杀菌效果易被体液干扰而迅速减弱。低浓度有收敛作用，高浓度则有腐蚀作用。本品可氧化许多药物，因此有时用于某些食物或药物中毒时的洗胃。

【临床应用】　①急性皮肤病或急性湿疹伴继发感染：0.025% 溶液湿敷，湿敷料放置患处 30～60 分钟，每日 3～5 次，若损害广泛，渗出液多可用本品药浴；② 0.02%～0.5% 溶液用于含漱；③ 0.1% 溶液清洗创伤；④ 0.2%～1% 溶液在口腔临床可用于白色念珠菌感染、坏死性龈口炎、牙周病，含漱或冲洗等。

【不良反应】　本品结晶和高浓度溶液有腐蚀性，即使是稀溶液仍对组织有刺激性，可使皮肤发红、疼痛和有烧灼感并可染成棕色，反复多次使用亦可引起腐蚀性灼伤。口服本品稀溶液后可出现口腔及咽喉染色、咽痛、吞咽困难、腹痛、腹泻和呕吐等症状。口服本品结晶或浓溶液可致口腔、咽喉、胃肠道和上呼吸道的水肿和坏死。

【注意事项】　水溶液宜新鲜配制，避光、阴凉处保存。

【制剂规格】　高锰酸钾外用片：0.1g。

第七节　表面活性剂

表面活性剂又称界面活性剂，是具有降低两相界面张力的物质。根据其结构中长链烷基在水中解离所产生的离子类型，可分为阳离子型（亲水基带正电荷）、阴离子型（亲水基带负电荷）、非离子型（非游离型）和两性离子型（亲水基里有阴、阳两种离子）。它们均有不同程度的乳化、分散、增溶、发泡、去污等作用。本类药物作用机制是能吸附于菌体表面，其分子中疏水基团和亲水基团分别渗入胞质膜的类脂质和蛋白层，改变胞质膜的通透性，致使胞质膜内的物质外逸，也阻碍细菌的呼吸和干扰糖酵解代谢，亦能引起菌体蛋白的变性而呈现抗菌作用。国内临床通常作为消毒防腐药应用的为阳离子型表面活性剂，如氯己定、地喹氯铵和西吡氯铵等。

氯己定　Chlorhexidine

本品为阳离子表面活性剂。通常用其盐类，其中醋酸氯己定为白色或类白色的结晶性粉末，无臭，味苦，略溶于水，溶于乙醇，微溶于甘油和丙二醇中。葡萄糖酸氯己定药用规格为 20% 溶液，无色、淡黄色澄明液或带轻微乳光的液体，能与 5 倍量水或 5 倍量乙醇相混合。盐酸氯己定为类白色结晶性粉末，难溶于水和乙醇，略溶于丙二醇，微溶于甲醇，几乎不溶于冰醋酸，不耐热。

【药理作用】　本品有广谱杀菌、抑菌作用。抗菌谱包括革兰氏阳性和阴性菌、真菌（如白色念珠菌）以及某些病毒（如 HIV、HBV 等）。对革兰氏阳性菌作用比革兰氏阴性菌更强。对某些葡萄球菌、变形链球菌、唾液链球菌、白色念珠菌、大肠埃希菌和厌氧丙酸菌呈高度敏感；对嗜血链球菌中度敏感；对变形杆菌属、假单胞菌属、克雷伯杆菌属和革兰氏阴性球菌（如韦永球菌属）低度敏感。室温下对细菌芽胞无效。本品在血清、血液等存在时仍有效。在中性及弱酸性溶液中抗菌活性最佳。氯己定吸附于细菌细胞壁后，改变其表面结构和渗透平衡，胞质成分渗漏，高浓度时可使胞质凝固，抑制了细胞壁修复，这种作用方式不易产生耐药性。本品不被皮肤和胃肠道黏膜吸收。

【临床应用】　①预防和减少牙菌斑的形成：用于机械清除牙菌斑有困难者，如口腔内手术前和手术后、颌间结扎患者、正畸患者、龋易感者、全身疾病（如白血病）预防发生口腔感染、弱智和残障者、刷牙不彻底者等。0.2% 溶液,1 次 10mL,含漱 1 分钟,每日 2 次,或 0.12% 溶液,1 次 15mL,每日 2 次。2% 溶液,涂布牙面,每日 1 次。②作为辅助用药用于义齿性口炎,也可将义齿浸泡于氯己定溶液中。③复发性口腔溃疡发作期局部应用:0.05% 溶液,1 次 10mL,含漱 1 分钟,每日 2 次。能降低溃疡的发生率、持续时间和严重程度。④超声波洁牙前含漱 1 分钟或冲洗龈缘,可减少气雾中的微生物,避免诊室空气污染和减少治疗过程中的菌血症。⑤用于牙周袋冲洗或将缓释制剂放入牙周袋内,加强刮治的效果。

【不良反应】 ①长期含漱可使牙齿和修复体着色。停药后,经洁治可清除牙面的色素,但树脂类充填体上的着色不易消除。舌苔也可呈黑褐色,停药后自行消失。饮茶、饮酒等可加重。②味苦,含漱后可使味觉有短时改变,停药后恢复。宜在饭后使用。③少数患者用 0.2% 溶液含漱后有牙龈表面上皮轻度剥脱、发红、轻度不适或疼痛,停药后自愈。用 0.12% 溶液可避免发生此现象。④长期使用可使牙石易于堆积。

【注意事项】 含漱可一定程度地减轻牙龈炎症,但对牙周袋内的菌群无作用,故不能替代正规的牙周治疗。

【制剂规格】 氯己定溶液:0.2%,0.12%,0.05%。

西吡氯铵 Cetylpyridinium Chloride

本品为阳离子季铵化合物,为白色粉末,手感类似肥皂。可溶于水,摇动时富有泡沫,可溶于乙醇,微溶于乙醚和苯。

【药理作用】 本品主要通过降低表面张力而抑制和杀灭细菌。体外试验结果表明本品对多种口腔致病菌和非致病菌有抑制和杀灭作用,包括白色念珠菌。含漱后能减少或抑制牙菌斑的形成,具有保持口腔清洁、清除口腔异味的作用。动物实验结果表明本品对口腔黏膜无明显刺激性。

【临床应用】 ①口腔白色念珠菌感染,减少或抑制牙菌斑形成;②用于口腔日常护理及清洁口腔。

【不良反应】 可能出现皮疹等过敏反应。口腔、喉头偶可出现刺激感等症状。

【注意事项】 ①含漱液:含漱后吐出,不得咽下;②含片:6 岁以下儿童不宜使用。本品应逐渐含化,勿嚼碎口服;③与含有阴离子型表面活性剂的药物或产品合用时,有配伍禁忌,可降低其杀菌效果。

【制剂规格】 西吡氯铵含漱液:0.1%;含片:2mg。

地喹氯铵 Dequalinium Chloride

本品为阳离子表面活性剂,为白色或微黄色粉末。无臭、味苦、微溶于水、能溶于沸水、略溶于乙醇,几乎不溶于氯仿。见光易变质。

【药理作用】 本品具有广谱抗菌作用,对口腔和咽喉部的常见致病细菌和真菌感染有效。

【临床应用】 常用其含片,预防和治疗咽炎、喉炎、口炎、舌炎、龈炎、扁桃体炎及拔牙创面等口腔创伤感染。口含,1 次 0.25~0.5mg,每 2~3 小时 1 次,必要时可重复用药。

【不良反应】 罕见皮疹等过敏反应。偶见恶心、胃部不适。

【注意事项】 本品应逐渐含化,勿嚼碎口服。

【制剂规格】 地喹氯铵含片:0.25mg。

第八节 染 料 类

具有消毒防腐作用的染料分为酸性染料和碱性染料两类。酸性染料抗菌作用弱,常用为碱性染料,能在细胞表面高浓度积聚,改变细胞周围氧化还原电位。碱性染料的阳离子和酸性染料的阴离子分别与菌体蛋白的羧基或氨基结合,影响其代谢,呈现抑菌作用。此类药物包括依沙吖啶、甲紫、吖啶黄和碱性品红等,其中只有前两种通常作为消毒防腐药应用,两者均为碱性染料。

依沙吖啶　Ethacridine

又名利凡诺，为一种碱性染料，常用其乳酸盐，为黄色结晶性粉末；无臭，味苦，在乙醇中微溶，沸无水乙醇中溶解，在水中略溶，在热水中易溶，乙醚中不溶。水溶液呈黄色，有绿色荧光，呈中性反应，水中不稳定，遇光后色泽加深。

【药理作用】　本品能抑制革兰氏阳性菌和少数革兰氏阴性菌的繁殖，尤其是对链球菌有效，多用于防腐杀菌。在治疗浓度时对人体组织无毒，无刺激性。

【临床应用】　①用于糜烂、水肿、充血等范围较大、渗出较多的口腔黏膜溃疡；②牙龈炎、牙周炎的辅助治疗；③各种唇炎、扁平苔藓、盘状红斑狼疮、渗出性多形红斑、药物过敏等唇部有厚痂糜烂病损需要湿敷者。含漱：0.1% 溶液，1 次 10mL，每日 3 次，饭后口腔鼓漱 1～3 分钟；湿敷：0.1% 溶液湿敷于病损处，1 次 20～30 分钟，随时添加药液，勿使干燥，每日 1～3 次。

【注意事项】　①用于湿敷的薄纱布或薄棉片剪成病损大小，湿敷过程中，纱布棉片要保持药液饱和状态，湿敷后若病损结痂未变软，则应继续湿敷，直至结痂变软；②遇光后色泽加深，不可再用。

【制剂规格】　乳酸依沙吖啶溶液：0.1%。

（郑利光）

参考文献

1. 国家药典委员会. 中华人民共和国药典临床用药须知（化学药和生物制品卷）[M]. 2015 年版. 北京：中国医药科技出版社, 2017.
2. 陈新谦, 金有豫, 汤光. 新编药物学 [M]. 第 17 版. 北京：人民卫生出版社, 2011.
3. 史贺. 牙源性上颌骨囊肿 45 例诊治体会 [J]. 全科口腔医学杂志, 2014, 1（4）：23-24.
4. 卫生部. 卫医发[2005]73 号. 医疗机构口腔诊疗器械消毒技术操作规范 [S]. 2005.
5. 卫生部. 医疗机构消毒技术规范（2012 年版）[S], 2012.

学习笔记

第十七章　牙体牙髓病用药

> **提要**
>
> 　　牙体牙髓病是指发生于牙体硬组织和牙髓组织的一些相关疾病。牙体牙髓病用药特点主要为局部用药,局部用药治疗是其系统治疗过程中重要的治疗环节,发挥着重要作用。局部用药是医生将药物直接置于牙面或根管内,使药物直接在局部更有效地发挥作用。牙体牙髓病用药包括防龋药、抗牙本质敏感药、牙漂白药、活髓保存治疗药和根管治疗药等。

　　牙体牙髓病是指发生于牙体硬组织和牙髓组织的一些相关疾病,包括龋病、非龋性疾病、牙髓病和根尖周病等。临床上在进行牙体牙髓病的治疗过程中,常应用一些药物,包括局部应用的药物和全身应用的药物。牙体牙髓病用药主要是局部用药,局部用药治疗是其系统治疗过程中重要的治疗环节,发挥着重要作用,但是不能用药物治疗取代系统治疗。局部用药是医生将药物直接置于牙面或根管内,使药物直接在局部更有效地发挥作用,这是牙体牙髓病用药的特点。

　　随着牙体牙髓病治疗技术的不断提高,其治疗使用的药物也在不断的改进和更新,比如过去常用的根管消毒药物醛酚类制剂甲醛甲酚和樟脑苯酚,由于其细胞毒性作用等原因现已很少使用,而被氢氧化钙糊剂取代,如以前常用的牙髓失活剂三氧化二砷;由于其毒副作用较大,现已基本上被弃用,由毒副作用比较小的多聚甲醛所取代。本章重点介绍在牙体牙髓病治疗过程中局部常用的符合国际标准和中国药典的一些药物。这些药物包括防龋药、抗牙本质敏感药、牙漂白药、活髓保存治疗药和根管治疗药等。

第一节　防　龋　药

　　龋病(dental caries)是在以牙菌斑生物膜中的致龋微生物为主的多种因素作用下,引起牙体硬组织中无机物脱矿和有机质分解的一种慢性进行性破坏的疾病,患病率高,严重危害患者口腔健康,因此龋病预防工作具有重要意义。根据龋病发生的四联因素理论,即细菌因素、食物因素、宿主因素和时间因素,龋病的预防主要是针对上述四联因素中前三个因素,即控制牙菌斑生物膜中的致龋菌生长、限制碳水化合物的摄取和增强牙的抗龋能力等三个方面。目前临床上用于防龋药物的主要作用是增强牙的抗龋能力以及控制牙菌斑抑制细菌生长。本节重点介绍临床上常用的氟化物类防龋药物。

　　作为最有效、在世界上使用范围最广的防龋方法,氟化物防龋至今已有近百年的历史。早在20世纪初已有含氟牙膏问世,到了20世纪30年代氟化物已被证明具有预防龋病的作用。目前氟化物的防龋应用途径有两种形式,即全身应用和局部应用。氟化物的全身应用是机体通过消化道摄入氟化物经胃肠道吸收进入血液循环,然后传输至牙体及唾液等组织,达到防龋目的。全身应用主要包括饮水加氟、食物加氟和口服氟化物片剂等。氟化物的局部应用是采用不同方法将氟化物直接用于牙的表面,目的是抑制牙齿表面的溶解脱矿和促进牙齿再矿化,以提高牙齿的抗龋能力。局部应用包括局部牙面涂氟、使用氟化物牙膏或氟化物溶液漱口等。作为公共口腔保健措施的用氟途径包括:饮水加氟、氟化牙膏、氟化食盐等,本节不作详细介绍,具体内容可参阅《口腔预防医学》的相关章节。本节主要介绍局部应用的防龋药。

图片:ER17-1 龋病

图片:ER17-2 楔状缺损

图片:ER17-3 牙髓病

图片:ER17-4 根尖周病

学习笔记

139

氟化钠　Sodium Fluoride

氟化钠为白色、无味的粉末，易溶于水，不溶于醇。该溶液较稳定，不刺激牙龈组织，对牙不着色，能缓慢腐蚀玻璃，因此需储存于聚乙烯塑料瓶内。无异味，容易为儿童接受。

【处方组成】　有局部使用的溶液和糊剂及全身使用的片剂，溶液推荐浓度为2%，糊剂临床常用75%的氟化钠甘油糊剂。

溶液：	氟化钠	0.2g
	纯化水	10mL
糊剂：	氟化钠	750g
	甘油	250g
片剂：	含中性氟化钠	0.25mg, 0.5mg

【药理作用】　氟化钠主要通过降低牙釉质的溶解度增强牙釉质对口腔微生物产生的有机酸的抵抗力，而发挥其防龋作用，其机制如下：

1. 氟化物降低牙釉质的溶解度　在牙釉质矿化期间，氟化物进入牙釉质后，氟离子能取代羟基磷灰石中的羟基形成氟磷灰石，从而增强了牙釉质的抗酸能力。另外氟离子还能与羟基磷灰石中的钙离子形成强烈的静电引力，增加了羟基磷灰石晶体结构的稳定性，使晶格排列更加有序和致密，降低了牙釉质的溶解性，从而增强了牙釉质对口腔微生物所产生有机酸的抵抗力。氟磷灰石和羟基磷灰石的初期溶解率可能是相同的，但是，氟磷灰石中氟化钙能再度沉积在牙釉质晶体表面，从而降低了氢离子移入晶体的速度，减慢了晶体进一步的溶解。氟磷灰石晶体较大，表面积减少，晶格较稳定，同时碳酸盐含量较少，溶解性降低。

2. 氟化物促进牙釉质再矿化　氟化物不仅能降低牙釉质在酸中的溶解度，而且能促进牙釉质初期龋的再矿化。在矿化液中加入1ppm氟就能明显增加白垩状牙釉质再矿化的程度和速度。

3. 氟化物对口腔细菌的影响　氟化物可通过抑制和影响细菌的糖酵解过程，影响细胞内和细胞外多糖的合成等多种途径抑制口腔中细菌的生长。

氟化物可通过抑制糖酵解过程中的重要酶烯醇酶的活性影响糖酵解过程，烯醇酶对氟十分敏感，一旦烯醇酶受到抑制，糖酵解过程中的中间产物2-磷酸甘油酸转化成磷酸烯醇式丙酮酸进而生成丙酮酸这一过程就会受到影响，从而干扰细菌产酸过程。

氟化物能抑制细菌对葡萄糖的摄入从而影响细胞内多糖和细胞外多糖的合成。细胞内多糖为细菌代谢提供营养物质和能量来源，细胞外多糖作为牙菌斑的基质，其合成受到抑制也就抑制了牙菌斑的形成。当氟的浓度高于10ppm时，就能对生物膜中的变异链球菌产生抑制作用。氟化物还能反馈性抑制细菌的产酸能力。

【临床应用】　包括全身应用和局部应用。

1. 全身应用　自来水加氟是最广泛的全身用氟法，也是最经济和安全有效的防龋方法。在缺乏中心水源的农村，儿童不可能从自来水中摄取氟，可采用更能针对龋病敏感期儿童的食物加氟，如牛奶、食盐等加氟防龋方法。有关自来水加氟、食物加氟的预防措施，可参阅《口腔预防医学》相关章节。

2. 局部应用　局部应用氟化物是非常重要行之有效的防龋方法，尤其对儿童新萌出的牙，局部用氟效果更好。含氟漱口液适用于龋高发的人群、龋活跃性较高、或易感人群、配戴正畸固定矫治器者以及一些不能实行自我口腔护理的残疾人。局部用氟的方法包括局部涂擦和局部含漱。

（1）局部涂擦：最佳应用时间为牙萌出后的2~3年内。使用前清洁牙面，隔湿，吹干牙面，用浸泡药液的棉球涂擦牙面，保持湿润4分钟。涂擦后30分钟内不漱口，不进食。每周涂1次，4次为一疗程。根据乳、恒牙萌出的时间和患龋规律，可在3岁、7岁、10岁和13岁各进行一疗程，直到恒牙全部萌出。1次最大用量以1~2mL为宜。

（2）局部含漱：使用0.2%的氟化钠漱口液，每周含漱1次；或0.05%氟化钠漱口液，每日含漱1次；或0.02%的氟化钠漱口液，每日含漱2次。根据儿童年龄，5~6岁儿童每次用5mL，6岁以上儿童每次用10mL，嘱儿童将溶液含入口中，含漱1分钟后吐出，30分钟内不进食或漱口。

学习笔记

【不良反应】　氟为细胞原浆毒物，若 1 次使用剂量过大，浓度过高或误吞氟化物，则可导致急性氟中毒。氟化钠的成人急性中毒致死量为 2.5～10g，平均致死剂量为 4～5g。可能中毒剂量（probable toxic dose，PTD）为 5mg/kg。儿童急性氟中毒致死量为 0.5g 左右。过量氟对机体损害的机制包括：①氟盐接触潮湿的皮肤或黏膜后形成氢氟酸，引起化学性烧伤；②作为全身性原浆毒抑制酶系统；③与神经活动需要的钙结合；④发生高钾血症，导致心脏中毒。但是临床上常见的急性氟中毒主要由氟乙酰胺（灭鼠灵）引起的急性氟中毒。

急性氟中毒初期表现出恶心、呕吐、腹泻等胃肠症状，继之四肢感觉异常疼痛，反射六进，甚至抽搐痉挛。此时血中钙离子与氟结合使血钙急剧下降，患者出现血压下降、心力衰竭，严重者可致死亡。

长期摄入过量的氟可导致骨骼和牙的慢性氟中毒。慢性氟中毒的发生率比急性氟中毒高，而且不易发现，一旦发现则已造成不可逆转的病损。慢性氟中毒通常发生在长期摄入较多氟化物的人群，例如饮水含氟量过高地区的人群。慢性氟中毒以骨和牙的损害最突出。

牙慢性氟中毒即氟牙症或称氟斑牙。氟牙症多发生于饮水含氟量过高地区的儿童，对牙的损害主要表现在恒牙。当儿童长期摄取过量氟（地区饮水氟含量高过 2～4ppm），处于发育矿化期的牙体硬组织发生牙釉质发育不全、钙化不良，牙釉质表面呈白垩色或黄褐色，甚至暗棕色斑块，严重者出现牙釉质缺损。骨的慢性氟中毒起先为骨质密度增加，韧带和肌腱有钙质沉积，骨关节僵硬、疼痛、变形、脊柱侧弯、运动受限，甚至截瘫，称为氟骨症。

【注意事项】　①使用氟化钠应严格控制每日摄氟量，防止氟中毒的发生；②氟化钠溶液或凝胶应放置于塑料容器内。

ER17-6

图片：ER17-6
氟牙症

氟化亚锡　Stannous Fluoride

氟化亚锡为白色、无嗅的吸湿性结晶性粉末，具苦咸金属味，易溶于水，不溶于醇、醚和氯仿。

【处方组成】　包括氟化亚锡溶液和氟化亚锡凝胶两种剂型。

氟化亚锡溶液的浓度为 8%：

氟化亚锡	8g
纯化水	100mL

氟化亚锡凝胶浓度为 0.4%，由 0.4% 氟化亚锡加羧甲基纤维素、甘油和香料配制而成。

【药理作用】　氟化亚锡具有氟离子和锡离子双重抗龋作用。亚锡离子作为表面活性剂，可阻止细菌黏附于牙面，从而减少牙菌斑的形成。亚锡离子可与变异链球菌细胞膜上的酸性物质发生作用，选择性抑制变异链球菌的生长。氟化亚锡与牙接触时间延长后，锡与正磷酸作用，形成一层不溶性磷酸锡、氟化钙和磷酸氟化物，对牙釉质具有一定的保护作用。另外亚锡离子具有预防牙本质龋的作用，其主要机制由于亚锡离子被深层的矿化组织吸收，有效地封闭牙本质小管，提高牙本质的耐酸性能。

【临床应用】　局部使用。常使用的涂擦溶液为 8% 氟化亚锡溶液。其防龋效果优于 2% 氟化钠溶液，涂擦方法同 2% 氟化钠溶液。也可配制成 0.1% 溶液漱口，每日 1 次。凝胶的用法是用等量去离子水稀释凝胶，使锡与氟离子释放出来，然后用牙刷蘸凝胶稀释液刷于各牙面。

【注意事项】　氟化亚锡溶液不稳定，易水解和氧化形成氢氧化锡和锡离子，减弱其作用。因此，每次使用时必须新鲜配制，在 1 小时内用完，否则将变成白色沉淀而失效。氟化亚锡溶液有时对牙龈有刺激作用，使牙龈组织发白，也易使牙釉质脱矿区、发育不全区和充填物边缘变为棕黄色或黑色，可能是由于形成了亚硫酸锡。

酸性磷酸氟　Acidulated Phosphate Fluoride（APF）

酸性磷酸氟系氟化钠和磷酸组成的防龋剂，由 Brudevold 等于 20 世纪 60 年代提出。它的剂型有溶液和凝胶两种。常用的涂擦溶液为 1.23% 氟化钠溶于 0.1mol/L 磷酸液中配制而成。漱口液由 0.05% 氟化钠与 0.01mol/L 磷酸配制而成。酸性磷酸氟凝胶即在酸性磷酸氟溶液中加入甲基纤维素或羟甲基纤维素使之成半固体凝胶状。近年来也有泡沫剂型的酸性磷酸氟商品使用。

学习笔记

【处方组成】

溶液：	氟化钠	2.0g
	8.5% 正磷酸	1.15g（0.68mL）
	4.6% 氢氟酸	0.72g
	纯化水	100mL

也可用下列配方：

	氟化钠	2.0g
	8.5% 正磷酸	1.73g（1.02mL）
	纯化水	100mL

配制时先取正磷酸，加入纯化水内，再加氟化钠，使之充分溶解。有效期长。pH 为 3.5。

正磷酸	0.68%
羧甲基纤维素钠	5%
左旋薄荷脑	适量

【药理作用】 酸性磷酸氟的 pH 为 3.2。由于其弱酸性，可使牙釉质中的钙、磷溶解呈多孔状，有助于氟化物进入牙釉质深层并滞留于其中。酸性磷酸氟溶液比氟化亚锡和氟化钠溶液更容易被牙釉质吸收。溶解的钙、磷与氟结合沉淀生成氟磷灰石，因此使用酸性磷酸氟溶液可明显增加牙釉质中氟磷灰石的含量。酸性磷酸氟中的磷有稳定磷灰石的作用，其酸性可使牙釉质释放钙和磷，而有磷酸盐存在时可阻止钙、磷的过度释放。酸性磷酸氟的防龋效果比中性氟化钠和氟化亚锡明显，性质也很稳定，可保存使用，对口腔组织无刺激性，不引起牙变色。

【临床应用】 主要使用凝胶形式，包括专业人员使用和个人保健使用两种。专业人员使用的酸性磷酸氟凝胶含氟浓度为 1.23%，个人使用的酸性磷酸氟凝胶含氟浓度为 0.5%。

酸性磷酸氟凝胶一般用托盘局部应用。使用时先清洁牙面、隔湿、吹干，选择合适的泡沫塑料托盘装入适量凝胶，分别置于上下颌弓，轻轻咬动，使凝胶布满牙面并挤入牙间隙及窝沟内，停留 4~5 分钟后取下托盘，30 分钟内不漱口不进食饮水，以延长药物在牙面上停留的时间。第 1 年每季度使用 1 次，第 2 年每半年使用 1 次。

酸性磷酸氟溶液涂擦的用法同 2% 氟化钠溶液。

0.02% 酸性磷酸氟溶液含漱，每日 1 次。

【注意事项】 使用凝胶制剂前告诉使用者正确使用方法，勿吞食。

第二节　抗牙本质敏感药

牙本质敏感症（dentinal sensitivity）是牙齿受到生理范围内的刺激，包括机械、化学、温度和渗透压等时出现的短暂、尖锐的疼痛或不适的现象。抗牙本质敏感药是指能减轻或消除牙本质敏感症所引起的疼痛或不适，同时对牙髓组织不造成损害。根据牙本质敏感症发生的流体动力学学说，抗牙本质敏感药物作用的机制包括以下两方面：①封闭牙本质小管，通过化学反应产生不溶性物质，沉积在牙本质小管内，或通过磷灰石再矿化封闭牙本质小管，以减少或避免牙本质小管内的液体流动，达到抗敏感的目的；②镇静牙髓神经，降低牙髓神经的敏感性。

理想的抗牙本质敏感药应具备以下条件：①对口腔软组织和牙髓组织没有刺激性，使用时无痛；②能消除或减轻牙本质敏感症所引起的疼痛，起效迅速、疗效稳定而持久；③不使牙齿变色；④操作简单方便。

迄今为止，还没有完全符合上述标准的抗牙本质敏感药物。目前临床上应用的抗牙本质敏感药物多数只能暂时缓解疼痛，疗效不持久。本节主要介绍氟化物、钾盐类及复合脱敏剂等抗牙本质敏感药物。

氟化钠甘油　*Sodium Glycerine Fluoride*

75% 氟化钠甘油糊剂，是较早应用于临床的抗牙本质敏感药物。

【处方组成】 有关配方详见本章第一节。

【药理作用】 氟离子可渗透到牙本质中与钙盐结合,形成的钙氟磷灰石,封闭牙本质小管或者减少牙本质小管的直径。

【临床应用】 氟化钠糊剂不使牙齿变色,对局部无刺激性,适用于牙颈部的脱敏。使用时,隔湿、擦干牙面,用 75% 酒精棉球涂擦以脱水、脱脂,吹干,用小棉球蘸糊剂涂擦牙面 2～3 分钟,每周涂 1 次,4 次为一疗程。

草酸钾 Potassium Oxalate

1985 年 Pashley 发现草酸钾可以治疗牙本质敏感症。在草酸钾应用前,氟化钠是主要的脱敏药物。

【处方组成】 30% 草酸钾溶液。

【药理作用】 草酸钾同时具有阻塞牙本质小管和降低牙髓神经敏感性的双重作用。草酸钾作用于牙面后,钾离子可穿过牙本质小管,通过增强局部神经细胞外钾离子的浓度,抑制牙髓神经的去极化,降低牙髓神经的敏感性来达到抗敏感的作用。同时草酸根离子与牙本质中的钙离子发生反应,产生草酸钙晶体。草酸钙晶体体积较小,可以进入牙本质小管内并将其完全阻塞。研究证实,草酸盐可以降低 95% 的牙本质通透性,临床结果也加以证实。电生理研究发现,钾离子是最有效的降低感觉神经敏感性的离子,而钠离子、锂离子和铝离子对感觉神经的敏感性没有显著效果。有脱敏效果的钾盐包括草酸钾、硝酸钾、氯化钾及柠檬酸钾等。

【临床应用】 使用时,隔湿、擦干牙面,用 75% 酒精棉球涂擦以脱水、脱脂,吹干。使用小棉球蘸 30% 草酸钾在牙面反复涂擦 2 分钟,然后用 3% 草酸氢钾再反复涂擦 2 分钟即可。

硝酸钾 Potassium Nitrate

【处方组成】 以一种含硝酸钾的水性凝胶为例:

硝酸钾	3%
氟离子	0.11%

【药理作用】 钾离子可降低感觉神经敏感性。凝胶剂型可持续钾离子的作用时间。

【临床应用】 使用患者定制的托盘。将凝胶注入托盘内,戴入口内 2～4 小时。

复合脱敏剂

将脱敏药物和高分子化合物 2- 羟乙基甲基丙烯酸酯(2-hydroxyethy methacrylate,HEMA)混合,共同发挥作用,故称为复合脱敏剂。

【处方组成】 以 Prep-Eze 和 Gluma 为例。

Prep-Eze:

苯扎氯铵	5%
氟化钠	0.5%
HEMA	35%

Gluma:

HEMA	361mg
戊二醛	51mg
水	588mg

【药理作用】 复合脱敏剂的主要药理作用是通过 HEMA 与暴露的牙本质小管内的蛋白质发生化学聚合,导致牙本质小管物理性封闭。苯扎氯铵为快速作用的抗菌剂,可抑制暴露牙面上的细菌,氟离子也具有脱敏作用。戊二醛可作用于牙本质小管中的蛋白质使之变性、凝固,进而产生沉淀,堵塞牙本质小管,发挥抗牙本质过敏症的作用。

【临床应用】 清洁牙面后,将脱敏剂在过敏的牙面上涂擦 30～60 秒,用气枪轻轻吹干牙面,然后用水冲洗。如果效果不明显,可重复使用。为了增强效果,可在涂擦脱敏剂后再使用牙本质封闭剂。

第三节 牙漂白药

着色牙（discoloration of teeth）是口腔中常见的疾病，在各个年龄组人群中均可见，既可发生在乳牙，也可发生在恒牙。根据病因的不同，可分为内源性着色（intrinsic discoloration）和外源性着色（extrinsic discoloration）两大类。内源性着色牙是指由于受到疾病（如遗传性疾病、氟牙症、儿童期高热等）或药物（四环素族药物）的影响，牙内部结构包括牙釉质、牙本质等发生着色，常伴有牙发育的异常。活髓牙和无髓牙均可受累。外源性着色牙主要指由于药物、香烟、有色食物、饮料中的色素沉积在牙面引起牙着色，也包括附着在牙表面的菌斑，牙内部组织结构完好、只影响牙的美观，常规通过龈上洁治术和喷砂抛光等治疗可有效的清除。

前牙的着色严重影响美观，目前被广泛接受的治疗方式为牙齿漂白术。牙齿漂白术是通过使用化学药物氧化牙体结构内的有机色素而使牙体颜色变白的一种方法。在临床上根据牙髓情况分为活髓牙漂白术（vital bleaching technique）和无髓牙漂白术（non-vital bleaching technique），根据是否在诊室内完成分为诊室内漂白术（in-office bleaching technique）和家庭漂白术（in-home bleaching technique）。下面主要介绍临床上常用的过氧化氢和过氧化脲等漂白药物。

过氧化氢　Hydrogen Peroxide

【处方组成】　35%过氧化氢溶液或凝胶。

【药理作用】　过氧化氢是一种强氧化剂，分子量为34.01，由于其低分子量可穿透牙体硬组织，释放活性氧分子和过氧化氢阴离子，发生氧化-还原反应，活跃的过氧化离子转变为活跃的自由基，自由基可氧化或还原其他的分子，分解有机色素分子，改变其吸收光谱，使牙齿表面颜色变淡。而无机分子不受影响。

过氧化氢的漂白作用受pH、温度和光等因素的影响。在中性和碱性条件下，漂白效果明显且无牙体硬组织损害，但过氧化氢不稳定、易降解。酸性和中性漂白效果相同，但中性比酸性对牙齿表面损伤更小。虽然酸性条件对牙釉质有脱矿作用，但为了保持活性成分的稳定，促进漂白进程，诊室内的漂白仍然在酸性条件下进行。冷光、激光或加热可激发过氧化氢的氧化过程。一般认为，活髓牙漂白术安全有效，其副作用可能引起暂时性牙本质敏感症，但对牙髓没有长期损害。

【临床应用】　主要用于诊室内漂白。诊室内漂白多数情况下1次完成，但是四环素牙和氟斑牙等内源性着色1次效果不理想，还需要酌情追加漂白次数。

使用前抛光牙面，给患者涂护唇油，佩戴开口器，吹干牙面及龈缘，使用光固化树脂牙龈保护剂封闭龈缘。吹干牙面，将35%过氧化氢美白凝胶均匀涂抹于上下共16颗或更多牙齿的唇面，涂抹厚度约2~3mm，美白灯照射8~12分钟，用强吸管吸除牙面的美白凝胶，此时不可用水冲洗，重复上述涂抹美白凝胶和光照射过程2次。

过氧化氢凝胶也可用于髓腔内漂白。

【注意事项】　①由于过氧化氢具有刺激性，要注意患者和医护人员的保护；②个别患者如出现牙敏感情况，可使用氟保护剂涂擦牙面，保持3~5分钟进行预防；③强光、过氧化氢过敏者及16岁以下儿童、孕妇和哺乳期妇女切勿漂白。

过氧化脲　Carbamide Peroxide

【处方组成】　通常为凝胶缓释剂型，过氧化脲浓度有10%、15%和20%，也有浓度高达35%的制剂。

【药理作用】　过氧化脲的药理作用在于释放低浓度的过氧化氢，通过过氧化氢发挥氧化-还原作用。与此同时释放的尿素可以增加牙釉质对过氧化物和自由基的渗透性，促进过氧化氢的漂白作用，此外还能够克服漂白剂本身的酸性性质，起到缓冲作用，使pH远高于牙釉质的溶解阈值，进而起到潜在的防龋作用。10%过氧化脲能降解为3%过氧化氢和7%尿素，尿素最终分解成二氧化碳和氨。

ER17-9

图片：ER17-9
内源性着色四
环素牙

ER17-10

图片：ER17-10
外源性着色

学习笔记

ER17-11

视频：ER17-11
诊室内漂白术

【临床应用】 过氧化脲主要应用于家庭漂白术,即将药物置于特制的托盘中在夜间进行漂白,也称为夜间漂白术(night guard vital bleaching)。

首先取印模、灌制模型及制备托盘,然后将预制的托盘放入患者口腔内,检查是否合适,并告知患者如何使用托盘。托盘内加入适量的过氧化脲凝胶,轻压托盘,使其就位,勿将凝胶挤到托盘外面,清除多余凝胶。不同浓度凝胶佩戴时间不同,一般选择夜间治疗,15% 凝胶佩戴时间为 4～6 小时,如果白天使用,每 1.5～2 小时更换 1 次凝胶,每 3～5 天检查漂白效果,2～4 周为 1 个疗程。

【注意事项】 ①操作过程中,请勿吞咽凝胶;②嘱患者治疗期间内勿饮水、漱口、吸烟或进食;③偶有牙本质敏感症发生,可选择加有氟化物和钾离子的制剂。

过硼酸钠　Sodium Perborate

【处方组成】 过硼酸钠呈粉末状,含有 95% 过硼酸,相当于 9.9% 可利用氧。过硼酸钠为含四水化合物,不同形式水合物因其含氧量不同而具有不同的漂白效力。在干燥条件下稳定,在酸性、热空气或水中降解为偏硼酸钠、过氧化氢和氧气。

【药理作用】 过硼酸钠是一种弱氧化剂,降解后形成过硼酸和过氧化氢,氧化反应持续时间较长。

【临床应用】 过硼酸钠相对安全和容易操作,因此用于髓腔内漂白。

在根管充填完成后,橡皮障隔离治疗牙,去除髓腔内的充填牙胶和糊剂,将根充物降低至龈缘以下水平(临床牙冠根下 2mm 处),利用玻璃离子粘固剂垫 2mm 以上的保护基。将过硼酸钠与 35% 过氧化氢调拌为均匀的糊剂状,利用充填器将糊剂送入髓腔内并压紧,用棉球吸出多余的水分,用暂封材料封闭髓腔。3～5 天后复诊,更换糊剂。如果单独用过硼酸钠,可 2 周后复诊。治疗 1～3 次后,观察漂白效果,并决定是否需要重复治疗,直到达到满意效果。

【注意事项】 为了避免对牙周膜组织造成损害,放入药物前一定要制备保护基,防止氧化剂通过牙本质小管进入牙颈部的牙周膜,使其防御功能减弱,细菌在暴露的牙本质小管内繁殖,引起牙周组织感染,从而继发牙颈部外吸收。

第四节　盖髓术药

牙髓(pulp)是富含血管和神经的疏松结缔组织,位于由牙本质所形成的髓腔内,其主要功能是形成牙本质、营养、感觉、修复和再生。生活的牙髓对生理性和病理性刺激发生反应,不断产生继发性牙本质和修复性牙本质,对牙髓起保护作用。牙髓组织丰富的血液循环,供给了牙体组织和部分牙周组织的营养。因此保存生活的牙髓对牙的健康有重要的意义。

盖髓术(pulp capping)是一种保存活髓的方法,即在接近牙髓的牙本质表面或已暴露的牙髓创面上,覆盖能使病变牙髓组织恢复的药物,以保护牙髓及恢复牙髓功能,消除病变。盖髓术又可分为直接盖髓术和间接盖髓术。直接盖髓术是用药物覆盖露髓处,以保护牙髓、保存牙髓活力的方法。间接盖髓术是将盖髓剂覆盖在近牙髓的牙本质表面,以保存牙髓活力的方法。用于覆盖牙髓保存其活力的药物称为盖髓剂(pulp capping agent),其主要作用是隔绝外界理化因素对牙髓的刺激,保护牙髓健康,提供牙髓修复的微环境,激发诱导牙髓细胞的分化,从而形成修复性牙本质,促进牙髓组织愈合。

理想盖髓剂应具备的条件:①能促进牙髓组织的修复再生;②有良好的生物相容性,无毒性和刺激作用;③有较强的杀菌或抑菌作用;④有消炎作用;⑤有较强的渗透性;⑥药效稳定、持久;⑦有一定强度,使用方便。

许多药物和材料可作为盖髓剂用于盖髓治疗,包括防腐剂、抗炎药、抗生素、矿物三氧化物聚合物等,其中氢氧化钙和矿物三氧化物聚合物是最具疗效的盖髓剂。

氢氧化钙　Calcium Hydroxide

氢氧化钙是最早应用的盖髓剂,1930 年 Herman 首先将其作为盖髓剂,已有 70 多年的历史,至今仍是最为成熟、应用最广泛的盖髓剂。目前主要用于直接盖髓术、间接盖髓术和活髓切断术。

【处方组成】　氢氧化钙是一种白色无味的粉末，分子式为 $Ca(OH)_2$，分子量 74.08，微溶于水，强碱性（pH 12.5～12.8）。氢氧化钙可少量离解成 Ca^{2+} 和 OH^-。氢氧化钙有多种处方，均由氢氧化钙、赋形剂和添加剂组成。可在使用前调拌，也可使用商品化产品。氢氧化钙的赋形剂可分为水性赋形剂（无菌纯化水、生理盐水、林格液、局麻药、甲基纤维素和羧甲基纤维素等溶液）、黏性赋形剂（甘油、聚乙二醇、丙二醇等）和油性赋形剂（樟脑对氯酚和醋酸间甲酚酯）。赋形剂可以决定离子解离速度，因此在氢氧化钙的药理作用方面发挥重要作用。理想赋形剂应具的性质：①能逐渐缓慢释放钙离子和氢氧根离子；②能允许氢氧化钙在组织内缓慢扩散，在组织液中的溶解度低；③对氢氧化钙的药理作用没有影响。为了能在 X 线片上显示，通常在糊剂中添加硫酸钡、碳酸铋、碘仿等 X 线阻射材料。下面介绍几种商品化制剂。

1. 氢氧化钙水性糊剂　直接用水溶液与氢氧化钙粉剂混匀调拌而成，是最简单的配置方法，也是配方和改良最多的一类糊剂。已有多种商品化糊剂可供使用。氢氧化钙占粉剂中的比例通常大于 50%，最高者可达 78.5%。

2. 氢氧化钙黏性糊剂　用黏性材料溶液调和氢氧化钙粉剂。黏性赋形剂材料包括：甘油、聚乙二醇、丙二醇等，其优点是无色无味，易调和成均质性的糊剂，吸湿性，可溶于水，易清除。

Dycal 是氢氧化钙的代表产品，由两组分组成，用时取甲、乙组分等量混匀。

甲组分：	氢氧化钙	51.0%
	氧化锌	9.2%
	硬脂酸锌	0.3%
	氨磺酰乙基甲苯	39.5%
乙组分：	二氧化钛	45.1%
	钨酸钙	15.2%
	硫酸钙	0.6%
	1,3-二醇丁酯	39.1%

3. 氢氧化钙油性糊剂　用于调和氢氧化钙的油性材料包括：橄榄油、樟脑对氯酚、醋酸间甲酚酯等。使用樟脑对氯酚后可增强氢氧化钙糊剂的抗菌性，因此多用于根管消毒、根尖诱导成形术等，而不直接用于盖髓治疗。

粉剂：	氢氧化钙	2g
	碳酸铋	1g
	还原松香	0.05g
液剂：	橄榄油	0.16mL

【药理作用】　氢氧化钙的药理作用取决于其化学性能，即强碱性和释放氢氧根离子，强碱性为牙髓组织的修复提供了一种良好的微环境，氢氧根离子可能释放了牙本质中的有效生物活性分子，表现在诱导矿化组织形成和抗菌作用两方面。氢氧化钙的抗菌作用详见本章第六节。

对于氢氧化钙诱导矿化、促进牙髓组织修复的机制目前研究认为：①氢氧化钙能溶解牙本质基质活性成分，并通过其溶解释放的生长因子等有效成分达到调控成牙本质细胞分化和形成修复性牙本质的作用；②氢氧化钙可供给大量过剩的钙离子，再加上由牙髓血运供给的钙离子进入牙本质基质，钙化后形成修复性牙本质；③氢氧化钙可促使磷酸钙沉淀继而形成牙本质桥，使露髓孔得以封闭，保护牙髓。

当氢氧化钙作用于牙髓组织后，直接接触的牙髓组织发生坏死形成一层坏死层，邻近的牙髓组织可能出现炎症反应。经过一段时间后，在坏死层下方形成新的矿化组织沉积，即形成修复性牙本质，在组织切片上表现出牙本质桥样结构，牙髓封闭。修复性牙本质的形成表明牙髓细胞受到信号刺激后发生分化，新分化的细胞分泌牙本质基质并发生矿化。

【临床应用】　将氢氧化钙粉剂与合适的赋形剂混合后均匀调拌，用器械将糊剂直接覆盖于牙髓穿孔处或牙髓切断面。

也可直接使用商品化的糊剂，使用方法见生产厂家的使用指南。使用注射型糊剂可以简化调和过程,方便使用。如果是光固化剂型,则需要进行光照固化。

【注意事项】　盖髓术和活髓切断术均需要无菌操作,严格防止细菌污染。氢氧化钙糊剂需新鲜配制,尽量减少污染。盖髓后窝洞应用暂封材料严格密封。

矿物三氧化物聚合物　Mineral Trioxide Aggregate(MTA)

矿物三氧化物聚合物于1993年由Torabinejad等研发,是一种由多种亲水氧化矿物质混合而成的制剂,1998年已被美国食品药品管理局批准临床使用。对蛋白质、细胞等有一定的亲和性而被用于盖髓材料。MTA具有良好的封闭性及生物相容性,化学性质稳定,组成和牙本质矿物质构成相似,最初用于根尖封闭材料,随后发现还具有优良的诱导矿化组织作用,可用作盖髓剂,能刺激牙髓形成修复性牙本质。

【处方组成】　MTA由粉剂和纯化水组成,粉剂主要由氧化钙、二氧化硅等组成,这两种成分占重量比的70%~95%。当粉剂与水调和后,产生硅酸二钙、硅酸三钙、铝酸三钙、铝铁酸四钙等无机物,形成硅酸盐水凝胶。

【药理作用】　MTA粉剂与水调和后形成pH为12.5的凝胶状胶体,并可维持高pH达24小时以上,在湿润的环境下固化,其固化时间约为4小时。

MTA因其具有良好的生物相容性、生物活性和抗菌性,能够促进软硬组织的再生。MTA粉剂发生水合反应,释放钙离子,形成氢氧化钙,形成碱性pH环境,释放的钙离子与组织液接触后形成羟基磷灰石晶体。此外,MTA与细胞的直接接触能增加血管内皮生长因子的表达,诱导血管新生,另外,MTA还可使人牙髓细胞分化成牙本质细胞样细胞,促进牙本质样结构的形成。MTA的固化不受血液存在的影响,固化后不溶于水。

【临床应用】　将MTA粉剂与纯化水按比例混合均匀调拌,用器械将糊剂直接覆盖于牙髓穿孔处或牙髓切断面。

【注意事项】　材料在调拌后必须尽快放入作用部位,防止在操作过程中脱水硬固。

氧化锌丁香油　Zinc Oxide Eugenol(ZOE)

【处方组成】　使用糊剂剂型,由液体和粉剂调和而成。

液体:	丁香油	37.5%
	乙氧苯甲酸	62.5%
粉剂:	氧化锌	80%
	聚甲基丙烯酸甲酯	20%

【药理作用】　氧化锌丁香油糊剂又称氧化锌丁香油粘固剂,由氧化锌粉末和丁香油溶液调拌而成。氧化锌为白色粉末,无味、无臭,具有弱防腐作用与缓和的收敛作用,能保护创面。丁香油的主要成分为丁香油酚,味芳香,有刺激性,为无色或微黄的液体,接触空气后,颜色变深,有防腐和镇痛作用。

【临床应用】　氧化锌丁香油糊剂因对牙髓有安抚作用而作为间接盖髓剂,临床上较少应用,也可作为牙髓病治疗过程中窝洞的暂封材料。

【注意事项】　氧化锌丁香油糊剂不能用于直接盖髓术。有研究表明,氧化锌丁香油糊剂与牙髓直接接触,可能导致牙髓慢性炎症,最终牙髓坏死而无修复性牙本质形成,造成盖髓治疗失败。

第五节　牙髓切断术药

牙髓切断术是指在局麻下切除冠部的炎症牙髓组织,用药物处理牙髓创面以保存根部健康牙髓组织的治疗方法。这类牙髓切断术主要是指氢氧化钙牙髓切断术,其方法是切断冠髓后覆盖氢氧化钙,使根髓断端愈合,保存根髓的活性,也称为活髓切断术;还有甲醛甲酚牙髓切断术,方法是用酚醛类药物处理牙髓创面,使断端下的牙髓组织固定,也称为半失活牙髓切断术。甲醛甲酚

视频:ER17-14
ZOE调制过程

牙髓切断术只适合乳牙治疗。活髓切断术所用的氢氧化钙药物已在上节中介绍。本节只介绍甲醛甲酚牙髓切断术的药物。

甲醛甲酚溶液　Formocresol Solution（FC）

甲醛甲酚作为牙髓病治疗药物于 1905 年由 Buckley 提出，用于牙髓切断术，目的是利用甲醛甲酚的杀菌性和渗透性使牙髓组织成为非感染性的无害物质，以控制牙髓感染和炎症。目前临床应用的是 1930 年 Sweet 改进的甲醛甲酚牙髓切断术。尽管目前临床上仍用于乳牙牙髓切断术，但甲醛甲酚的毒性和免疫原性受到了越来越多的关注。

【处方组成】　包括甲醛甲酚溶液和糊剂。

溶液：
甲酚	10mL
甲醛	10mL
无水乙醇	5mL

临床通常使用 1/5 浓度的稀释液,配制方法如下：

甘油	3 份
纯化水	1 份
甲醛甲酚	1 份

先将 3 份甘油与 1 份纯化水混合为稀释液,然后加入 1 份甲醛甲酚混合均匀。

糊剂：由氧化锌与等量的甲醛甲酚、丁香油混合液调制而成。

氧化锌	2 份
甲醛甲酚	1 滴
丁香油	1 滴

【药理作用】　由于甲醛甲酚具有凝固蛋白的作用,与牙髓断面接触区牙髓组织发生凝固坏死,形成一层无菌性的凝固屏障,保护屏障以下的根髓组织,使其逐渐凝固、退变、吸收,维持乳牙到替换时期。与年轻恒牙氢氧化钙活髓切断术不同,甲醛甲酚作用下不产生修复性牙本质。

甲醛甲酚的毒性目前引起广泛关注。甲醛甲酚可聚集分布于治疗牙的牙髓、牙本质、牙周膜以及周围牙槽骨。甲醛可与细胞的蛋白质发生反应,是主要的细胞毒性成分。甲醛甲酚作用后迅速被吸收,并能进入血液循环。动物研究发现,全身摄入的甲醛甲酚可分布于全身,一部分通过肾和肺代谢和排泄,其他部分可结合至肾、肝和肺等组织上,引起组织损伤。甲醛甲酚具有半抗原性,可导致根尖周、牙周组织的免疫学反应,近年来引起学者们的关注。

【临床应用】　用于乳牙的牙髓切断术。使用时,将原液按 1∶5 稀释。将蘸有甲醛甲酚稀释液的棉球置于乳牙牙髓切断面上,使药物与牙髓组织接触 5 分钟,移去棉球,将甲醛甲酚糊剂覆盖于牙髓断面上,磷酸锌粘固剂垫底后充填。

【注意事项】　严格控制适应证,只可使用于乳牙的活髓切断术,不能用于年轻恒牙。使用过程中勿将甲醛甲酚液接触到牙龈等口腔软组织和颜面部皮肤。

戊二醛　Glutaraldehyde

戊二醛是一种强有力的组织固定剂,固定效果较好,作用缓慢,刺激性小,术后根髓可保持良好活力,不易发生根吸收,更适宜于乳牙牙髓切断术。

【处方组成】　包括戊二醛溶液和糊剂。戊二醛溶液浓度包括 2% 或 4%；戊二醛糊剂由 2% 戊二醛与氧化锌调制而成。

【药理作用】　2%～4% 戊二醛水溶液可对接触的牙髓组织产生快速的固定作用。与甲醛甲酚相比,戊二醛具有固定效果更好,作用缓慢,刺激性小,毒性低等优点,其作用下的牙髓组织大部分保持活力,未发生明显炎症反应。牙髓在药物作用下形成一个狭窄的固定组织层。随时间延长,固定组织层被致密胶原组织替代。根部牙髓仍保持活力。

与甲醛甲酚相比,戊二醛在牙髓组织内的扩散局限,很少通过根尖孔分布于全身,对恒牙胚也

图片：ER17-15 年轻恒牙曲面体层片

没有明显影响。戊二醛对组织结合力低，绝大部分在肾和肺代谢，通过尿和呼吸排出体外，3 天后 90% 的戊二醛被排出体外。戊二醛的毒性较低，2.5% 戊二醛的细胞毒性也比 19% 甲醛小 15～20 倍。戊二醛可以产生抗原性，但抗原性较甲醛甲酚低。

【临床应用】　替代甲醛甲酚用于乳牙牙髓切断术。临床应用方法与甲醛甲酚相同。

【注意事项】　戊二醛溶液性质不稳定，保存困难，需要使用前新鲜配制。与口腔组织的接触会导致局部损伤，使用中需特别注意。

硫酸亚铁　Ferrous Sulfate

【处方组成】　15.5% 硫酸亚铁溶液。

【药理作用】　硫酸亚铁是一种止血剂，与血接触后形成铁与蛋白的复合体膜，这种复合体膜可封闭被切割的血管，达到止血目的。形成的金属蛋白血凝块在断髓面形成一个屏障，减少牙髓感染和内吸收。

【临床应用】　用于乳牙牙髓切断术。

第六节　根管治疗药

根管治疗（root canal therapy, RCT）是目前最有效、最常用的各型牙髓病和根尖周病治疗手段。根管治疗过程包括根管预备、根管消毒和根管充填三个步骤。根管冲洗和消毒是根管治疗的基础步骤之一。

根管治疗过程中除了对根管进行机械性的预备外，利用化学药物对根管进行有效的冲洗和消毒是非常必要的。在根管治疗中，药物科学地用于临床始于 18 世纪中叶美国牙科学的发展期。当时在根管治疗中使用药物的主要目的是止痛。19 世纪末 Miller 和 Black 相继阐述药物用于根管治疗的作用原理主要是抑制感染根管内的微生物。19 世纪 90 年代开始使用樟脑对氯酚和甲醛甲酚，但当时很少考虑到这些药物的毒性作用。目前这些药物的毒性作用已得到确认，从而被更安全有效的氢氧化钙替代。

根据根管治疗的基本步骤，将根管治疗药物分为根管冲洗剂（root canal irrigant）和根管消毒剂（root canal disinfectant）。以下分别进行阐述。

一、根管冲洗剂

在根管预备前首先要对根管进行冲洗，其目的是将松散的坏死感染物质从根管内清除，防止根管预备时将其推入根尖部甚至根尖周组织内。在根管治疗的整个过程中需要对根管进行反复冲洗，以达到以下目的：①对整个根管系统进行消毒灭菌；②去除牙本质碎屑、微生物及其代谢产物；③溶解残余的牙髓组织；④去除牙本质玷污层（smear layer）；⑤润滑管壁并有利于根管成形和减少器械折断于根管内的概率。

目前临床上常用的根管冲洗剂包括次氯酸钠溶液、过氧化氢溶液、乙二胺四乙酸钠螯合剂等。

次氯酸钠　Sodium Hypochlorite

次氯酸钠为白色结晶状粉末，性质不稳定，遇光易分解，易与水混合，是一种较强的碱性溶液。1936 年 Walker 首先报道次氯酸钠在根管治疗中的应用。次氯酸钠是目前最普遍使用的根管冲洗液。

【处方组成】　使用水溶液，推荐使用浓度 0.5%～5.25%，最常用浓度为 5.25%，浓度越高溶解组织的能力越强，但对组织的刺激性也越大。

【药理作用】　次氯酸钠具有根管冲洗剂大部分作用，单独使用不能彻底去除玷污层。其作用原理主要通过次氯酸钠与水作用生成次氯酸，具有氯的强杀菌和强氧化漂白作用，与水作用所生成的氢氧化钠对有机组织有强溶解性，因此能有效地溶解坏死的牙髓组织，并能渗透到牙本质小管中。

由于次氯酸钠分子小，不带电荷，故易进入细菌细胞内与蛋白质的氨基发生氧化反应，或破坏细菌的磷酸脱氢酶，使糖代谢失调而导致细菌死亡。氯极其活泼，易与有机碎屑结合而抑制次氯酸的形成，降低其药效，因此必须彻底清除根管内的有机碎屑，次氯酸钠才能达到最大的杀菌能力。

次氯酸钠的杀菌作用受 pH、温度等因素的影响。pH 下降时，即在酸性环境中，次氯酸钠的杀菌力增强；增加溶液的温度可增加次氯酸钠的抗菌作用和溶解作用。次氯酸钠的临床效果还受到根管内生物膜和牙本质玷污层的影响，生物膜和牙本质玷污层的存在妨碍药物在根管内的扩散和进入牙本质小管内。粪肠球菌是持续性和继发性根管感染的主要致病菌，在根管治疗失败的根管系统中检出率极高。粪肠球菌对次氯酸钠有抵抗力。

【临床应用】　次氯酸钠溶液作为根管冲洗剂，最常使用的浓度为 5.25%，为了减少刺激作用，也可稀释至较低浓度如 1.25% 时使用。次氯酸钠通常与 17%EDTA、3% 过氧化氢或 2% 氯己定交替使用，其效果更佳。

【注意事项】　高浓度次氯酸钠溶液有刺激性，建议在橡皮障隔离条件下使用。

根管冲洗的次数和冲洗液的量是有效清除根管内碎屑十分重要的因素。每次冲洗液的量应至少有 1~2mL。根尖 1/3 部位的冲洗十分重要，增强根尖 1/3 部位冲洗效果的方法是，每次冲洗前使用根管锉到达根尖部位，确认根管通畅。

氯己定　Chlorhexidine

氯己定又称洗必泰，是一种被广泛用作杀菌剂的阳离子双胍类消毒剂和防腐剂，因具有较强的抑菌能力和较低的毒性，近年来被推荐作为根管冲洗剂使用。

【处方组成】　常用浓度为 0.2%~2% 溶液。

【药理作用】　氯己定的抗菌谱广，对 G^+ 菌效果佳，对 G^- 菌和真菌亦有效。体外试验发现氯己定可有效地抑制金黄色葡萄球菌、粪肠球菌、铜绿假单胞菌、枯草杆菌以及白色念珠菌。研究发现使用氯己定可以完全抑制粪肠球菌生长，且抑菌能力具有持续性。氯己定对根尖周组织无毒性。

氯己定的作用机制主要表现在：其为带正电荷的分子，可以与细菌细胞膜上带负电荷的磷脂和脂多糖相互作用，迅速吸附于微生物细胞表面，破坏细胞膜，使胞质成分渗漏，并导致细胞内容物外泄，使更多的氯己定分子渗入到细菌细胞内发挥灭菌作用。此外它还能抑制细菌脱氢酶的活性。高浓度的氯己定可凝聚菌体的胞质成分。另外，氯己定对牙表面带负电荷的无机和有机物（即羟基磷灰石、葡萄糖、酸性糖蛋白等成分）有高度的亲和力，可以较长时间地停留在牙体组织上，使得其抑菌时间可持续 1 周，这个作用也被称作是直接抑菌性。氯己定与次氯酸钠联合使用可获得到更强的抑菌效果。

【临床应用】　临床上使用 0.2%~2% 氯己定溶液直接冲洗根管，也可使用氯己定凝胶作为根管消毒剂。根管充填前，使用 2% 氯己定溶液冲洗，可以提高牙本质对根充糊剂及树脂的亲和力。

乙二胺四乙酸　Ethylene Diamine Tetraacetic Acid（EDTA）

乙二胺四乙酸是一个含有 4 个羧基的四元酸，为螯合剂，通常作为次氯酸钠的辅助冲洗剂。1957 年由 Nygaard-Østby 将其引进到牙科领域。

【处方组成】　常用浓度为 17% 溶液。

乙二胺四乙酸	17g
纯化水	100mL
5M 氢氧化钠溶液	9.25mL

乙二胺四乙酸也可与其他制剂联合使用，如 REDTA。处方如下：

乙二胺四乙酸	17g
溴化十六烷基三甲铵	0.84mL
5M 氢氧化钠溶液	9.25mL
纯化水	100mL

【药理作用】　EDTA 是一种白色晶状固体，不溶于水，能与各种二价和三价金属离子形成稳定的螯合物。EDTA 具有其他冲洗剂不具有的特性，即能去除牙本质玷污层。EDTA 具有抗微生物作用，能与细菌生长所必需的金属离子螯合，切断细菌的营养而抑制其生长。同时作为一种脱钙剂，EDTA 结构中含有 4 个羧基，他们能与羟磷灰石中的钙离子结合生成螯合物，并释放钠，导致根管壁部分脱矿，进而软化根管内的牙本质壁。EDTA 溶液基本无毒性，不刺激根尖周组织。

【临床应用】　EDTA 与次氯酸钠联合应用效果更好，先用 5.25% 次氯酸钠冲洗根管后，再用 17%EDTA 冲洗根管，可有效去除根管预备过程中产生的玷污层，能使根管充填材料和粘接性根充糊剂渗透到牙本质小管，增强根管充填的密合性。对于狭窄根管、钙化根管或根管内异物可用 EDTA 来处理。

【注意事项】　EDTA 使用后，其螯合作用可持续数天，但具有自限性。与钙结合后，活性即丧失。EDTA 的螯合作用非常强，使用 5 分钟后可穿透和软化牙本质深度 20～30μm。因此必须小心使用，以防止根管壁侧穿或根管偏移。被软化的牙本质必须及时清除，以免存留在根管内封闭根管，影响最后的根管充填。

过氧化氢　Hydrogen Peroxide

【处方组成】　常用浓度为 3% 溶液。

【药理作用】　其药理作用见消毒防腐药章节。临床上使用 3% 过氧化氢液直接冲洗根管，遇到组织中的过氧化氢酶时，立即分解释放出新生态氧，具有杀菌、消毒、防腐、除臭和除污的作用。此外，由于氧化发泡形成的缓和机械力，将坏死组织或牙本质碎屑移出，漂浮至表面便于清除。另外新生态氧形成的气泡压迫毛细血管，起到止血和减轻充血的作用。

【临床应用】　临床上使用 3% 过氧化氢液直接冲洗根管。

【注意事项】　在冲洗细窄根管时，不宜压力过大，应保持气泡逸出的通道，以免大量气泡进入根尖孔外的组织，引起疼痛或化学性根尖周炎。

复方多西环素　A mixture of doxycycline, citric acid, and a detergent(MTAD)

Torabinejad 于 2003 年引进复方多西环素溶液作为一种新的有抗菌作用的根管冲洗剂。

【处方组成】　复方多西环素是由 3% 多西环素，4.25% 枸橼酸，0.5% 聚山梨醇酯 -80（tween-80）组成的混合水溶液。

【药理作用】　复方多西环素中三种成分协同作用，能有效地去除根管内玷污层，对牙本质小管的结构没有明显改变和破坏。具有抗菌作用，尤其是对粪肠球菌十分有效。

多西环素为四环素类广谱抗生素，是 MTAD 抑菌能力的主要来源。多西环素能与细菌细胞核蛋白体 30S 亚基结合，阻止细菌蛋白质合成；同时，多西环素还可引起细菌细胞膜通透性改变，使细胞内的核苷酸和其他重要成分外泄，从而抑制 DNA 的复制，快速地抑制细菌生长繁殖。多西环素作为一种抑菌剂，其优势体现在缺乏细菌细胞溶解作用时，抗原副产物（如内毒素）无法释放，并能为牙本质提供持久的抗菌作用。另外，四环素类抗生素具有较低的 pH，可作为钙螯合剂。枸橼酸的抗菌作用不明确，但能去除玷污层，使多西环素有效地渗入牙本质小管发挥作用。聚山梨醇酯 -80 有利于提高药物的抗菌作用，同时它本身也具有抗菌性。

MTAD 具有较低的表面张力，可以增加冲洗液与根管壁的紧密接触程度，使冲洗液能渗入较深，更好的去除玷污层并发挥其抑菌作用。其在清除玷污层时，不能侵蚀牙本质，不会使管周牙本质脱矿，不仅可以使牙本质小管的管口开放，还能够保持根管壁的良好形态。相比之下 EDTA 和其他有机酸在清除玷污层的同时会使管周牙本质脱矿，软化牙本质。

【临床应用】　推荐在使用 1.3% 次氯酸钠后,再用复方多西环素溶液冲洗根管。次氯酸钠和复方多西环素也可合用。

二、根管消毒剂

根管消毒是根管治疗过程中非常重要的步骤之一,其目的是使用药物控制经过根管预备和冲洗后仍残留在根管系统内的感染。理想的根管消毒剂应具备的条件是:①能快速消除和破坏根管内的细菌,不易产生耐药性,对多种细菌均有效;②能中和或破坏根管内的毒性物质;③能有助于降解根管内残留的有机残屑和生物膜;④能在血液、浆液、脓液或其他有机物中保持有效浓度,药效维持时间长;⑤对根尖周组织无刺激和毒性作用,不危害宿主组织的生理功能;⑥能有效地渗透到根管、牙本质小管、侧支根管内和根尖周组织;⑦能预防或减轻术后疼痛;⑧能诱导根尖周组织再生;⑨具有 X 线阻射特点;⑩性质稳定,便于贮存,不使牙着色。

目前在临床上,没有一种根管消毒药能完全符合上述所有条件。过去常用的根管消毒药物甲醛甲酚和樟脑苯酚等酚醛类制剂,由于其细胞毒性作用,能引起细胞结构破坏或功能损伤。如果医师使用不当,可能造成严重的根尖周组织损伤,形成药物性根尖周炎,可引起医患纠纷。因此建议将氢氧化钙糊剂作为根管消毒的首选药物,放弃使用酚醛类消毒药物。

氢氧化钙　Calcium Hydroxide

【处方组成】　通常为糊剂,有关配方详见本章四节。目前有商品化的糊剂。

商品化糊剂的赋形剂是甲基纤维素水溶液,但添加了硫酸钡以增加 X 线阻射性,糊剂可以通过 22、25、27 号注射针头直接注射入根管内,不需调拌方便使用。

氢氧化钙	52.5%
甲基纤维素水溶液	47.5%
硫酸钡	少量

【药理作用】　氢氧化钙的药理作用在于其抗微生物活性。绝大部分根管内的致病菌不能生存于氢氧化钙的高度碱性环境中。感染根管中的细菌在直接接触氢氧化钙后短时间内就被消灭。

1. **抗菌活性**　氢氧化钙的抗菌活性与该药物能在水性环境中释放氢氧根离子有关。氢氧根离子是一种强氧化自由基,可与多种生物大分子发生强烈反应。具体机制包括以下 3 个方面:

(1) 细菌细胞膜损伤:氢氧根离子可以诱导脂质发生过氧化作用,导致细胞膜结构成分磷脂发生破坏。氢氧根离子从不饱和脂肪酸链上移去氢原子,产生一个游离的脂质基团。这种游离的脂质基团与氧发生反应,产生一个脂质过氧化基团,从第二个脂肪酸链上移去另一个氢原子。过氧化物自身作为自由基,启动了自催化反应链,导致不饱和脂肪酸链进一步裂解,细胞膜严重受损。

(2) 细菌蛋白质变性:细菌代谢完全依赖酶的代谢活性。细菌代谢酶需要适合的 pH 环境,通常是中性 pH 环境,才能保持活性和稳定。氢氧化钙的强碱性可以导致保持蛋白质三维结构的离子键断裂,结果造成代谢酶生物活性丧失,细胞代谢紊乱。氢氧根离子同时也可损伤细菌的结构蛋白质。

(3) DNA 损伤:氢氧根离子可以与细菌 DNA 反应,导致 DNA 链的断裂,基因丢失。结果DNA 复制抑制,细菌细胞死亡。自由基还可导致致死性突变。

除了上述 3 个方面机制外,氢氧化钙还能灭活残留在根管壁上的细菌毒性产物脂多糖。

2. **扩散作用**　氢氧化钙除了直接的杀菌作用外,还具有扩散作用,可以抑制隐藏在牙本质小管内的细菌。氢氧化钙的氢氧根离子可以扩散进入牙本质内以及残余的牙髓组织内。研究显示,使用氢氧化钙糊剂后 4 周,不仅根管内 pH 上升,牙本质 pH 也显著上升,如根管内 pH 为 12.2,与根管直接接触的牙本质壁 pH 从 8 升至 11,在外周牙本质 pH 从 7.4 升至 9.6。

3. **生物活性**　研究发现氢氧化钙能诱导组织矿化修复。它可以使新形成的毛细血管通透性下降,减少细胞间液产生,提高组织间钙离子的浓度。pH 的升高可以中和炎症过程中产生的酸性物质,消除破骨细胞产生的乳酸,抑制酸性磷酸酶,抑制根尖周组织炎性吸收,阻止硬组织的进一步破坏。

4. 赋形剂的影响 氢氧化钙的药理作用则取决于其化学性能,即强碱性和释放氢氧根离子。氢氧化钙与不同的赋形剂调制成糊剂后,其中的 Ca^{2+} 和 OH^- 的解离度会发生改变,通过 OH^- 引起的局部高 pH,影响其在体内的吸收和释放速率,因此,加入合适赋形剂可以有效地提高氢氧化钙的抗菌活性、生物相容性、离子的分解和扩散速度。

根据 Fava 1991 年提出的,理想赋形剂应具备以下特点:①能促使钙离子和氢氧根离子的缓慢释放;②使糊剂在组织中扩散较慢,在组织液中溶解速度较慢;③对于硬组织沉积过程没有不利影响。

氢氧化钙的赋形剂有多种,包括纯化水、生理盐水、甘油等惰性物质,也有使用樟脑对氯酚和醋酸间甲酚酯作为赋形剂。每种赋形剂的水溶性均不同,但对氢氧化钙的 pH 没有影响。

【临床应用】 氢氧化钙糊剂是一种作用缓慢的抗菌剂,作用时间可达 1 周以上。使用前将氢氧化钙与生理盐水混匀调拌,用螺旋输送器将糊剂导入根管内,分布于全根管。也可使用商品化的产品,用注射器直接注入根管内。根管填满糊剂后,在髓室底放置一小棉球,棉球上最好填入热牙胶,最后外层用氧化锌丁香油糊剂暂封。

目前也有氢氧化钙牙胶尖商品面市,氢氧化钙牙胶尖通过和牙本质小管渗出的体液混合,达到抑菌效果。经过测试、比较氢氧化钙牙胶尖的 pH,牙胶尖型氢氧化钙比水溶性氢氧化钙 pH 高,但是维持碱性环境的时间较短,显著少于水溶性氢氧化钙。在临床操作上,氢氧化钙牙胶尖较氢氧化钙糊剂方便。但有研究显示,牙胶尖型氢氧化钙的抗菌效果不如氢氧化钙糊剂好。

【注意事项】 氢氧化钙调拌成糊剂时,氢氧化钙量要多。导入根管内时,要注意将糊剂均匀充填至全根管,以发挥最大效果。根管口封闭一定要严密。在牙髓治疗失败的病例再次治疗时,根管消毒更加困难,这是由于大量革兰氏阳性细菌特别是粪肠球菌成为根管内优势菌群。粪肠球菌能够在碱性环境中生存,对氢氧化钙有一定耐受性。为了取得长效广谱的抗菌效果,将氢氧化钙和次氯酸钠或氯己定等药物联合使用后,对粪肠球菌和白色念珠菌起到了较好的抑制和杀灭效果。

图片:ER17-16 氢氧化钙根管封药,ZOE 和牙胶进行双层暂封模式图

学习笔记

碘仿 Iodoform

碘仿具有防腐、防臭、止痛、减少渗出物等作用。常与氧化锌混合,以丁香油酚或樟脑酚调和,适用于渗出液较多的感染根管。

【处方组成】 碘仿糊剂处方如下:

1979 年推出一种商品化注射型碘仿氢氧化钙糊剂,组成如下:

氢氧化钙	30.3%
碘仿	40.4%
硅油	22.4%
其他物质	6.9%

【药理作用】 碘仿的药理作用详见消毒防腐药物章。

【临床应用】 对感染根管根尖区有较多渗出物、叩痛不消失者,可在治疗过程中将碘仿糊剂封入根管中 10～14 天,可减少渗出。使用时临时以粉和液调拌,用扩孔钻或螺旋形根管充填器将调好的糊剂送入根管内。如用扩孔钻,则以逆时针方向旋转,缓慢退出,反复数次,即可将糊剂注满根管;如用螺旋形根管充填器,只需顺时针方向旋转即可。注射型糊剂可直接注射进入根管内。

碘仿糊剂也可用作乳牙根管充填材料。

【注意事项】 少数患者对碘有过敏反应。

三、根管治疗术后的全身用药

在根管治疗术后,少数患者会出现局部肿胀、咬合痛、自发痛等症状,称为诊间急症。对患有

根尖周炎的糖尿病患者，尤其是老年糖尿病患者的特殊人群，由于机体的免疫力下降，术后易发生诊间急症，且此时根尖周炎难以愈合，并可能影响根管治疗的效果。另外，对于牙髓坏死、急性化脓性根尖周炎以及根管再治疗的患牙，也容易发生诊间急症。因此根管治疗术后，尤其是糖尿病患者需给适量有效抗菌药物以控制感染。

感染根管内呈现出多种细菌，但主要是以厌氧菌为主的混合感染，因此临床上常选用硝基咪唑类和阿莫西林等联合药物控制感染，以预防诊间急症的发生。硝基咪唑类和阿莫西林的药理作用和临床应用等详见抗微生物药章。

第七节　牙髓失活剂

在治疗牙髓病时，需采用无痛方法去除牙髓，一般在局部麻醉下摘除。偶有麻醉效果不佳，或对麻药过敏者，可采用牙髓失活法，即用化学药物封于生活的牙髓创面上，使其失去活力，发生化学性坏死，达到无痛性拔除牙髓目的。使牙髓失活的药物称为牙髓失活剂（pulp devitalization agent）。

为了保证牙髓失活的安全，理想的失活剂应具备如下条件：①在牙髓失活过程中不引起疼痛；②对牙髓、牙本质无损害；③牙髓失活效果好，拔髓时无痛；④对周围组织安全，封药无吸收或吸收缓慢。但曾经使用或目前尚在使用的失活剂，很难完全符合以上条件。牙髓失活剂为剧毒物质，对组织有强腐蚀性，尽管目前临床上仍在使用，但建议慎用。

多聚甲醛　Paraformaldehyde

多聚甲醛为甲醛的聚合体，不稳定，高温下甲醛可逐渐成为气体游离。多聚甲醛作为牙髓失活剂的浓度较高，约为35%～60%。

【处方组成】 多聚甲醛失活剂处方如下：

多聚甲醛	2.0g
盐酸可卡因	1.0g
石棉粉	0.4g
羊毛脂	适量
伊红	适量

【药理作用】 高浓度多聚甲醛具有原生质毒性、神经毒性，能引起毛细血管内皮细胞发生损害，平滑肌麻痹充血、扩张、出血，神经麻痹，最终牙髓逐渐坏死。由于甲醛有凝固蛋白作用，牙髓为干性坏死，可保持无菌。

【临床应用】 多聚甲醛作用缓慢，封药时间为2周左右。

【不良反应】 ①多聚甲醛的渗漏会导致牙周组织的坏死，若神经损伤可引发感觉异常；②释放的甲醛通过根尖孔，可引起根尖周炎症反应或组织坏死；③若应用在乳牙列，有可能损害继承恒牙胚；④多聚甲醛失活剂释放的甲醛可能导致患者出现过敏反应。

（陈　智　于维先）

参考文献

1. CALVO AF, TABCHOURY CP, DEL BEL Cury AA, et al.Effect of acidulated phosphate fluoride gel application time on enamel demineralization of deciduous and permanent Teeth[J]. Caries Res, 2012, 46(1): 31-37.

2. FONTANA M.Enhancing Fluoride: Clinical Human Studies of Alternatives or Boosters for Caries Management [J]. Caries Res, 2016, 50 Suppl 1(1): 22-37.

3. KWON SR, WERTZ PW.Review of the Mechanism of Tooth Whitening[J]. J Esthet Restor Dent, 2015, 27(5): 240-257.

4. HUANG SC, WU BC, KAO CT, et al.Role of the p38 pathway in mineral trioxide aggregate-induced cell viability and angiogenesis-related proteins of dental pulp cell in vitro[J]. Int Endod J, 2015, 48(3): 236-245.

5. NOWICKA A，WILK G，LIPSKI M，et al.Tomographic Evaluation of Reparative Dentin Formation after Direct Pulp Capping with Ca（OH）$_2$，MTA，Biodentine，and Dentin Bonding System in Human Teeth［J］. J Endod，2015，41（8）：1234-1240.

学习笔记

第十八章

牙周病用药

>> **提要**

　　牙周病的药物治疗是牙周病的辅助治疗手段之一，主要为预防或减少牙菌斑的形成，阻断牙周病的病理过程，以达到治疗牙周病的目的。牙周病用药分为全身用药和局部用药两方面，治疗时应针对患者病情特点，并遵循循证医学的原则合理用药。

　　牙周病（periodontal disease）是人类口腔常见病、多发病，包括仅累及牙龈组织的牙龈病（gingival disease）和波及深层牙周组织（牙周膜、牙槽骨、牙骨质）的牙周炎（periodontitis）两大类疾病。牙周病不仅严重危害人类的口腔健康，而且与全身系统性疾病（例如：血液系统疾病、糖尿病等）密切相关。由于牙菌斑微生物（dental plaque biofilm）及其产物是牙周病发生的始动因子，直接和间接地参与牙周病发生发展的全过程，因此，有效清除牙菌斑、防止牙菌斑的再聚集是成功治疗牙周病并防止其复发的关键。

　　对于大多数牙周病例而言，通过传统的机械方法（龈上洁治和龈下刮治）、患者的自我牙菌斑控制以及定期复查复治，即可使牙周炎症得到控制。但是，对于牙周组织的急性感染以及某些特定类型的牙周病如侵袭性牙周炎（aggressive periodontitis）、某些重度慢性牙周炎以及伴有糖尿病、风湿性心脏病等全身疾病的牙周炎，若仅实施单纯的机械治疗，效果往往欠佳。对于这类情况，在牙周基础治疗阶段，则须同时辅以局部或全身的药物治疗，以取得较好的临床疗效。

　　药物治疗可在一定程度上克服牙周机械治疗的局限性，杀灭侵入牙周袋壁组织内的病原微生物，消除深牙周袋底部、根分叉区等刮治器械难以操作的部位以及口腔内其他部位的病原微生物，防止病原菌在袋内再定植而导致疾病复发。牙周袋内缓释控释制剂也具有药物浓度高、作用时间长、减少给药剂量和频率、治疗效果佳等优点，可以获得较好的治疗效果。某些药物还具有抗炎、抑制胶原酶活性、阻止牙槽骨吸收以及促进牙周组织修复再生等作用。传统的中药制剂也可以调节宿主免疫反应，对延缓牙周病进程有一定的疗效。对于一些易感者或伴全身疾病患者，通过药物治疗可达到控制感染、预防并发症、减少复发的目的。

　　值得强调的是：药物治疗是牙周病的辅助治疗手段之一，不可代替常规的基础治疗，应当遵循牙周基础治疗为主，药物治疗为辅的原则，尤其在使用抗菌药物之前或同时，必须通过机械的方法尽量彻底地清除牙石、牙菌斑，破坏生物膜的结构之后，辅助用药作用于残余的细菌。临床医生应基于患者的全身和口腔病史、临床症状、经济状况等因素，充分考虑药物使用的适应证、禁忌证、不良反应和使用时注意事项，科学合理地决定是否需要辅助药物治疗，使用局部还是全身药物治疗。本章主要介绍在牙周治疗过程中药物的使用，这其中包括全身用药和局部用药。

第一节　全　身　用　药

　　牙周病是牙菌斑微生物膜引发的感染性疾病。宿主 - 微生物之间的平衡关系是牙周组织临床健康的必要条件。宿主 - 微生物之间的失衡会导致牙周组织炎症的发生。因此，通过化学药物杀灭 / 抑制致病微生物，或者调节宿主免疫炎症反应，可以有助于恢复宿主 - 微生物之间的平衡关系，从而达到治疗牙周病的目的。治疗牙周病的全身用药主要包括抗菌药物和宿主调节药。

ER18-1
图片：ER18-1
牙周系统治疗
示意图

ER18-2
画廊：ER18-2
牙周致病菌与
宿主反应之间
的动态平衡

一、抗菌药物的全身应用

全身应用抗菌药物治疗牙周炎,不仅可直接抑制或杀灭侵入牙周袋壁的微生物,清除口腔中牙周生态系以外,如舌背、颊黏膜及扁桃体等处的病原微生物,还可避免牙周机械清除牙菌斑、牙石后病原菌在牙周袋内的再定植,重建对牙周有益的微生态系。但全身应用抗菌药物治疗牙周炎时,应遵循合理用药原则。合理应用抗菌药物是提高疗效、降低不良反应发生率以及减少或延缓细菌耐药发生的关键。抗菌药物临床应用是否合理,主要基于以下两方面:有无抗菌药物应用指征;选用的品种及给药方案是否适宜。

1. 应在有明确的抗菌药物应用指征的基础上合理使用药物　牙周临床医生必须根据患者的发病情况、临床症状、基础疾病、药物过敏史、牙周局部菌斑微生物的种类特性、宿主的易感性、药物到达感染部位的能力、可能的疗效和风险,提出合理用药方案。一般情况下,牙龈炎和轻、中度牙周炎不应使用抗菌药物,应以通过洁刮治彻底清除牙菌斑、牙石为主。只有在下述情况下,对牙周病患者考虑全身应用抗菌药物:①常规机械治疗疗效不佳,或常规机械治疗后病情仍未明显缓解的牙周病,如侵袭性牙周炎、某些重度慢性牙周炎、种植体周围炎等;②牙周组织急性感染,如急性牙周脓肿、多发性牙周脓肿、多发性龈脓肿、急性坏死溃疡性龈炎等,可用非甾体类抗炎药和/或弱阿片药物镇痛。只在伴有全身症状(如发热、淋巴结肿大等)时,可在应急处理的基础上,视病情需要给予口服抗菌药物。待急性炎症缓解后,再行彻底的牙周洁刮治;③伴有全身系统疾病的牙周炎,如伴有糖尿病、HIV 感染、先天性心脏病、风湿性心脏病和心脏瓣膜病等的患者,需在全面牙周检查和洁刮治之前或同时使用抗菌药物,以控制感染和预防并发症。但抗菌药物的预防性应用并不能代替严格的消毒、灭菌技术和精细的无菌操作,也不能代替术中血糖控制等其他预防措施;④牙周手术后,基于循证医学证据,根据牙周手术类型和患者全身状况,酌情建议患者口服抗菌药物。

用药前,应尽量作细菌学检查及药敏试验,以便有针对性地选择窄谱的抗菌药物,避免耐药菌株的产生和口腔菌群失调。尽量不要使用用于全身严重感染的强效抗菌药物来治疗牙周病,以避免人体内耐药菌株的产生,保护这些药物的有效性。

2. 用药前应尽量清除牙齿表面菌斑及牙石　由于复杂的牙菌斑生物膜结构对于牙周致病菌有保护作用,有研究指出,如果要有效杀灭或抑制生长在牙菌斑生物膜结构内的牙周致病菌,抗菌药物的使用强度要比通常治疗剂量高 500 倍。因此,抗菌药物治疗前或治疗的同时,必须尽量彻底地清除牙菌斑、牙石,破坏龈下菌斑的结构,使药物作用于残留的细菌,达到辅助治疗的目的。

3. 抗菌药物的联合应用　用来治疗牙周病的理想抗菌药物应该没有被广泛地用于治疗其他疾病,仅特异性杀灭/抑制牙周病原菌,具有免疫异源性,无毒,易得,价廉。然而,现在尚没有这种理想的抗菌药物。口腔细菌对许多抗菌药物敏感,但尚没有单一一种抗菌药物在体液浓度方面就能抑制所有公认的牙周病原菌。牙周病是多种细菌的混合感染,需考虑联合用药。联合用药时宜选用具有协同或相加作用的药物联合,合理发挥药物的协同作用,避免相互拮抗。对革兰氏阳性菌及部分革兰氏阴性菌有强力杀菌作用的青霉素类抗生素与治疗厌氧菌感染的硝基咪唑类抗菌药物的联合应用,如阿莫西林或阿莫西林/克拉维酸和甲硝唑是牙周常见的全身联合用药方案。已有研究证实阿莫西林和甲硝唑的联合应用可有效抑制 *A.Actinomycetemcomitans*。阿莫西林过敏或禁用的患者可考虑环丙沙星和甲硝唑联合用药。然而,也应该了解一些药联合应用时有相互拮抗作用。例如,抑菌药四环素类药物抑制细菌分裂,可能会减少 β- 内酰胺类药物或甲硝唑在细菌分裂增殖期的抗菌效应。

4. 给药途径　对于牙周病患者,有明确的抗菌药物全身应用指征时,应首先考虑口服治疗,选取口服吸收良好的抗菌药物品种,不必采用静脉或肌内注射给药。仅在下列情况下可予以注射给药:①不能口服或不能耐受口服给药的患者(如吞咽困难者);②患者存在明显可能影响口服药物吸收的情况(如呕吐、严重腹泻、胃肠道病变或肠道吸收功能障碍等)。

5. 给药次数　为保证药物在体内能发挥最大药效,杀灭感染灶病原菌,应根据药动学和药效学相结合的原则给药。青霉素类和其他 β- 内酰胺类、罗红霉素、克林霉素等时间依赖性抗菌药,

ER18-3

图片:ER18-3
急性牙周脓肿

应一天多次给药。

6. 疗程 抗菌药物疗程因感染不同而异，一般宜用至牙周局部感染灶控制或完全消散。局部严重红肿疼痛，伴有发热等全身症状或患有糖尿病等基础疾病的患者一般短期口服抗菌药物3～7天。

以下是牙周科临床常用的抗菌药物，仅介绍其与牙周病治疗相关的知识，部分前面已经述及的药理作用、不良反应、注意事项及制剂规格参见相关章节。

阿莫西林 Amoxicillin

阿莫西林对革兰氏阳性菌及部分革兰氏阴性菌有强力杀菌作用。

1. 常规机械治疗疗效不佳，或常规机械治疗后病情仍未明显缓解的牙周病，可考虑阿莫西林与甲硝唑联合应用。口服，每次0.25g，每日3次，7～8天为1个疗程。

2. 急性牙周脓肿切开引流术后的辅助治疗。急性牙周脓肿如伴有蜂窝组织炎、发热、局部淋巴结肿大、免疫功能不全，可考虑口服阿莫西林，首次剂量1.0g，以后每次0.5g，每日3次，3天为1个疗程。

3. 预防性用药。感染性心内膜炎高危患者，在接受任何损伤牙龈组织的牙周诊疗操作前1小时，成人可口服阿莫西林2g，儿童50mg/kg，预防心内膜炎的发生。

为了抑制葡萄球菌、大肠杆菌、脆弱拟杆菌等微生物产生的β-内酰胺酶对阿莫西林的破坏，使阿莫西林发挥抗菌作用，阿莫西林与克拉维酸钾以不同的比例（治疗一般感染的口服片剂比例为2：1）制成阿莫西林克拉维酸钾片，对局限型侵袭性牙周炎和常规牙周治疗无效的牙周炎治疗有效。阿莫西林克拉维酸钾片口服，每次375mg，每日3次，10天为一疗程，未经重新检查，连续治疗期不超过14天。

克林霉素 Clindamycin

克林霉素对厌氧菌、敏感的革兰氏阳性菌有较好的抗菌活性，用于青霉素过敏者。克林霉素和牙槽骨骨组织有很强的亲和性。

1. 辅助治疗牙周炎，尤其是可以考虑应用于使用四环素类药物后疗效不佳的病例。口服，每次0.15～0.3g，每日4次，7～10天为1个疗程。

2. 急性牙周脓肿切开引流术后的辅助治疗。青霉素过敏者，可考虑口服克林霉素，首次剂量0.6g，以后每次0.3g，每日4次，3天为1个疗程。

3. 感染性心内膜炎高危患者预防性用药。青霉素过敏者，成人可口服克林霉素0.6g，儿童20mg/kg口服，预防心内膜炎的发生。

服用本品可引起胃肠道反应，如恶心、呕吐、腹痛、腹泻等。偶见皮肤过敏反应。对本品或林可霉素过敏者禁用。肝功能不全、妊娠期妇女、哺乳期妇女慎用。胃肠疾病、哮喘、过敏体质者慎用。

四环素 Tetracycline

四环素对大多数革兰氏阳性菌、革兰氏阴性菌和螺旋体均有抑制繁殖的作用。

辅助治疗牙周炎及HIV相关性牙周炎：口服，每次0.25g，每日4次，14天为1个疗程。

多西环素 Doxycycline

多西环素抗菌作用比四环素强2～10倍，具有速效、强效、长效的特点。对大多数牙周致病菌有明显的抑制作用，耐药性少见。小剂量的多西环素具有调节宿主反应的作用，能显著抑制牙周组织胶原酶和其他基质金属蛋白酶的活性；阻止牙槽骨吸收，促进成纤维细胞的增殖、分化及结缔组织的附着，有利于破坏的牙周组织获得再附着。糖尿病伴有肾功能损害患者应用本品时，药物自胃肠道的排泄量增加，成为主要排泄途径，故小剂量、长疗程应用多西环素可辅助治疗伴有糖尿病的牙周炎。

辅助治疗牙周炎：用于抗菌时，口服，第 1 日，每次 0.1g，共 2 次。以后每次 0.1g，每日 1 次，为减少胃肠道反应，也可每次 0.05g，每日 2 次，7～14 天为 1 个疗程。低于抗菌剂量，用于抑制胶原酶时，口服，1 次 0.02g，每日 2 次，3 个月为 1 个疗程。

米诺环素　Minocycline

米诺环素在龈沟液中的浓度比血浆浓度高 5 倍，可抑制螺旋体和可动性杆菌。

辅助治疗牙周炎：第 1 日，1 次 200mg，每日 2 次。以后，1 次 100mg，每日 2 次，10～14 天为 1 个疗程。8 岁以上儿童，第 1 日，4mg/kg 分两次等量口服。以后，每日 2mg/kg，分两次等量口服。

建议饭后 1～2 小时后口服。口服时，米诺环素是唯一一种可以使已萌出的牙齿和牙龈变色的四环素类药物。

罗红霉素　Roxithromycin

罗红霉素对革兰氏阳性菌有良好抑菌作用，对革兰氏阴性菌也有一定疗效。它能有效地抑制黏性放线菌、产黑色素拟杆菌及螺旋体等牙周致病菌。

辅助治疗牙周炎，口服，每次 0.15g，每日 2 次，5～7 天为 1 个疗程，必要时可连续用药 2 个疗程。

乙酰螺旋霉素　Acetylspiramycin

螺旋霉素在龈沟液中的浓度高于血浆浓度，对革兰氏阳性菌抑制力强，对革兰氏阴性菌也有一定的抑制作用，能有效抑制黏性放线菌、产黑色素类杆菌及螺旋体。

辅助治疗牙周炎，特别适合于青霉素过敏但需要全身用药的牙周炎患者。成人每次 0.2g，每日 4～6 次，重症每日可用至 1.6～2g，5～7 天为 1 个疗程。儿童每日量为 30mg/kg，分 4 次服用。

环丙沙星　Ciprofloxacin

环丙沙星主要适用于肺炎克雷伯菌、肠杆菌属、假单胞菌属等革兰氏阴性杆菌所致的感染，对耐 β- 内酰胺类的病菌也常有效。

辅助治疗牙周炎。青霉素过敏者的备选方案，环丙沙星与甲硝唑联合应用，口服，每次各 0.5g，每日 2 次，7～8 天为 1 个疗程。

妊娠期妇女、哺乳期妇女和 18 岁以下患者不宜用本品。

甲硝唑　Metronidazole

甲硝唑广泛应用于抗厌氧菌感染，对牙周可疑致病菌如牙龈卟啉单胞菌、中间普氏菌、具核梭杆菌、螺旋体、消化链球菌等均有杀灭作用。

1. 治疗急性坏死性溃疡性龈炎　无全身症状的急性坏死性溃疡性龈炎不建议全身应用抗菌药物。中重度急性坏死性溃疡性龈炎，伴局部淋巴结肿大或乏力不适等全身症状或体征，可口服甲硝唑，每次 0.2g，每日 3 次，3 天为 1 个疗程。

2. 辅助治疗牙周炎　与阿莫西林合用，口服，每次 0.2g，每日 3 次，7～8 天为 1 个疗程。

3. 控制人类免疫缺陷病毒 HIV（ human immunodeficiency virus，HIV ）相关性牙周炎急性期症状　每次 0.4g，每日 2 次，5 天为 1 个疗程。儿童每次 10mg/kg，不超过 0.4g，每日 2 次，5 天为 1 个疗程。同时应考虑到在 HIV 患者中，尤其是用抗生素后获得性念珠菌感染，可用制霉菌素溶液，5mL 漱口，每日 4 次，或氟康唑 200mg 口服，每日 1 次，疗程 7～14 天。

替硝唑　Tinidazole

与甲硝唑相比，替硝唑具有疗效更高、半衰期更长、疗程更短的优点，并对微需氧菌、幽门杆菌也有一定的抗菌作用。但其副作用的发生率也较高。

1. 治疗急性坏死性溃疡性龈炎。口服，替硝唑首日顿服 2g，此后每次 0.5g，每日 2 次，连服 4

ER18-7

图片：ER18-7 急性坏死性溃疡性龈炎

天为一疗程。

2. 辅助治疗牙周炎。与阿莫西林合用。应于餐间或餐后口服。将首日顿服 2g 改为分 2 次各服 1g,可减少副作用。

奥硝唑　Ornidazole

奥硝唑是第三代硝基咪唑类衍生物。该药抗菌活性较强,抗菌谱与甲硝唑、替硝唑基本相似,对于甲硝唑的耐药菌株有较好的抗菌作用。不良反应发生率低且轻微,逐渐取代了前两代产品。

辅助治疗牙周炎,与阿莫西林合用。成人每次 500mg,每日 2 次,连服 7 天为一疗程。

需要强调的是全身用药后,实际到达牙周袋内的药物浓度相对较低,且易产生副作用,如胃肠道反应、全身过敏反应等。大剂量、长时间的全身使用抗菌药物,易诱导耐药菌株产生和引起菌群失调,造成叠加感染,如白色念珠菌感染等。因此,治疗牙周组织炎症时,应严格把握全身用药指征和原则,抗菌药物尽量采用局部给药方式。

二、调节宿主防御反应的全身用药

牙周致病微生物及其毒性产物可以直接造成牙周附着丧失和牙槽骨吸收。然而,宿主本身对于局部细菌感染的免疫反应也可能会间接导致更多的牙周附着丧失和牙槽骨吸收。通过牙周洁刮治清除菌斑,可以减少始动炎症反应的抗原的刺激。然而,机械性清除并不可能完全消除或中止细菌引起的免疫炎症反应。因此,可通过化学药物调节宿主对细菌的免疫反应,从而减少牙周附着丧失和牙槽骨吸收。调节宿主防御反应的全身用药作为牙周机械治疗的辅助治疗,不是简单地关闭正常的免疫防御反应,而是降低过度的宿主免疫炎症反应对牙周组织的破坏作用的同时,增强免疫反应的保护作用。从分子水平阻断特异性的炎症介质,减少多种炎症介质的转录表达,降低炎症反应强度,抑制牙槽骨吸收,阻断牙周炎的进程,降低发生系统性疾病的危险性。

因此,对下述牙周病患者可考虑调节宿主防御反应全身用药:①常规牙周机械治疗后,病情仍未明显缓解的牙周病,如侵袭性牙周炎,某些重度慢性牙周炎等;②伴有全身系统性疾病的牙周炎。对于伴有系统性疾病的牙周炎患者,在牙周洁刮治基础上,调节患者宿主防御反应用药时,也会有助于其他组织炎症,如关节炎、心血管疾病、皮肤病、糖尿病、风湿性关节炎和骨质疏松症的治疗。同样,因为某些系统性疾病正在服用非甾体类抗炎药物、四环素等药物也会有助于牙周炎症的控制。

目前,调节宿主防御反应的全身用药主要包括非甾体类抗炎药(non-steroid anti-inflammatory drugs, NSAIDs)、四环素类药、中药制剂、预防骨质疏松的药物以及作用于宿主防御反应的调节因子。

(一)非甾体类抗炎药

NSAIDs 可通过抑制环氧合酶和脂氧化酶活性,降低花生四烯酸代谢,阻止前列腺素和白三烯等的合成、释放,从而具有抗炎和抑制骨吸收的作用。由于 NSAIDs 可抑制宿主在进行防御应答时所产生的炎症反应,使牙周组织的炎症缓解,同时还可阻止牙槽骨吸收,因此,NSAIDs 被认为是一类具有潜力的宿主反应调节药。文献报道用于牙周治疗性研究的 NSAIDs 包括氟比洛芬(flurbiprofen)、吲哚美辛(indomethacin)、布洛芬(ibuprofen)等。由于该类药物有明显的副作用,目前主要用于消炎镇痛,对牙周炎治疗的确切疗效尚待进一步证实。

图片:ER18-8
NSAIDs 抗炎和抑制骨吸收作用机制

布洛芬　Ibuprofen

布洛芬可辅助治疗各类牙周炎,治疗牙周组织急性感染、冠周炎以及牙周手术后疼痛等,具有较好的消炎镇痛作用。片剂口服,每次 200～400mg,每日 3 次,3～7 天为 1 个疗程;缓释胶囊口服,每次 300～600mg,每日 2 次。

双氯芬酸　Diclofenac

双氯芬酸的适用病症同布洛芬,饭前口服,每次 100～150mg,每日 2～3 次,3～7 天为 1 个疗程。

对本品过敏者禁用，孕妇和哺乳期妇女不宜使用，胃肠道溃疡者禁用。

（二）四环素类

近年研究显示，当低于抗菌浓度，小剂量应用多西环素和化学修饰性四环素可有效地降低牙周炎症过程中的宿主反应。可能机制：①对宿主反应性酶基质金属蛋白酶和弹性蛋白酶的调节作用；②对宿主反应性酶调节剂的影响；③对破骨细胞功能的调节；④对 B 淋巴细胞抗体分泌及抗体型转化的影响；⑤促进牙周组织胶原的合成及表达，促进牙周组织的愈合。临床研究证实，各类牙周炎患者机械治疗辅以小剂量多西环素可明显减少探诊深度，增加临床附着获得，且不引起细菌的耐药性。

盐酸多西环素 Doxycycline hydrochloride

盐酸多西环素，口服，1 次 20mg，每日 2 次，服用 3 个月，也可至 9 个月。饭后服用可减轻胃肠道不良反应。

盐酸多西环素低剂量长期服用，不良反应少而轻微。但四环素类药物过敏、8 岁以下儿童、孕妇、哺乳期妇女禁用；不适用于牙周脓肿患者。

（三）中药制剂

中医药学对于疾病的认识有着独特的理论体系和辨证论治规律，几千年来有效地指导着临床实践。中药作为宿主免疫调节的一种方法，对延缓牙周病进程有一定的疗效。按照中医"肾虚则齿豁，精固则齿坚"的理论，用于治疗牙周病的中药主要由补肾、滋阴、凉血等成分组成，本节重点介绍古方六味地黄丸和补肾固齿丸。

六味地黄丸

【处方组成】 熟地黄 160g，山茱萸（制）80g，牡丹皮 60g，山药 80g，茯苓 60g，泽泻 60g。
【功能与主治】 滋阴补肾。用于肾阴亏损、头晕耳鸣、腰膝酸软、骨蒸潮热、盗汗遗精。
【临床应用】 口服。大蜜丸 1 次 1 丸，每日 2 次。
【制剂规格】 大蜜丸每丸重 9g。

补肾固齿丸

【处方组成】 熟地黄，地黄，鸡血藤，紫河车，骨碎补，漏芦，丹参，五味子，山药，郁金，黄芪，牛膝，野菊花，茯苓，枸杞子，牡丹皮，泽泻，肉桂等，此方是在六味地黄丸的基础上加减而成。
【功能与主治】 补肾固齿，活血解毒。用于肾虚型牙周病、牙齿酸软、咀嚼无力、松动移位、牙龈出血等证。辅助治疗慢性牙周炎（肾虚血热型），对侵袭性牙周炎有较好的临床效果，减缓牙槽骨吸收，延迟复发。若在基础治疗和牙周手术后服用该品，可达到增强宿主防御能力、巩固治疗效果的目的。
【临床应用】 口服，每次 4g，每日 2 次，连续用药 3～6 个月。
【注意事项】 属实热证和表邪未解证者禁用；服药期间少食辛辣食物。
【制剂规格】 丸剂，每 30 丸重 1g。

（四）预防骨质疏松药

双磷酸盐类 bisphosphonates

双磷酸盐类（bisphosphonates，BPs）是一类用于预防骨质疏松（osteoporosis）的药物，主要有：阿仑膦酸盐、依屈膦酸盐、替鲁膦酸盐、瑞屈膦酸盐、伊卡膦酸盐、帕米膦酸盐等。双磷酸盐类应用于牙周炎动物模型后发现，该类药物可明显抑制牙槽骨的吸收，促进骨的重建。成人牙周炎患者牙周基础治疗辅以周期性应用依屈膦酸盐，对牙周临床指标的改善、局部组织炎症的减少以及牙槽骨的再生和矿化均有明显效果。但该类药物的副作用较多，同时还有其他风险，如局部骨质坏死，并且应用于牙周炎患者的临床治疗还处于起步阶段，如何选择最佳药物，给药剂量及给药方式等问题都还不明确，尚有待于进一步研究。

（五）作用于宿主防御的调节因子

细胞因子受体拮抗剂能有效地减轻组织的炎症。动物实验已证实 IL-1 和 TNF 受体拮抗剂能抑制牙槽骨的吸收和牙周附着丧失，对减缓疾病的进展有一定的作用；给予一氧化氮（NO）抑制剂也能使骨吸收减少。其他一些抗炎的细胞因子用于调节宿主免疫以阻断牙周病的进展，如重组人白介素 -11（IL-11），能抑制肿瘤坏死因子 -α（TNF-α）、白介素 -1（IL-1）和一氧化氮的产生。在牙周炎的动物实验中也显示出能减缓疾病的进展，但应用于临床尚需要进一步的研究。此外，接种疫苗产生保护性的抗体，不失为一种成功预防牙周病的方法，但由于牙周病病原因素的多样性和牙菌斑生物膜中微生物的复杂性，要成功地构架牙周炎的疫苗是非常困难的。

第二节　局　部　用　药

牙周局部用药是牙周病药物治疗的重要方面。如前所述，对于某些特定类型的牙周病，应全身联合使用抗菌药物。但对于较局限的或仅个别部位受累的牙周病损，建议在进行常规机械治疗后仅局部用药。

牙周局部用药克服了全身用药的诸多缺点，具有用药剂量小、局部病损区药物浓度高、毒副作用小、疗效较好等优点。因此，对牙周局部制剂的研究越来越受到重视，且在剂型、药物种类等方面取得了较大进展。

目前，牙周局部用药方式包括含漱、牙周袋用药、根面处理和牙周塞治等。

一、含漱药

含漱药能改善口腔微生态环境，减少细菌数量，并能抑制龈上菌斑的堆积，阻止致病菌重新在牙面上定植，防止牙龈炎症复发。但其在口腔内停留时间较短，疗效短暂。且药物进入龈下的深度不超过 1mm，故对牙周袋内的菌群没有直接影响。因此，临床上，在机械清除牙菌斑和牙石基础上，含漱药仅作为辅助措施，进行化学性牙菌斑控制。

氯己定溶液　Chlorhexidine Solution

氯己定对革兰氏阳性细菌和革兰氏阴性细菌都有较强的抗菌作用，并可抑制牙菌斑形成，在牙周病的预防和治疗方面应用较广泛。含漱液中氯己定浓度范围是 0.1%～0.2%，这一浓度范围刚好能够达到理想的氯己定每次使用剂量 18～20mg。更高的剂量不会导致更好的临床疗效，反而会引起更多的副作用。

1. 辅助治疗各类牙龈炎及牙周炎。牙周洁刮治后，含漱，每日 3～4 次，5～10 天为一疗程。

2. 牙周手术后使用，减少牙菌斑形成，消炎、降低术后感染风险。含漱，每日 3～4 次，代替术区机械性牙菌斑控制。

3. 可用于超声洁治术前，减少气雾中的微生物，避免诊室空气污染。0.2% 溶液，1 次 10mL，含漱 1 分钟。

4. 预防牙龈炎症的复发，减少牙菌斑的形成。用于机械清除牙菌斑有困难者，预防发生口腔感染。含漱，每日 2 次。

有的患者含漱后有一过性的味觉改变，故宜在饭后或睡前使用。

甲硝唑溶液　Metronidazole Solution

0.5% 甲硝唑溶液可辅助治疗各类龈炎及牙周炎。甲硝唑溶液含漱，1 次 10～20mL，先含 30 秒再漱口，每日 3～4 次，1 周为一疗程。宜与氯己定溶液交替使用，避免产生继发感染。

近年国内有市售甲硝唑口颊片，是可含于口腔内缓慢溶解的压制片。每片含甲硝唑 3mg，辅料为蔗糖、甘露醇、糊精、甜菊甙、枸橼酸、薄荷脑、薄荷油、香精、乙醇溶液、硬脂酸镁、羟甲基纤维素钠。由于缓慢的含化，使药物能较长时间停留在口腔，持续发挥药效。同时由于含片夹在近患处，待其自然溶化分解，唾液中含片的药物浓度远高于口服制剂，直接作用在病变局部，具有抑

ER18-9

动画：ER18-9
氯己定抑菌作用机制

菌、杀菌、消炎、消肿、收敛等作用。

甲硝唑口颊片可辅助治疗牙龈炎、牙周炎、冠周炎。置于牙龈和龈颊沟间含服，1 次 1 片，每日 3 次。饭后用，临睡前可加用，3～5 天一疗程。

甲硝唑局部使用偶见口干、黏膜刺激等反应，也可引起味觉改变，停药后可消失。因可自黏膜吸收，长期大量使用后可能产生与全身用药相同的不良反应。

过氧化氢溶液　Hydrogen Peroxide Solution

过氧化氢作为强氧化剂，具有消毒、防腐、除臭及清洁作用。1%～3% 过氧化氢可作为含漱剂。

1. 辅助治疗急性坏死性溃疡性龈炎。3% 过氧化氢溶液，拭洗坏死区。再嘱 3% 过氧化氢与温水等量混合后，含漱，1 次 10mL，每日 3 次。

2. 用于超声洁治术前患者口内消毒，可大大减少洁治时喷雾中的细菌数，减少对诊室环境的污染。3% 过氧化氢溶液，鼓漱 1 分钟。

地莫匹醇溶液　Decapinol Solution

盐酸地莫匹醇含漱液含 0.2% 地莫匹醇，是近年来被 FDA 批准的新型含漱液。其主要是通过表面活化剂包被牙齿，建立一种物理性屏障，从而抑制细菌黏附和聚集。

辅助治疗各类龈炎及牙周炎。刷牙之后含漱，每日 2 次，每次 10mL，含漱 1 分钟。

该药副作用少，比氯己定具有更好的耐受性。仅偶有短暂性舌痹、牙齿和舌着色、味觉干扰等，偶见口腔黏膜疼痛和糜烂。建议用于 12 岁及其以上人群。不建议孕妇使用本品。

西吡氯铵溶液　Cetylpyridinium Chloride Solution

西吡氯铵是一种阳离子季铵化合物，可与细菌细胞壁上带负电荷的基团作用而杀灭细菌。体外试验结果提示西吡氯铵对多种口腔致病菌和非致病菌有抑制和杀灭作用。有报道用该药含漱后，可使牙菌斑的量减少 25%～35%。市售的一些含漱液中含有此成分。

辅助治疗各类龈炎及牙周炎。刷牙前后使用，每次 15mL，含漱 1 分钟，每日 2 次。

其含片也可辅助治疗牙龈炎、牙周炎。1 次 1 片，每日 3～4 次，在口中慢慢溶解。

西吡氯铵抗菌作用不如氯己定，副作用（牙面着色）比氯己定弱，但可能出现皮疹等过敏反应，口腔、喉头偶可出现刺激感。不宜与含有阴离子型表面活性剂的药物或产品合用，否则会降低杀菌效果。

氟化亚锡溶液　Stannous Fluoride Solution

近年的研究表明，使用氟化亚锡溶液含漱，可以有效地抑制牙菌斑的聚集，起到减轻牙龈炎症的作用。

可用于牙周疾病的预防和辅助治疗。0.05% 或 0.1% 氟化亚锡溶液含漱，1 次 10mL，含漱 1 分钟，每日 2 次。

氟化亚锡溶液有特殊的苦味，不稳定，应使用新鲜配制的药液含漱，并且可能使牙釉质脱矿区、发育不全区和充填体边缘变成棕黄色或棕黑色。

ER18-10

动画：ER18-10
氟化亚锡抑制菌斑聚集作用机制

三氯羟苯醚溶液　Triclosan Solution

三氯羟苯醚可抑制牙菌斑形成，抗炎，消除口臭。含漱后口内停留时间短，抗牙菌斑作用不如在牙膏中明显。

可用于牙周疾病的预防和辅助治疗。0.15% 三氯羟苯醚含漱，1 次 10mL，含漱 1 分钟，每日 2 次。

三氯羟苯醚溶液无苦味、无刺激感，不会导致牙齿变色。

二、牙周袋用药

局部应用于牙周袋内的药物包括牙周袋内冲洗药物、牙周袋内局部涂布药物以及牙周袋内缓释和控释制剂等。

（一）牙周袋内冲洗药物

牙周袋内冲洗是临床常用的牙周辅助治疗手段之一。具有机械清洁作用，也有助于搅乱龈下菌斑微生态。该方法的缺点是袋内有效药物浓度持续时间短，因此，疗效是短暂的。

过氧化氢溶液　Hydrogen Peroxide Solution

过氧化氢与组织、血液、脓液中的过氧化氢酶接触，迅速分解，释放新生态氧，产热和大量气泡，可改变牙周袋内厌氧环境，并有止血、抗菌、除臭、促进血液循环的作用。但由于分解反应快，作用弱而短暂。

辅助治疗急性坏死性溃疡性龈炎、牙周炎及冠周炎等。3%本品用于龈袋或牙周袋内冲洗。

聚维酮碘溶液　Povidone Iodine Solution

聚维酮碘溶液对各种革兰氏阳性菌、革兰氏阴性菌、病毒、真菌、螺旋体等均有杀灭作用。

辅助治疗各类龈炎及牙周炎。0.5%～1%聚维酮碘常用于牙周冲洗，也可放在超声洁牙机附带的冲洗药盒内，在洁治的同时冲洗牙周袋。

本品性质稳定，毒性低，对黏膜无刺激性。但在高pH下杀菌活性降低，有机物也可降低其作用。

（二）牙周局部涂布药物

洁刮治术后，局部牙周组织常规不需要涂布消炎收敛药物，因为彻底的牙周机械治疗已可以使炎症消退，牙周袋变浅。如牙龈炎症很重，有肉芽增生或急性脓肿，可考虑局部牙周组织涂布以下消炎收敛药物。

碘甘油　Iodine Glycerin

有消炎杀菌及止痛作用。

辅助治疗各类龈炎、牙周炎及冠周炎等。在进行牙周冲洗后，擦干局部组织，隔湿，用探针或镊子取药液放入龈袋或牙周袋内。

本品可让患者自用，但对碘过敏者禁用。需密封保存。

甲硝唑棒　Metronidazole stick

辅助治疗牙周炎、牙周脓肿、冠周炎等。进行牙周冲洗后，拭干牙龈，用镊子夹取适当长度的药棒放入牙周袋内，本药可在牙周袋内自行软化溶解释药。

（三）牙周袋内缓释和控释制剂

牙周缓释系统是指活性药物能缓慢地从剂型中释放出来直接作用于牙周病变组织，使病变局部能较长时间维持有效药物浓度的特定剂型，药物在牙周袋内按一级消除动力学代谢。缓释抗菌药物的优点是：牙周袋内药物浓度高；药物作用时间延长；用药剂量可显著减少，从而可避免或减少毒副作用；与其他局部用药方式相比，可减少给药频率，减少患者复诊次数；因为由医师局部给药，故依从性好。但缺点是：对已侵入牙周袋壁组织中的伴放线聚集杆菌、螺旋体等病原微生物效果较差；对舌背、扁桃体及颊黏膜等处的致病菌无作用；对于多个患牙，需要逐一放置药物，较费时；有诱导袋内耐药菌株产生的可能。

牙周控释系统是指通过物理、化学等方法改变剂型的结构，使药物能在预定时间内自动按一定速度从剂型中恒速释放，作用于牙周组织，使药物浓度较长时间内恒定地维持在有效浓度范围内的新型药物类型，药物在牙周袋内按零级消除动力学代谢。但目前牙周控释系统尚处于研制阶段，并不成熟。

以下是目前常用的牙周局部缓释和控释药物。

盐酸米诺环素软膏　Minocycline Hydrochloride Ointment

每支盐酸米诺环素软膏含有2%盐酸二甲胺四环素0.5g。既具有抗菌效果又能抑制胶原酶。

将软膏注射入牙周袋内后，在 24 小时内达到最大药物浓度，单次注射可在牙周袋局部维持有效浓度达 1 周。可被吸收。

辅助治疗牙周炎、牙周脓肿、冠周炎等。生理盐水冲洗后，擦干、隔湿局部组织，通过纤细的特制注射器将软膏缓慢注入牙周袋深部，直至充满牙周袋，每周 1 次，4 次为一疗程。

本品偶见局部刺激、发痒、红肿、肿胀、丘疹、疱疹、用药时胀痛。对四环素类抗生素有过敏史的患者禁用。应阴凉处避光保管（2～15℃）。

视频：ER18-11
盐酸米诺环素
软膏局部使用

多西环素凝胶　Doxycycline Gel

多西环素凝胶是由既具有抗菌效果又能抑制胶原酶的多西环素及可降解缓释材料羟丙基纤维素组成，属于局部缓释剂。

辅助治疗牙周炎、牙周脓肿、冠周炎等。经龈上洁治，龈下刮治，机械性根面平整后，牙周袋用生理盐水冲洗，通过纤细的塑料针头将多西环素凝胶注入牙周袋深部，直至充满。药效持续 7 天，无需取出，材料将自行降解。每周 1 次，4 次为一疗程。

四环素纤维　Tetracycline Fiber

四环素纤维主要是由 25% 盐酸四环素和 75% 乙烯 - 醋酸乙烯（ethylene-vinyl acetate，EVA）共聚物组成，呈纤维状直径约 0.5mm，每 1cm 含药 0.446mg。在牙周袋内按零级动力学方式代谢，属于控释剂。

用于牙周炎的辅助治疗。四环素纤维属于非生物降解型，须上药 10 天后取出，在牙周袋内能长期保持高药物浓度，约为 1 300μg/mL，可维持 10 天。用药期间应避免药物松脱。

氯己定薄片　Chlorhexidine Chip

氯己定薄片是一种可吸收的控释药，主要成分氯己定为消毒防腐药物，不易诱导耐药菌产生，多年来以含漱剂形式用来控制牙菌斑，减轻牙龈炎症，但易使牙面、舌面着色，味觉改变。氯己定薄片为褐色、4.8mm×3.8mm×350μm 的薄片，每片含 2.5mg 葡萄糖酸氯己定，通过直接植入牙周袋内发挥药效，并可以克服上述缺点。

辅助牙周刮治，减轻牙周组织炎症，增加牙周附着。在经过牙周基础治疗后，用口腔科镊夹取薄片放入牙周袋内，7～10 天后自行降解，无需取出，能长期维持疗效达 11 周之久。3 个月后复查，视牙周情况重新放置。

三、根面处理药物

根面处理是牙周治疗特有的局部用药方式。根面处理药物是指在牙周手术过程中，为促进牙周新附着形成，对根面进行化学性处理，暴露胶原纤维，提高生物相容性，促进牙周膜细胞对根面的贴附和增殖的药物。枸橼酸是早期使用较多的根面处理药物，但现由于临床研究证实其并不能促进更多的新附着形成，且 pH 低（pH=1），接触到术区周围健康组织时，可使组织坏死，早期愈合延迟，且易发生牙根与骨固连，故临床已少用。目前在研究中使用较多的根面处理药物包括四环素类药物、纤维连接蛋白、生长因子、釉基质蛋白等。临床上已开始应用，有商品化产品的是乙二胺四乙酸（ethylene diamine tetraacetic acid，EDTA）、四环素类药物、釉基质蛋白（enamel matrix protein derivative，EMD）。

乙二胺四乙酸　Ethylene Diamine Tetraacetic Acid

EDTA 是一种螯合剂，可去除根面玷污层、降解病变根面内毒素、螯合钙离子使根面脱矿、暴露夏伯氏纤维，有利于新附着的形成，并具有消毒抗菌作用。

常用于牙周手术中，根面平整后化学性处理根面。使用时，创面止血、隔湿，用浸有 24%EDTA 的小棉球敷于牙根表面 4 分钟，然后用生理盐水冲净根面。

学
习
笔
记

四环素类药物　Tetracyclines

四环素、米诺环素等水溶液可用于结缔组织移植术等根面覆盖手术中，提高结缔组织与根面的附着，促进新附着的形成。盐酸米诺环素软膏除可牙周袋内用药外，有研究证实还可应用于结缔组织移植术等根面覆盖手术中，能够去除根面玷污层、降解内毒素、使根面脱矿、暴露胶原纤维、促进牙周膜细胞在根面贴附和增殖，以提高结缔组织与根面附着。并可吸附于根面，缓慢释放，具有抗菌、抑制胶原酶作用。

盐酸米诺环素软膏可用于牙周手术中化学性处理根面。本品从冰箱中取出后放置10分钟，至达室温。使用时，隔湿，用浸有本品的小棉球擦拭根面1分钟，生理盐水冲洗，重复3次。

釉基质蛋白　enamel matrix protein derivative

釉基质蛋白是牙齿发育过程中上皮根鞘所分泌的蛋白，能诱导无细胞牙骨质的形成，促进牙周膜细胞增殖和诱导骨再生。国外已有商品化产品，属于低免疫原性的生物制剂，常用于牙周再生治疗。有研究证实牙槽骨呈垂直型骨吸收的病例，翻瓣术中联合使用EMD处理根面与单纯翻瓣手术相比较，可以明显提高临床附着获得。

本品可用于牙周手术中化学性处理根面。使用前15分钟，冻干的30mg EMD溶解在1mL藻酸丙二醇酯中，制成匀浆，备用。使用时，止血、隔湿，浸有EDTA(pH6.7)的小棉球处理根面2分钟，无菌生理盐水冲洗，将EMD匀浆注入骨下袋内，直至注满。瓣复位，缝合。

四、牙周塞治剂

牙周塞治剂(periodontal dressing)是用于牙周手术后的特殊辅料，在牙周手术后将其覆盖在术区表面，可以保护创面，压迫止血、止痛和固定龈瓣。现临床上主要有含丁香油和不含丁香油的两大类塞治剂。

(一)含丁香油的塞治剂

含丁香油的塞治剂一般由粉剂和液剂两种成分调和后使用。

粉剂：氧化锌40g，松香粉60g，鞣酸10g，白陶土2.5g。

液剂：麝香草酚2g，丁香油100mL。

临用时局部止血、隔湿，取适量粉剂及液剂调成糊状，用塞治剂覆盖创面，用湿棉球轻压成形，使其均匀地贴合创面，并使表面光滑，数分钟后即可硬固。

对丁香油过敏者禁用。

(二)不含丁香油的塞治剂

不含丁香油的塞治剂一般由氧化锌、油脂、胶类、不饱和脂肪酸和抑菌剂等组成，对牙周组织无刺激，可塑性好，固化后表面光滑，有一定柔韧性。可用于对丁香油过敏者。

填塞牙周塞治剂时应注意用力不宜过大，用量不宜过多，应注意避免妨碍咬合、影响唇颊及舌体的运动等。注意勿将塞治剂挤入龈瓣下方而影响愈合。

（丁　一　尚姝环）

视频：ER18-12 含丁香油的塞治剂的调和

参考文献

1. 国卫办医发[2015]43号《抗菌药物临床应用指导原则》[S]，2015.
2. 边专. 口腔生物学[M]. 第4版. 北京：人民卫生出版社，2012.
3. 陈新谦，金有豫，汤光. 新编药物学[M]. 第17版. 北京：人民卫生出版社，2011.
4. 孟焕新. 牙周病学[M]. 第4版. 北京：人民卫生出版社，2012.
5. BARTLETT JG，AUWAERTER PG，PHARM PA.ABX指南——感染性疾病的诊断与治疗[M]. 马小军，徐英春，刘正印，主译. 第2版. 北京：科学技术文献出版社，2016.
6. NEWMAN T，KLOKKEVOLD C.Carranza's clinical periodontology[M]. 12th ed.St.Louis，Mo.: Saunders Elsevier，2015.
7. LANG NP，LINDHE J.Clinical periodontology and dental implant[M]. 6th ed.Copenhagen：Munksgaard，2015.

8. ALANI A，SEYMOUR R. Periodontol 2000，2014，64（1）：198-210.

9. WALKER C，KARPINIA K.Rationale for use of antibiotics in periodontics［J］. Journal of Periodontology，2002，73（10）：1188-1196.

第十九章　口腔黏膜病用药

》》提要

口腔黏膜疾病病因复杂、类型各异、迁延难愈，对患者身心健康造成较大危害。药物治疗是口腔黏膜病最主要的治疗手段，常用药物主要分为全身用药、局部用药和中医药三类。本章通过对各类药物在口腔黏膜病治疗中的应用原则、适用范围等内容的介绍，有助于制订合理的用药方案。

口腔黏膜病是指主要累及口腔黏膜组织的类型各异、种类众多的疾病总称，主要包括口腔黏膜感染性疾病、口腔黏膜变态反应性疾病、口腔黏膜溃疡类疾病、口腔黏膜大疱类疾病、口腔黏膜斑纹类疾病、唇舌疾病、性传播疾病及系统疾病的口腔表征等。由于不少口腔黏膜病属身心疾病的范畴，因此，对人类口腔及身心健康造成较大危害。

药物治疗是口腔黏膜病最主要的治疗手段，在口腔黏膜病的防治中占有重要地位。尽管口腔黏膜病多表现为局部损害，但由于其发生常常与全身性因素密切相关，在临床治疗过程中，除了加强局部对症外，还须针对可能的全身因素进行治疗，即采取标本兼顾的综合措施。但也要注意用药目的明确，避免滥用药物而造成的不良后果。

口腔黏膜病在药物治疗方面还具有以下特点：①同病异治，即针对同一种疾病的不同原因、不同时期或不同个体而给予不同的药物治疗。如针对病因不同，复发性阿弗他溃疡既可采用免疫抑制剂或免疫增强剂进行治疗。②异病同治，即针对不同疾病可能具有相似的发病因素或致病机制而给予相同的药物治疗。如某些药敏性口炎及糜烂型口腔扁平苔藓均可采用免疫抑制剂进行治疗。③中西医结合治疗，对某些慢性疾病如灼口综合征、口腔扁平苔藓等，若结合中医药治疗可能获得良好的协同效应。④预防用药，全身或局部用药还可预防某些常见口腔黏膜疾病的发生，如接受头颈部放射治疗的患者，用 2%～4% 的碳酸氢钠溶液含漱，可有效防止口腔念珠菌病的发生或减轻病情。

在对口腔黏膜疾病实施药物治疗时，应遵循以下基本原则：①病情较轻者以局部治疗为主，较严重者则采用局部和全身联合用药；②遵循用药个体化原则；③注意药物的合理选择和搭配，避免滥用药物；④注意监测药物的毒副作用；⑤注意合理停药；⑥采用药物治疗的同时，重视心理治疗的作用。

口腔黏膜病常用药物主要分为三类，即全身用药、局部用药和中医药，三者相辅相成，互为补充。

第一节　全身用药

大多数口腔黏膜疾病的病因较复杂，包括微生物感染、免疫功能紊乱、神经精神因素、内分泌失调、微量元素及维生素缺乏等，而有些疾病的病因目前仍不明确。所以，口腔黏膜病的全身用药具有多样化、系统化的特点。临床上较常用的药物主要包括抗真菌药、抗病毒药、免疫抑制药、免疫增强药、维生素及微量元素等。由于本教材在前面有关章节已对上述各类药物的药理作用、不良反应及注意事项等进行了较详细的介绍，因此，本节仅对与口腔黏膜病有关的用药原则和临床应用进行重点阐述,同时对一些在治疗口腔黏膜病中有其自身特点的药物进行较详细介绍(归入本节的其他部分)。最后需强调,临床医师在实际应用过程中,应根据患者具体情况选择药物或酌情增减剂量及疗程。

一、抗真菌药

主要用于治疗口腔念珠菌感染,应遵循以下原则:①轻中度病情以局部用药为主,病情较严重者可考虑局部和全身联合用药,但婴幼儿、孕妇、哺乳期妇女及严重系统疾病患者等特殊人群不宜全身用药;②用药疗程应足够长,即使短期用药后症状、体征消失,仍需持续用药1~3周,避免复发;③对婴幼儿患者,还应注意奶具及产妇乳房的清洁消毒,避免交叉感染。

氟康唑 Fluconazole

1. **口腔念珠菌病** 口服,第1日200mg,以后每日100mg,1~3周为一疗程,症状和体征消失仍需坚持用药,避免复发。

2. **艾滋病相关的口腔念珠菌感染** 口服,每日100~200mg,维持剂量为每日100mg,疗程视病情轻重程度而定。

随着氟康唑的广泛应用,目前念珠菌对氟康唑的耐药株比例有所增高,临床疗效可受到影响。因此,对于氟康唑耐药的病例,应根据其药敏实验结果选择其他抗真菌药。

伊曲康唑 Itraconazole

1. **口腔念珠菌病** 口服,每日100~200mg,饭后顿服,1~3周为一疗程。

2. **艾滋病相关的口腔念珠菌感染** 口服,每日200mg,治疗10~14日病变可消失,但仍需维持治疗以免复发,维持剂量一般为每日100mg,疗程视病情轻重程度而定。

3. **深部真菌感染** 对芽生菌病、组织胞浆菌病、类球孢子菌病、曲菌病、孢子丝菌病等具有一定疗效。口服,每日100~200mg,疗程视病情轻重程度而定。

据报道,伊曲康唑和氟康唑在治疗口腔念珠菌感染时存在交叉耐药现象。

特比萘芬 Terbinafine

皮肤黏膜念珠菌病 口服,每日250mg,一般2~4周为一疗程。有学者采用特比萘芬乳膏用于皮肤黏膜病损的局部治疗,每日1次,1~2周为一疗程。

二、抗病毒药

口腔病毒性感染除局部使用抗病毒药物外,一般应同时联合全身应用抗病毒药物,且宜在发病早期用药(发病3~4日内),用药疗程相对较短。

阿昔洛韦 Aciclovir

1. **原发性疱疹性口炎** 成人,口服,1次200mg,每日5次,5~7日为一疗程;或1次400mg,每日3次,5日为一疗程;儿童,口服,每日15mg/kg,分3次服用,5~7日为一疗程。静脉滴注,1次5mg/kg,缓慢滴注持续1~2小时,每日3次,5日为一疗程。本品对免疫力低下的患者效果较好,儿童或肾功能不全者用药量酌减。

2. **复发性疱疹性口炎** 口服,1次200mg,每日5次,3~5日为一疗程。

3. **艾滋病相关的口腔病毒感染** 静脉滴注,1次5~10mg/kg,每日3次,5~7日为一疗程;若伴生殖器疱疹者,疗程延长至10日。

三、糖皮质激素

由于大部分口腔黏膜病与免疫功能紊乱密切相关,因此,具有抗炎、抗过敏及免疫抑制作用的糖皮质激素是口腔黏膜病临床常用药物之一。病情轻者,局部使用糖皮质激素即可达到治疗目的，仅少数病情较严重者需联合全身用药。而药物种类、剂量及疗程则应视病种、患者全身状况等因素而定。尽管应用该类药物能缓解急性炎症、延缓病情发展，但同时也可能产生较大的毒副作用。因此，应严格掌握适应证和禁忌证，并注意定期监测，特别是对于需长期服用糖皮质激素的患者，应严密观察，定期随访。

泼尼松　Prednisone

1. 天疱疮　糖皮质激素是目前治疗天疱疮的首选药，合理使用糖皮质激素是治疗成功的关键。使用时应遵循"早期应用，足量控制，逐渐减量，小量维持，忌骤然停药"的基本原则。应综合考虑病情及患者个体情况选择首剂量，轻者起始量一般为30～40mg；重者起始量为每日60～100mg，治疗1～2周左右若无新发病损出现则递减为原剂量的1/10，当剂量低于每月30mg时，减量速度应放慢，以防病情复发。情况稳定者可于小剂量（每日≤7.5mg）长期维持，直至停止药物治疗。

2. 良性黏膜类天疱疮　当损害累及眼部或皮肤时，可选用。

3. 白塞病　分为短期疗法和长期疗法。短期疗法适用于急性发病或较严重病例，起始量每日30～50mg，1周后减为每日20～30mg，随后每隔3～4日减少5mg至每日5～10mg的维持量或停药。长期疗法适用于复发迁延的顽固病例，起始量每日30～40mg，病情控制后每7日减少5～10mg至维持量。

4. 复发性阿弗他溃疡　仅用于严重病例如重型阿弗他溃疡或溃疡发作此起彼伏、无间歇期者。第1周，每日20～30mg，第2周剂量减半。一日剂量应在早晨7～8时一次性服完。疗程一般不超过4周。

5. 口腔扁平苔藓　仅用于急性加重的大面积糜烂或糜烂迁延不愈病例，采用小剂量、短疗程方案，每日15～30mg，疗程1～2周。

6. 盘状红斑狼疮　常与羟氯喹合用，每日5～15mg。

7. 变态反应性口炎、光化性唇炎　每日15～30mg。

8. 血管神经性水肿　症状较严重、伴有喉头水肿者，每日10～30mg，且同时皮下注射0.1%肾上腺素0.25～0.5mL，注意对有心血管系统疾病的患者慎用。

9. 多形红斑　每日25～45mg，待病情控制后逐渐减量。

10. 三叉神经带状疱疹　在早期可考虑使用小剂量短疗程的泼尼松，可降低宿主炎性反应，减少组织损伤，尤其对防止持久性脑神经麻痹和严重的眼部疾患有积极意义。特别注意：应同时进行抗感染治疗，若有严重并发症或有相关禁忌证者不宜使用，以免感染扩散。

【不良反应】　参见第十三章糖皮质激素类药。

【注意事项】　参见第十三章糖皮质激素类药。

四、免疫抑制药

该类药物较少单独用于治疗口腔黏膜病，可与糖皮质激素联合使用，以达到减少糖皮质激素的用量、降低其毒副作用、提高机体对药物敏感性等目的。在使用该类药物的过程中，应密切注意患者的耐受性和不良反应，必要时入院观察。

硫唑嘌呤　Azathioprine

1. 天疱疮　对于严重或泛发性病例，先服泼尼松，待病情控制后逐步减量至每日25mg，同时加入硫唑嘌呤每日1～2mg/kg，再逐步减少泼尼松用量至最后撤掉，然后再开始减少硫唑嘌呤的剂量，每2～4周可减少0.5mg/kg，至最低有效剂量。

2. 大疱性类天疱疮、重症多形红斑　先服泼尼松，待病情缓解后单独服用硫唑嘌呤每日150mg，再逐步减少剂量至每日50～100mg。

3. 白塞病　1次25mg，每日2次，10～14日为一疗程，最长不超过4～6周，此后用小剂量泼尼松维持疗效。

4. 干燥综合征　1次50mg，每日2次，单用或与糖皮质激素联合使用。

动画：ER19-2
泼尼松治疗天疱疮

画廊：ER19-3
多形红斑

图片：ER19-4
泼尼松联合硫唑嘌呤治疗天疱疮

5. **口腔扁平苔藓**　可试用于严重、顽固病例,1 次 25～50mg,每日 2 次。

6. **复发性阿弗他溃疡**　可试用于少数症状较严重、复发频繁的病例,1 次 25～50mg,每日 2 次。

环孢素　Ciclosporin

可用于严重或顽固的口腔扁平苔藓、白塞病、天疱疮、类天疱疮等疾病,口服,每日 5mg/kg,用药 8 周后可出现疗效,但停药后易复发。多应用于对糖皮质激素耐药的患者。另外,复方环孢素溶液(100mg/mL),含漱,每日 3 次,共用 8 周,对糜烂型口腔扁平苔藓有效,且其全身吸收率低,毒副作用较小,但也有无效的报道。

他克莫司　Tacrolimus

1. **扁平苔藓**　对糜烂型和难治性口腔扁平苔藓有一定疗效,0.1% 或 0.03% 他克莫司软膏,涂敷患处,每日 2～3 次。还有报道显示,含他克莫司 0.1mg/100mL 的含漱液可改善口腔症状,且毒副作用较小,但停药后可复发。

2. **盘状红斑狼疮**　0.1% 或 0.03% 他克莫司软膏,涂敷盘状红斑狼疮皮肤病损,每日 2 次,连续 8 周为 1 个疗程,效果较显著,且无明显毒副作用。

3. **慢性脱屑性唇炎、腺性唇炎、口面部肉芽肿病**　0.1% 或 0.03% 他克莫司软膏,涂敷患处,每日 2～3 次,对上述疾病有一定疗效。

吗替麦考酚酯　Mycophenolate Mofetil

1. **白塞病**　口服,每日 1.5g,分 3 次服,6 个月为一疗程。

2. **天疱疮**　常与糖皮质激素联用治疗寻常型天疱疮,每日 2g,分 2 次服,9～12 个月为一疗程。据报道对落叶型天疱疮、副肿瘤性天疱疮和大疱性类天疱疮也有效。

五、免疫增强药

由于部分口腔黏膜病患者的全身情况欠佳、机体免疫功能低下,因此,免疫增强药也是常用药物之一。该类药物种类较多,应根据患者的具体情况进行选择,避免滥用。

胸腺素　Thymosin

可用于治疗复发性阿弗他溃疡、口腔扁平苔藓、复发性疱疹性口炎、带状疱疹、慢性皮肤黏膜真菌感染等疾病,同时伴有免疫功能低下者。口服,1 次 20mg,每日 1 次。也可肌内注射,1 次 2～10mg,每日或间日 1 次,5～10 次为一疗程。

转移因子　Transfer Factor

治疗疾病参照胸腺素,于上臂内侧或腋窝皮下或大腿内侧腹股沟下端行皮下注射,1 次 1～2U,1 周 2～3 次,5～10 次为一疗程。

匹多莫德　Pidotimod

治疗疾病参照胸腺素,口服,成人,1 次 800mg,每日 1～2 次;儿童,1 次 400mg,每日 1～2 次。疗程视病种和病情轻重而定。

卡介菌多糖核酸制剂　BCG-Polysaccharide and Nucleic Acid Fraction Preparation

治疗疾病参照胸腺素,肌内注射,1 次 0.5mg,1 周 2～3 次,12～18 次为一疗程。

甘露聚糖肽　Polyactin A

可用于治疗单纯性疱疹、复发性阿弗他溃疡、口腔扁平苔藓等疾病,口服,1 次 5～10mg,每日 3 次,2～4 周为一疗程。

六、维生素及微量元素

维生素、微量元素是机体维持正常新陈代谢和生理功能所必需的营养要素之一,有相当比例的口腔黏膜病与维生素或微量元素缺乏存在着直接或间接的关系,因此,该类药物既可单独作为治疗药物,又可作为常规辅助药物。

维生素 A　Vitamin A

可作为口腔黏膜斑纹类疾病(如口腔白斑病、口腔扁平苔藓、口腔白色角化)以及口腔念珠菌病的辅助治疗药物。口服,成人,1 次 2.5 万单位,每日 3 次;儿童,每日 2.5 万单位。

维生素 B_1　Vitamin B_1

可作为灼口综合征、舌部疾病、口干症、放射性口炎等疾病的辅助治疗药物。口服,1 次 10mg,每日 3 次;本品注射液可与等量维生素 B_{12} 和 2% 利多卡因混合,行双侧舌神经封闭,隔日 1 次,5 次为一疗程。

维生素 B_2　Vitamin B_2

1. 营养不良性口炎(包括口角炎和舌炎)　饭后服,1 次 10mg,每日 3 次,1 个月为一疗程或视病情轻重而定,需同时服用其他 B 族维生素。
2. 灼口综合征　常同谷维素、维生素 E 合用,称谷 - 核 -E 联合疗法。维生素 B_2 用法同营养不良性口炎,谷维素,口服,1 次 10mg,每日 3 次,维生素 E,口服,1 次 100mg,每日 1 次。
3. 还可作为复发性阿弗他溃疡、地图舌、沟纹舌等疾病的辅助治疗药物。

维生素 B_6　Vitamin B_6

可作为复发性阿弗他溃疡、舌部疾病、贫血和白细胞减少症等的辅助治疗药物。可与化疗及其他药物搭配使用,减轻药物引起的恶心、呕吐等症状。口服,1 次 10～20mg,每日 3 次。

维生素 B_{12}　Vitamin B_{12}

1. 三叉神经带状疱疹　肌内注射,1 次 0.15mg,每日 1 次或口服 1 次 0.5mg,每日 3 次,可防止或缓解神经痛。
2. 营养不良性口炎及舌部疾病　可作为辅助治疗药物,肌内注射,1 次 0.25～0.5mg,隔日 1 次,10 次为一疗程,或口服 1 次 0.5mg,每日 3 次;与等量维生素 B_1 和 2% 利多卡因混合,行双侧舌神经封闭,隔日 1 次,5 次为一疗程。
3. 灼口综合征　对于舌灼痛明显的病例,可行双侧舌神经封闭,用法同营养不良性口炎及舌部疾病。

叶酸　Folic Acid

可作为营养不良性口炎及大多数舌部疾病的辅助治疗药物,口服,1 次 5～10mg,每日 3 次,1 个月为一疗程或视病情轻重而定。

烟酰胺　Nicotinamide

1. **营养不良性口炎**　饭后服,1 次 50～100mg,每日 3 次。
2. **舌部疾病**　可作为辅助治疗药物,饭后服,1 次 25mg,每日 2～3 次。
3. **疱性与瘢痕性类天疱疮**　与四环素类药物合用可治疗疱性和瘢痕性类天疱疮。

维生素 C　Vitamin C

可作为口腔黏膜溃疡类疾病(如复发性阿弗他溃疡、白塞病)、口腔黏膜感染性疾病(如单纯疱疹、口腔念珠菌病)、口腔黏膜变态反应性疾病(如药物过敏性口炎、光化性唇炎)、舌部疾病(如地图舌、沟纹舌)的辅助治疗药物。口服,1次100mg,每日3次。

维生素E Vitamin E

1. 三叉神经带状疱疹 饭前服,1次100mg,每日2~3次,可防止或缓解神经痛。
2. 可作为口腔黏膜溃疡类疾病(如复发性阿弗他溃疡、白塞病)、口腔黏膜斑纹类疾病(如口腔白斑病、口腔扁平苔藓)、灼口综合征等疾病的辅助治疗药物。饭前服,1次100mg,每日1次,1个月为一疗程或视病情轻重而定。

硫酸锌 Zinc Sulfate

可作为口腔黏膜溃疡类疾病(如复发性阿弗他溃疡、白塞病)、舌部疾病(如地图舌、沟纹舌)、灼口综合征、味觉减退等疾病的辅助治疗药物。口服,1次50~100mg,每日2~3次。

硫酸亚铁 Ferrous Sulfate

1. 由缺铁性贫血导致的萎缩性舌炎及普-文综合征 饭后服,成人,1次0.3~0.6g,每日3次;儿童,1次0.1~0.3g,每日3次,1个月为一疗程或视病情轻重而定。
2. 可作为口腔念珠菌病、灼口综合征等疾病的辅助治疗药物,可与维生素B_2合用,以提高疗效。

七、其他

羟氯喹 Hydroxychloroquine

【药理作用】 ①具有抗疟作用,较氯喹毒副作用小;②具有抗炎、免疫调节及抗凝作用;③口服后在机体黑色素化组织(如视网膜)的浓度低于氯喹,因此,引起视网膜损害的可能性较氯喹小。

【临床应用】 可用于治疗盘状红斑狼疮、口腔扁平苔藓、光化性唇炎、干燥综合征等疾病。饭后服,每次100~200mg,每日2次,2~4周为一疗程或视病情轻重而定。对系统性红斑狼疮,用糖皮质激素治疗,待症状缓解后,可加服羟氯喹。

【不良反应】 ①可出现角膜浑浊、视网膜损伤、视力障碍、畏光等;②可出现脱发、头痛、眩晕、耳鸣、各型皮疹、白细胞减少、血小板减少、恶心、胃肠不适等;③较罕见的有精神病发作、激动不安、个性改变和惊厥;④本品为氧化剂,若6-磷酸葡萄糖脱氢酶缺乏的患者服用后可引起溶血反应;⑤有引起急性泛发型发疹性脓血疱的报道。

【注意事项】 ①孕妇、哺乳期妇女、新生儿、肝病患者禁用;②视力已明显减退者、肝肾功能不全者、心律失常和心肌病患者均应禁用本品;③建议当累积总量达100g后进行详细的眼部检查;④重症胃肠疾病、有银屑病、卟啉症、癫痫病、重症肌无力及较重的心血管病患者均应慎用。

【制剂规格】 片剂:100mg,200mg。

沙利度胺 Thalidomide

又名反应停,酞胺哌啶酮。

【药理作用】 ①为低毒、非成瘾性中枢神经镇静剂;②能抑制淋巴细胞转化及未成熟免疫细胞的增生,对细胞免疫和体液免疫均有抑制作用;③能稳定溶酶体膜,具有抗炎作用;④还具有抑制血管生成、抗肿瘤的作用。

【临床应用】 用于复发频繁的、严重的复发性阿弗他溃疡:口服,每日50~100mg,睡前一次性服用;用于白塞病:每日100~200mg,待症状控制后用小剂量(25~50mg)维持2个月;用于口腔扁平苔藓:有报道1%的沙利度胺糊剂对糜烂型口腔扁平苔藓有效;还可用于天疱疮、副肿瘤性天疱疮的治疗。

【不良反应】 ①可致畸胎,一般发生在妊娠前3个月,尤其是第45~55天;②头昏、嗜睡、直立性低血压、口干、皮肤干燥、便秘、食量增加，少数患者可出现肌无力、发热、皮疹、水肿、低血压、心率过慢等；③长期大剂量使用本品，当总剂量达40g以上时可出现多发性神经炎，停药后仍较难恢复，故在临床上应早期作神经电生理学检查，若有异常应立即减量或停药。

【注意事项】　①对本品过敏者、妊娠期妇女禁用；②育龄妇女需采取有效的避孕措施才可服用，停药6个月以上方可怀孕；③中性粒细胞减少者、癫痫病史者、驾驶员、高空作业者慎用。

【制剂规格】　片剂：25mg，50mg。

维A酸　Tretinoin

又名维甲酸，维生素A酸。

【药理作用】　①本品是维生素A的代谢中间体，为细胞诱导分化药；②可调节表皮细胞的有丝分裂及更新，促进正常角化，对上皮细胞的生长和角质层的脱落有促进作用；③口服吸收良好，2～3小时血药浓度即可达峰值；④吸收后主要在葡萄糖醛酸转移酶的催化下生成葡萄糖醛酯代谢物而排出体外，本品主要在肝代谢，由胆汁和尿中排出。

【临床应用】　可用于治疗角化程度较高的口腔白斑病、口腔扁平苔藓，口服，初期剂量宜小，1次5mg，每日2～3次，若能耐受可逐步增大剂量至每日20～30mg。由于全身应用毒副作用较大，常使用该品的局部制剂治疗口腔白斑病等上皮角化程度较高的口腔黏膜病。

【不良反应】　①可致唇炎、口干、结膜炎、甲沟炎、脱发、对光过敏、皮肤色素变化等；②可出现头痛、头晕、轻度腹泻、鼻出血；③可引起肝功能损害、高血脂，严重者可诱发期前收缩；④可致畸胎。

【注意事项】　①严重肝肾功能损害者、冠心病、高脂血症者禁用；②孕妇禁用，育龄妇女及儿童慎用；③若出现不良反应，应控制剂量或与谷维素、VitB$_1$、VitB$_6$等同服，可使头痛等症状减轻。

【制剂规格】　片剂：10mg，20mg；乳膏：0.025%，0.05%，0.1%。

第二节　局部用药

口腔黏膜局部用药可提高病损区的药物浓度，有利于提高疗效，避免或减少全身用药导致的毒副作用。但由于口腔局部环境的特殊性，常规局部制剂易被唾液稀释、冲洗，难以较长时间维持有效药物浓度。口腔黏膜黏附制剂及缓释制剂如粘贴片、药膜、凝胶等能黏附在口腔黏膜表面，在局部病损区维持较长时间，因而是口腔黏膜局部用药较好的剂型。

一、含漱剂

氯己定含漱液　Chlorhexidine Gargle

【药理作用】　参见第十六章消毒防腐药。

【临床应用】

1. 口腔黏膜各类充血、糜烂、溃疡性病损如复发性阿弗他溃疡、天疱疮、充血糜烂型口腔扁平苔藓、原发性疱疹性口炎等　0.02%～0.2%溶液含漱，每日3～4次；口内湿敷，适用于双颊、牙龈的充血糜烂，用消毒纱布浸泡适量本品，置于损害区数分钟，每日2～3次。

2. 各类唇部糜烂、渗血、结痂性病损如光化性唇炎、多形红斑、复发性疱疹性口炎等　唇部湿敷，用消毒纱布浸泡适量本品，覆盖于唇部损害区数分钟，注意始终保持纱布湿润，至痂皮泡软浮起，用消毒棉签蘸本品轻轻洗去痂皮，每日2～3次。

3. 预防由化学治疗、放射治疗或久病卧床可能引起的口腔黏膜损害　含漱，每日1～2次，宜与2%～4%的碳酸氢钠液交替使用。

碳酸氢钠含漱液　Sodium Bicarbonate Gargle

【药理作用】　参见第十六章消毒防腐药。

【临床应用】

1．口腔念珠菌病　成人，4%本品含漱，每日3次；用2%本品为婴幼儿患者清洗口腔，用4%本品清洗产妇乳头，再用清水洗净。还可用于浸泡义齿。

2．辅助治疗久治难愈的口腔黏膜病损如天疱疮、糜烂型口腔扁平苔藓等　含漱，每日3次。

3．预防由放射治疗、化学治疗、长期使用抗生素、糖皮质激素等可能引起的口腔黏膜损害　含漱，每日1～2次，可与氯己定溶液交替使用。

复方硼砂含漱液　Compound Borax Gargle

【药理作用】　每1 000mL溶液含硼砂15g、碳酸氢钠15g、液化苯酚3mL、甘油35mL。本品呈弱碱性，能溶解腐败组织，具有抗菌、防腐、消毒及清洁作用。硼砂遇甘油后生成一部分甘油硼酸，再与碳酸氢钠作用，生成甘油硼酸钠及二氧化碳。甘油硼酸钠和液化苯酚均具有消毒作用。

【临床应用】　可用于口腔黏膜各类充血、糜烂、溃疡性病损如复发性阿弗他溃疡、天疱疮、充血糜烂型口腔扁平苔藓、口腔念珠菌感染以及咽炎、扁桃体炎等，使用前加水5倍稀释后含漱，每日3～4次。

【注意事项】　小儿、老年人、孕妇及哺乳期妇女慎用。

环孢素含漱液　Ciclosporin Gargle

【药理作用】　每100mL溶液含环孢素10g，具有抗炎及免疫抑制作用。

【临床应用】　可用于天疱疮、充血糜烂型口腔扁平苔藓、药敏性口炎等，含漱，每日3～4次。

【注意事项】　口腔黏膜感染性疾病禁用。

人工唾液　Artificial Saliva

【药理作用】　主要含羧甲基纤维素钠、山梨醇、氯化钾、氯化钠、氯化钙、氯化镁等，可代替唾液湿润口腔。

【临床应用】　可用于由各种因素引起的口腔干燥，如口干症、干燥综合征等，根据需要滴入口内。

二、糊剂

金霉素倍他米松糊剂　Chlortetracycline Betamethasone Paste

【药理作用】　主要含盐酸金霉素、倍他米松、甘油等，具有抗菌、消炎、控制感染、收敛的作用。

【临床应用】　可用于口腔黏膜各类充血、糜烂、溃疡性病损如复发性阿弗他溃疡、创伤性溃疡、天疱疮、充血糜烂型口腔扁平苔藓等，涂敷患处，每日3次。

【注意事项】　口腔念珠菌感染、口腔结核禁用。

制霉菌素糊剂　Nystatin Paste

【药理作用】　主要含制霉菌素、甘油等，具有抗真菌作用。

【临床应用】

1．口腔念珠菌病　涂敷患处，每日3次，还可将本品涂敷于义齿黏膜面，然后再戴上义齿。

2．久治难愈的口腔黏膜病损　如天疱疮、糜烂型口腔扁平苔藓等，配合糖皮质激素局部制剂，涂敷患处，每日3次。

维A酸糊剂　Tretinoin Paste

【药理作用】　主要含维A酸、甘油等，具有较强的角质溶解作用，可抑制黏膜上皮过度角化，调节上皮增生及更新。

【临床应用】　可用于口腔黏膜各类角化程度增高的病损如口腔白斑病、口腔白色角化、斑块型口腔扁平苔藓、盘状红斑狼疮等，先拭干白色损害，用棉签蘸取少量本品，涂敷患处，每日 3 次。

【不良反应】 本品局部应用较全身应用的毒副作用小，可能出现局部黏膜轻度充血及粗糙感，停药后可自行消退。

【注意事项】 因本品有刺激性，可加重炎症反应，并引起疼痛，因此，黏膜充血、糜烂等损害禁用。勿在唇红部损害上涂敷本品。

氨来呫诺糊剂 Amlexanox Oral Paste

【药理作用】 主要含氨来呫诺、明胶、羟丙甲基纤维素等，可抑制肥大细胞、中性粒细胞、单核细胞释放炎性介质，具有抗炎、抗过敏作用。

【临床应用】 可用于治疗复发性阿弗他溃疡、创伤性溃疡等，用湿润棉签蘸取少量本品，涂敷患处，每日 3 次。

【不良反应】 偶有用药部位刺痛或烧灼感、接触性黏膜炎、恶心、腹泻等，停药后可消失。

三、气雾剂

重组人表皮生长因子衍生物喷剂
Recombinant Human Epidermal Growth Factor Derivative Spray

【药理作用】 主要含重组人表皮生长因子、甘油、甘露醇，能加速创面上皮细胞的增殖和肉芽组织的生成，从而缩短创面的愈合时间，提高创面的修复质量。

【临床应用】 可用于治疗复发性阿弗他溃疡、创伤性溃疡、放射性口炎等，均匀喷涂患处，每日 1 次。

【注意事项】 有可疑癌变倾向的溃疡慎用。

四、膜剂

膜剂经唾液浸泡后形成溶胶黏附于口腔黏膜表面，由于动力学的渗透原理，膜剂内的药物缓慢释放出来，较长时间的作用于病损局部。

复方庆大霉素膜 Compound Gentamycin Pellicle

【药理作用】 主要含硫酸庆大霉素、盐酸丁卡因、醋酸地塞米松等。具有抗菌、消炎、止痛的作用。

【临床应用】 可用于治疗复发性阿弗他溃疡、创伤性溃疡等，剪取与损害大小相应的薄膜，贴敷患处，每日 3 次。

【注意事项】 口腔念珠菌感染禁用。

复方维生素膜 Compound Vitamin Pellicle

【药理作用】 主要含维生素 A、维生素 D、维生素 E、氢溴酸樟柳碱等，具有改善口腔黏膜微循环及营养代谢的作用，可促进口腔黏膜正常角化，减轻口腔斑纹损害。

【临床应用】 可用于口腔黏膜角化程度增高的病损如口腔白斑病、口腔白色角化等，剪取与损害大小相应的薄膜，贴敷患处，每日 3 次。

五、贴剂

贴剂经唾液浸泡后膨胀形成柔软的薄片，黏附于口腔黏膜局部，一方面起到保护创面的作用，另一方面使药物浓度维持较长时间，有利于提高疗效。

醋酸地塞米松粘贴片 Dexamethasone Acetate Adhesive Tablet

【药理作用】 主要含醋酸地塞米松、维生素 B_2、聚丙烯酸树脂，具有抗炎、抗过敏、止痛作用。

【临床应用】　可用于治疗复发性阿弗他溃疡、创伤性溃疡等，将片剂贴于病损处，用手指轻压10~15秒，使其粘牢，1次1片，每日3次。

【不良反应】　偶见皮疹等过敏反应，长期、大面积使用可能产生糖皮质激素类全身性不良反应。

【注意事项】　用于非感染性口腔黏膜溃疡。严重高血压、糖尿病、胃与十二指肠溃疡等患者禁用。

六、软膏剂

软膏剂遇唾液后形成黏性薄膜附着于黏膜病损局部，既可保护创面，又可使药物浓度维持在较高水平，提高药物疗效。

曲安奈德口腔软膏　Triamcinolone Acetonide Dental Paste

【药理作用】　含0.1%曲安奈德，具有抗炎、抗过敏、止痛作用。

【临床应用】　可用于治疗复发性阿弗他溃疡、创伤性溃疡、糜烂型口腔扁平苔藓等。取适量本品轻涂在病损表面使之形成薄层，每日3次。

【不良反应】　长期、大面积使用可见糖皮质激素类全身性不良反应。

【注意事项】　禁用于口腔真菌和细菌感染性疾病。严重糖尿病、结核病、消化道溃疡等患者禁用。

七、注射剂

醋酸泼尼松龙注射液　Prednisolone Acetate Injection

【药理作用】　5mL注射液含醋酸泼尼松龙125mg，具有免疫抑制、抗炎、止痛作用。

【临床应用】　可用于治疗复发性阿弗他溃疡（重型）、糜烂型口腔扁平苔藓等，充分摇匀后，抽取该品与2%利多卡因等量混合，在口腔局部病损处行黏膜下封闭注射，注射量根据病损范围而定，隔日注射1次，5次为一疗程。

【不良反应】　长期使用可引起局部组织萎缩、硬结及继发念珠菌感染等，同时也有产生糖皮质激素类全身性不良反应的可能。

【注意事项】　口腔念珠菌感染禁用。严重高血压、糖尿病、结核病、胃与十二指肠溃疡等患者禁用。

曲安奈德注射液　Triamcinolone Acetonide Injection

【药理作用】　1mL注射液含40mg曲安奈德，具有免疫抑制、抗炎、止痛作用。

【临床应用】　可用于治疗复发性阿弗他溃疡（重型）、糜烂型口腔扁平苔藓等，充分摇匀后，抽取该品与2%利多卡因等量混合，在口腔局部病损处行黏膜下封闭注射，注射量根据病损范围而定，隔1~2周注射1次，1~3次为一疗程。

视频：ER19-5
局部封闭治疗

第三节　中　医　药

本节主要介绍临床上应用较多的中成药、内治药及外治药。

一、中成药

雷公藤多苷　Tripterygium Glycosides

【药理作用】　①具有较强的抗炎作用，能抑制炎症介质的释放，降低毛细血管通透性，减轻水肿程度；②具有较强的免疫抑制作用，能抑制 T 细胞功能，抑制延迟型变态反应，抑制白介素 -1 的分泌，同时抑制体液免疫。

【临床应用】　可用于治疗复发性阿弗他溃疡、白塞病、充血糜烂型口腔扁平苔藓、盘状红斑狼疮、天疱疮、湿疹糜烂型唇炎等疾病。口服，每日 0.3～0.5mg/kg，分 3～4 次服，1 个月为一疗程，病情控制后可减量或采用间歇疗法。

【不良反应】　①恶心、呕吐、腹痛、腹泻、头晕、乏力、白细胞或血小板减少；②可出现月经紊乱、闭经、精子数目减少、活力降低等，停药后一般可恢复正常；③色素沉着、皮疹、痤疮、指甲变软、口腔溃疡等。

【注意事项】　①孕妇、哺乳妇女禁用，有生育计划者慎用，青年男性忌长期大量使用该品；②有胃肠疾病或心、肝、肾功能不全者慎用或禁用；③若长期使用，可产生类似糖皮质激素的毒副作用，应注意监测不良反应。

【制剂规格】　片剂：10mg。

二、内治药

加味导赤白虎汤

【方剂组成】　生石膏 30g，知母 12g，生地黄 24g，淡竹叶 10g，玄参 15g，麦冬 12g，青蒿 6g，板蓝根 15g，芦竹根 15g，孩儿茶 10g，甘草 10g。

【功能主治】　清心胃积热，兼养阴利湿。主治复发性阿弗他溃疡、糜烂型口腔扁平苔藓、单纯疱疹、球菌性口炎、急性坏死性龈口炎兼有口干舌燥、面赤、恶热、大便秘结等阳明热盛及阴虚夹湿之证。表现为脉滑数有力、舌质红、苔黄腻等。

【方解】　本方以"导赤散"为基础，导赤散用生地黄凉血养阴，以制心火；淡竹叶、木通清心和小肠，利尿导热；生甘草清热解毒，同时起矫味及协助各药的作用。因心经实热而力有所不及，故本方中首先加入清热凉血的青蒿及凉血养阴的玄参以助生地黄。玄参还能降火、解毒，可治血热壅盛的咽喉肿痛；再加入生石膏、知母，既可清实热、泻胃火，又可协同生地黄、玄参等气血两清、养阴生津；加入具有凉心血、清胃热、解毒利咽的板蓝根，更增强了上述两组主药的效力，又能协助玄参治疗口腔及咽喉之肿痛；麦冬既可养阴清热、生津止渴，又能加强生地黄、玄参之功；芦竹根既可清热生津，又可通导淋涩而增进木通、淡竹叶导赤之功；孩儿茶针对口腔溃疡、流涎，能清热敛疮、促进愈合。

桃红四物汤

【方剂组成】　桃仁 9g，红花 9g，白芍 9g，熟地 15g，当归 9g，川芎 9g。

【功能主治】　养血补虚，行血散瘀。主治顽固性复发性阿弗他溃疡、口腔扁平苔藓、口腔白斑病、灼口综合征或颌面部肿瘤，证见瘀血阻滞经脉，病损愈合缓慢，并有闭经、痛经等功效。表现为脉迟涩或结代，舌质淡有瘀斑、瘀点，舌下青筋粗大。

【方解】　桃仁破血行瘀；红花活血散瘀通经。血滞者多血虚，故以熟地配伍白芍，生血和营补肝肾为臣；当归补血、活血为佐；川芎辛温走窜为使，擅行血中之气滞，以助活血行血。

六味地黄汤

【方剂组成】　熟地黄 18g，山萸肉 9g，山药 15g，牡丹皮 9g，茯苓 12g，泽泻 9g。

【功能主治】　补益肝肾，滋阴清热。主治复发性阿弗他溃疡、白塞病、干燥综合征兼有腰膝酸软、头晕目眩、潮热盗汗、口燥咽干、失眠多梦、便干尿黄等肝肾阴虚及阴虚火旺之证。

【方解】　重用熟地滋补肝肾；山萸肉补肝肾涩精气；山药补脾益肾；泽泻、茯苓淡渗利湿；丹皮凉血清热。本方补肾、肝、脾三经，补中有泻，补而不呆，以滋补肾阴为主。本方加知母、黄柏为知柏地黄汤，增强滋阴泻火之力，对阴虚火旺、虚火上炎之复发性阿弗他溃疡、白塞病更为合适。

若加枸杞子、菊花则为杞菊地黄汤，加强养血清肝和滋补肝肾之力，更适用于阴虚肝旺、阴血虚损之干燥综合征。

八珍汤

【方剂组成】　当归 9g，川芎 9g，生地黄 15g，赤芍 9g，党参 12g，白术 9g，茯苓 12g，炙甘草 9g。

【功能主治】　补益气血。主治复发性阿弗他溃疡兼有恶寒、少气懒言、心悸、疲乏、眩晕、手足麻木、食少便溏等气虚血虚之证，脉微弱或虚大，舌质淡。

【方解】　党参、白术、茯苓、炙甘草为四君子汤，当归、川芎、生地、赤芍为四物汤，两组相加则气血双补。复发性阿弗他溃疡患者若偏血虚有热，证见血虚肠燥、大便干涩者，用四物汤加知母、黄柏；若偏气虚食少、便溏者，用四君子汤加黄芪、桔梗，也可用补中益气汤（党参、黄芪、白术、当归、陈皮、升麻、柴胡、甘草），扶持脾胃、补益中气，达到阳生阴长，气血充足，虚火自降。

三、外治药

冰硼散

【方剂组成】　冰片 5g，硼砂（炒）50g，朱砂 6g，玄明粉 50g。研成细粉，混匀即成。

【功能主治】　清热解毒，散热止痛。用于各种急性口腔黏膜炎症。撒涂患处或用蜂蜜调匀涂敷患处，每日 3 次。

【方解】　硼砂清热解毒、防腐、生津；玄明粉解毒清热、润燥软坚；冰片散热止痛；朱砂镇痛。

锡类散

【方剂组成】　牛黄 1.5g，冰片 1g，珍珠 9g，人指甲 1.5g，象牙屑 9g，青黛 18g，壁钱炭 3g。研成细粉，混匀即成。

【功能主治】　清热解毒，化腐生肌。用于各种急性口腔黏膜炎症、急性咽炎等。撒涂患处或用蜂蜜调匀涂敷患处，每日 3 次。

【方解】　珍珠清热解毒；象牙屑治热疾骨蒸；壁钱炭治牙蚀腐实；青黛、冰片、牛黄清热解毒止痛。

（周红梅　王　智）

参考文献

1. 国家药典委员会. 中华人民共和国药典[M]. 2015 年版. 北京：中国医药科技出版社，2017.

2. 杨世杰. 药理学[M]. 第 3 版. 北京：人民卫生出版社，2015.

3. 周红梅，周刚，周威，周永梅. 口腔黏膜病药物治疗精解[M]. 北京：人民卫生出版社，2010.

4. 吴伯海，李成章，郭毅. 他克莫司治疗口腔扁平苔癣的系统评价[J]. 中国循证医学杂志，2011，11（6）：706-710.

5. SONIS ST.Oral Mucositis[M]. Berlin：Springer Healthcare，2013.

6. CHANDA W，JOSEPH TP，WANG W，et al.The potential management of oral candidiasis using anti-biofilm therapies.Med Hypotheses[J]，2017，106：15-18.

7. VOHRA S，SINGAL A，SHARMA SB.Clinical and serological efficacy of topical calcineurin inhibitors in oral lichen planus：a prospective randomized controlled trial[J]. Int J Dermatol，2016，55（1）：101-105.

8. GARCIA-POLA MJ，GONZALEZ-ALVAREZ L，GARCIA-MARTIN JM.Treatment of oral lichen planus. Systematic review and therapeutic guide[J]. Med Clin（Barc），2017，149（8）：351-362.

9. WU HG，SONG SY，KIM YT，et al.Therapeutic effect of recombinant human epidermal growth factor（RhEGF）on mucositis in patients undergoing radiotherapy，with or without chemotherapy，for head and neck cancer：a double-blind placebo-controlled prospective phase 2 multi-institutional clinical trial[J]. Cancer，2009，115（16）：

3699-3708.

10. COHEN JI.Clinical practice: Herpes zoster[J]. N Engl J Med, 2013, 369(3): 255-263.

11. KREYDEN OP, BORRADORI L, Trueb RM, et al.Successful therapy with tetracycline and nicotinamide in cicatricial pemphigoid[J]. Hautarzt, 2001, 52(3): 247-250.

学习笔记

第二十章　口腔科其他用药

>> 提要

　　药物治疗是颞下颌关节紊乱病对症治疗中非常重要的一环，是缓解症状、恢复口颌系统功能的重要手段。目前用于 TMD 治疗的药物主要包括镇痛药、糖皮质激素类药、软骨保护剂、关节润滑剂、肌松剂、抗抑郁药和抗焦虑药等。口腔临床在某些疾病的诊断时需要使用造影剂、菌斑显示剂。临床医生了解这些非治疗用制剂不仅有助于疾病的正确诊断，还能有效减少并妥善处置这些制剂对患者造成的不良反应。鱼肝油酸钠对口腔颌面部血管瘤具有良好的治疗效果。

第一节　颞下颌关节紊乱病用药

　　颞下颌关节紊乱病（temporomandibular disorders，TMD）是一组涉及颞下颌关节（temporomandibular joint，TMJ）、咀嚼肌及其附属结构的颌面部常见疾病，主要临床症状包括颌面部疼痛、颞下颌关节杂音、下颌运动异常、头痛等。TMD 是颌面部非牙源性疼痛的主要原因。TMD 病因复杂，基于不同的病因学说及临床症状，治疗方法多种多样。药物治疗是 TMD 对症治疗中非常重要的一环，是缓解症状、恢复口颌系统功能的重要手段。

　　目前用于 TMD 治疗的药物主要包括镇痛药、糖皮质激素类药、软骨保护剂、关节润滑剂、肌松剂、抗抑郁药和抗焦虑药等。针对 TMD 疼痛的用药首选非甾体类解热镇痛抗炎药，对于中重度、顽固性炎性疾病可以考虑糖皮质激素类药和非甾体类解热镇痛抗炎药联合应用；对存在明显骨、软骨退行性变的患者可以考虑应用软骨保护剂、关节润滑剂；当怀疑存在咀嚼肌痉挛时可以考虑应用肌松剂；对迁延不愈且伴有心理问题的慢性疼痛患者可以考虑应用抗焦虑药、抗抑郁药。

一、镇痛药

　　疼痛是 TMD 患者前来就诊的主要原因，及时缓解疼痛对于恢复口颌系统正常的功能、稳定患者的情绪非常重要，针对 TMD 疼痛的用药首选非甾体类解热镇痛抗炎药，此类药物种类很多，按照化学结构可分为苯胺类（代表药物对乙酰氨基酚）、水杨酸类（代表药物阿司匹林）、吡唑酮类（代表药物保泰松）、吲哚乙酸类（代表药物吲哚美辛）、芳基丙酸类（代表药物洛索洛芬、布洛芬）、芳基乙酸类（代表药物双氯芬酸钠）和选择性环氧合酶抑制剂（代表药物塞来昔布）等。详见第九章第二节。

　　需要注意的是：

　　1. 患者需遵从镇痛药的用药原则并遵照医嘱按时服药，不可只在疼痛时"按需"服药。

　　2. 镇痛药不宜长期、大量服用，以免产生毒副作用。

二、糖皮质激素类药

　　糖皮质激素类药可以用于治疗颞下颌关节的术后疼痛，也可用于急性且疼痛较严重或顽固性颞下颌关节的炎症性疾病（如滑膜炎、关节囊炎、骨关节炎）的治疗，一般推荐短期应用。原则上建议与非甾体类解热镇痛抗炎药联合应用，初始阶段，以泼尼松龙为例，可为 15～30mg/d（2 次 /d），

图片：ER20-1
颞下颌关节解剖图

181

3 天后减为 5～10mg/d，约 1 周后停药，停药后可视情况继续应用非甾体类解热镇痛抗炎药。在临床上，糖皮质激素类药治疗可以口服给药、关节腔或局部注射给药以及关节局部通过超声波或直流电导入给药。糖皮质激素类药的详细介绍见第十三章。

需要注意的是：由于糖皮质激素类药关节腔内注射可能会导致关节面软骨的丧失，故此类注射不适用于年轻患者，且不宜同一部位连续多次注射，建议 2 次注射的间隔至少要在 3 个月以上。

三、软骨保护剂

尽管目前还没有药物能确切地抑制或逆转骨和关节软骨的退行性变，但研究表明氨基葡萄糖、硫酸软骨素等具有同时改善骨关节炎症状和关节结构的作用，因此它们被称为软骨保护剂。这类药物一般起效较慢，但停药后疗效仍能持续一段时间。

氨基葡萄糖　Glucosamine

氨基葡萄糖在几乎所有人类组织（包括软骨）中均存在，是关节软骨合成聚氨基葡萄糖和透明质酸骨架的基本物质。临床上常用盐酸型和硫酸型的氨基葡萄糖。

【药理作用】　摄入的氨基葡萄糖可刺激软骨细胞合成软骨基质中的重要成分蛋白多糖和胶原纤维，修复软骨病变；并抑制胶原酶和磷脂酶的活性，减少超氧化自由基的产生，抑制关节滑膜炎症，延缓骨关节炎进程，缓解疼痛，改善关节功能。

【临床应用】　可用于治疗多种关节的骨关节炎，缓解关节疼痛、肿胀等症状，改善关节功能。一般成人用量为每次 0.24～0.48g（盐酸型）或 0.25～0.5g（硫酸型），3 次/d，饭时或饭后服用，6～12 周为一疗程，之后间隔 2 个月可重复。

【不良反应】　可出现消化道反应（如轻度胃肠不适、恶心、便秘、腹胀和腹泻等），还可能发生过敏反应（如皮肤瘙痒、红斑、皮疹等）。

【注意事项】　伴胃溃疡等严重消化道疾病者及对本品过敏者禁用，严重肝、肾功能不全者、孕妇和哺乳期妇女慎用。同时服用非甾体类解热镇痛抗炎药时应减少剂量。

【制剂规格】　片剂或胶囊。盐酸氨基葡萄糖：0.24g；硫酸氨基葡萄糖 0.25g。

硫酸软骨素　Chondroitin Sulfate

在关节软骨的糖胺多糖中，硫酸软骨素含量最高，它能与胶原纤维相连接，稳定软骨基质。除软骨外，骨、肌腱、椎间盘等组织也富含硫酸软骨素。临床试验发现口服硫酸软骨素能有效缓解疼痛、改善关节功能，并可以减少其他镇痛药的用量。

【药理作用】　作为关节软骨的重要成分，硫酸软骨素能将水分吸入蛋白多糖分子内，增加软骨的应力缓冲能力。此外，硫酸软骨素还能竞争性地抑制胶原酶、组织蛋白酶等降解酶的活性，减少软骨基质和关节滑液成分的破坏。

【临床应用】　硫酸软骨素片的一般成人用量为每次 0.6～1.2g，每日 2～3 次。

【不良反应】　个别患者出现胸闷、恶心、牙龈少量出血等。

【制剂规格】　片剂：0.12g。

四、关节润滑剂

颞下颌关节属于滑膜关节，良好的润滑有助于减少关节运动中的摩擦力、降低关节磨损，是正常实施关节功能、维持关节健康的重要环节。在关节退行性变发生后，关节内的润滑机制可能被破坏，一旦如此关节运动摩擦力将大大增大，摩擦力增大也被认为是关节盘移位的主要促进因素。透明质酸，又称玻璃酸，是一种广泛存在于人体内的生理活性物质，为直链黏多糖，既是关节滑液的主要成分，又是关节软骨内蛋白多糖的重要骨架结构。

透明质酸钠　Sodium Hyaluronate

【药理作用】　关节腔内注射的透明质酸钠可以与蛋白结合形成滑液中的复合物，使关节滑液

图片：ER20-2
关节滑液

图片：ER20-3
关节内注射透明质酸钠的药理作用

中透明质酸钠浓度上升，改善滑液的黏弹性。滑液包被软骨面可发挥滑润作用，改善关节运动。透明质酸钠还可以遮盖关节面，保护关节组织中的痛觉感受器，减轻疼痛。此外，渗入软骨组织中的透明质酸可参与形成蛋白多糖聚合物，抑制蛋白多糖降解，保护软骨细胞，抑制软骨退变，促进损伤软骨的修复。

【临床应用】　适用于颞下颌关节骨关节炎、滑膜炎等症。一般单侧关节上腔的透明质酸钠注射剂量为 1mL，或上下腔分别注射 0.5mL。每周 1 次，5 周为一疗程。

【不良反应】　患者注射部位可出现疼痛症状，一般 2～3 天内可自行消失。少见过敏反应。文献报道偶有引起休克者，注射时应严密观察患者。

【注意事项】　①注射时严格按照无菌操作；②勿与含苯扎氯铵的药物接触以免出现混浊；③应该将药物注射在关节腔内，有关节积液时，应先将积液抽出，再注入药物；④药物为预充式，开封后速用，仅限一次性使用，包装有破损时勿用。

【制剂规格】　注射剂：2mL∶20mg，2.5mL∶25mg。

五、肌松剂

咀嚼肌疼痛是 TMD 的常见症状，肌松剂可以降低与 TMD 相关的肌肉电活动。一般用于治疗 TMD 的肌松剂口服剂量远低于引发实验性肌肉松弛的药物剂量。目前一般建议肌松剂与其他 TMD 保守疗法联合应用，用于 TMD 治疗的常用肌松剂包括胺苯环庚烯和美索巴莫等。需要注意的是该类药物使用不当可能会引起严重的副作用（严重时可能危及生命），建议在神经内科医生指导下服用，且一般连续用药不宜超过 3 周。

胺苯环庚烯　Cyclobenzaprine

又名胺苯庚烯、环苯扎林。环苯扎林在缓解清醒状态下 TMD 患者疼痛的作用显著优于氯硝西泮，但没有改善 TMD 患者睡眠的作用。

【药理作用】　胺苯环庚烯在结构上与三环类抗抑郁药相似，主要作用于中枢神经系统的大脑脑干而非脊髓水平，不作用于神经接头，也不直接作用于骨骼肌，其主要作用机制是通过影响 γ 和 α 运动系统从而降低强直躯体的运动能力。胺苯环庚烯能够减轻局部骨骼肌痉挛，而不影响肌肉功能，对中枢神经系统疾病引起的肌肉痉挛无效。胺苯环庚烯还具有抗胆碱能作用。

【临床应用】　一般成人用量为 5mg 或 10mg 睡前服用，之后根据情况每 3～7 天加量 10mg；也可转为每日 3 次，饭后服用，每次 10～20mg，每日剂量不超过 60mg。

【不良反应】　该药常见的不良反应包括嗜睡、口干和眩晕，偶见疲劳、衰弱、恶心、便秘、消化不良、味觉异常、视物模糊、头痛等。

【注意事项】　服用该药会影响患者操作机械或驾车的能力，因此服药期间应避免进行此类工作。长期服用本品后突然停药可能出现戒断症状（如恶心、呕吐、头痛不适）。2 周内服用过单胺氧化酶抑制剂者禁用该药（可致高热、惊厥甚至死亡）。正接受抗胆碱能药物治疗者慎用。

【制剂规格】　片剂：10mg。

美索巴莫　Methocarbamol

又名舒筋灵，具有解痉、镇痛、抗炎作用，可用于关节韧带扭伤、类风湿关节炎、肌肉劳损等的治疗。

【药理作用】　该药属于中枢性肌肉松弛剂，对中枢神经系统有选择作用，主要通过减少传递到所支配肌肉的紧张性神经冲动而产生肌肉松弛作用。

【临床应用】　一般成人口服剂量为每次 0.25～0.5g，每日 3 次，饭后服用。

【不良反应】　常见的副作用包括眩晕、头疼、嗜睡、荨麻疹、感觉无力、厌食、轻度恶心和胃部不适等。

【注意事项】　服药期间不宜驾驶机动车辆。肝肾功能障碍者慎用。不宜与全身麻醉剂、催眠药及精神安定剂等中枢神经抑制剂并用。

【制剂规格】　片剂：0.25g。

六、抗抑郁药

目前抗抑郁药已经被越来越多地用于慢性疼痛的治疗，并表现出与缓解抑郁症状无关的疼痛缓解作用。最常用于治疗慢性疼痛的抗抑郁药是三环类抗抑郁药。一般来说，低剂量的三环类抗抑郁药就可以产生镇痛效应，较大剂量才能产生抗抑郁作用。另外，镇痛效应出现于服药后几天，而抗抑郁效应的发挥则需要 2～3 周以上。低剂量的三环类抗抑郁药睡前服用，可以有效缓解肌肉紧张性头痛和肌肉 - 骨骼疼痛，减少睡眠中觉醒的次数，增加慢波睡眠并显著减少快速动眼睡眠的时间，因而也对治疗夜磨牙有效。阿米替林是目前首选用于 TMD 慢性疼痛治疗的三环类抗抑郁药。

阿米替林　Amitriptyline

【药理作用】　阿米替林可以抑制突触前神经终末部位 5- 羟色胺（5-HT）和去甲肾上腺素等神经递质的再摄取功能，从而抑制伤害性信号向高级中枢的传递。

【临床应用】　用于缓解疼痛及夜磨牙时，阿米替林的一般成人起始用量为 10mg，睡前单次服用，之后根据情况可每 2～3 天追加 10mg，直至止痛有效或患者出现明显的副作用（如嗜睡、口干等）。用于治疗慢性口颌面痛和各种口腔感觉不良（异常舌痛、特发性口腔溃疡）时，建议用药剂量为 25～100mg。这类药物的每日最高服用剂量为 150～300mg。

【不良反应】　常见的副作用包括嗜睡、口干、便秘、视物模糊、排尿困难、心悸。偶见心律失常、眩晕、运动失调、癫痫样发作、体位性低血压、肝损伤及迟发性运动障碍等。

【注意事项】　严重心脏病、青光眼、前列腺增生伴有排尿困难、麻痹性肠梗阻、重症肌无力、甲状腺功能亢进、有癫痫病史者禁用。严重肝肾功能不全、支气管哮喘者慎用。

【制剂规格】　片剂：25mg。

七、抗焦虑药

部分 TMD 和慢性口颌面痛患者存在明确的焦虑症状，慢性疼痛和焦虑所形成的恶性循环可能导致病程迁延不断。抗焦虑药物可以促进大脑各部位释放神经传导抑制性物质 γ- 氨基丁酸，改变患者神经递质的传递，从而稳定患者的情绪，减轻焦虑和紧张状态，进而松弛肌肉、改善睡眠质量。此类药物的详细介绍见第十章第一节。需要注意的是此类药物的长期使用会导致药物依赖和抑郁症等严重的副作用，建议在神经内科医生指导下服用。

第二节　造影剂

临床进行 X 线诊断时，常常需要使用造影剂来提高器官或组织的密度对比，以获取较为清晰的影像。用于造影的高密度物质称阳性造影剂，如泛影葡胺、碘化油等；低密度物质称阴性造影剂，如空气、氧气、二氧化碳等。口腔临床上常用的造影剂主要是碘化油、泛影葡胺等阳性造影剂。

和治疗药物一样，造影剂也可能引起机体的不良反应。造影剂常见的不良反应包括全身过敏反应、中枢神经系统和心血管系统反应等，也可见肝肾功能的改变，严重者可危及生命。这些不良反应主要与造影剂的高渗透性及化学毒性有关。对含碘造影剂，使用前应进行碘过敏试验。需要注意的是，碘过敏试验假阴性率高，阴性结果有时也会出现严重反应，故临床使用时应严密观察患者，准备好抢救药品和器材，以便及时识别可能出现的严重不良反应并妥当处理。

碘化油　Iodinated Oil

【药理作用】　属油脂类造影剂，含碘量为 37.0%～42.0%，黏稠度大，刺激性小，吸收缓慢，X 线阻射效果好。

【临床应用】　主要用于与体外相通的腔道直接注入法 X 线造影,如支气管、子宫输卵管和瘘管造影。口腔临床上常用于腮腺、下颌下腺及瘘管造影,也可用于预防和治疗地方性甲状腺肿、地方性克汀病,与化疗药物混合动脉注射治疗口腔癌等。

【不良反应】　可出现短暂全身反应如低热、头痛、厌食等,或轻微的过敏反应。涎腺造影时可致局部软组织肿胀、疼痛,数日后可自行好转。用于支气管造影时,少量进入肺泡者可存留数月至数年,刺激引起脂质性肉芽肿和肺纤维病变。

【注意事项】　①碘过敏、甲状腺疾病及严重心肺疾病者禁用,造影前应做本品皮肤划痕试验。②涎腺造影时,应避免误入血管或其他软组织中;③本品不宜在空气中暴露时间过长,变棕色时勿用。

【制剂规格】　注射液:10mL:4g。

泛影葡胺　Meglumine Diatrizoate

【药理作用】　离子型水溶性有机碘造影剂,为泛影酸溶入葡甲胺所得。本品无色或微黄透明,碘含量为 282mg/mL,黏度系数为 0.5,渗透压高,显影较清晰。口服不吸收,血管内给药后,游离分布于除神经组织外的细胞外间隙,90% 以上原形从肾脏排出,24 小时排出近 100%。

【临床应用】　静脉注射用于泌尿道、外周血管、心脑血管造影。也可用于胆道、子宫、输卵管、腮腺、下颌下腺、关节腔、囊肿、瘘管等的造影及 CT 增强扫描。常用浓度为 60%～70%。

【不良反应】　离子型造影剂具有高渗透压,给药后患者可出现灼热感、躁动不安、恶心、呕吐、眩晕、出汗等症状,也可出现荨麻疹、喉头水肿、哮喘等过敏症状。严重时可引起低血压、心律失常及循环衰竭。

【注意事项】　①碘过敏、甲状腺疾病及严重肝肾疾病者禁用;②造影前应做碘过敏试验。方法如下:本品 0.1mL 皮下注射,观察 10～15 分钟,局部红肿直径超过 1cm 者为阳性;或舌下滴入 5 滴造影剂,10 分钟内出现舌、唇麻木者为阳性;或在结膜囊内滴入 1～2 滴造影剂,观察 5 分钟,出现结膜充血、水肿、流泪者阳性。③药液变深黄色时勿用。

【制剂规格】　注射剂:60% 20mL,76% 20mL。

图片:ER20-5
泛影葡胺用于
CT 增强扫描

碘海醇　Iohexol

【药理作用】　非离子型单体水溶性碘造影剂。本品为无色至淡黄色澄清灭菌溶液,碘含量为 46.4%。其渗透压与血浆接近,黏度适中,易于注射。口服不吸收;静脉注射后分布于细胞外液,器官及组织内没有或极少药物吸收,几乎不与体内蛋白结合,主要以原形由泌尿系统排泄,血管给药后 24 小时内即可近百分之百排出;鞘内注射后,药液随脑脊液弥散至中枢神经系统,本品在脑脊液的半衰期约为 45 分钟,数小时内从脑脊液中消除。由于非离子型造影剂对肥大细胞刺激性弱,组胺释放少,不易引起过敏反应;对血管扩张作用弱,不易引起低血压;对血管内皮损伤小,不易形成血栓;对心、肾功能影响小等,临床血管造影和尿路造影都证明其毒性比离子型造影剂小,并且能较完全地应用于脊髓造影。

【临床应用】　本品适用于成人和儿童的动脉造影、尿路造影、静脉造影和 CT 增强、脊髓造影及脑池造影,关节造影、经内镜胰胆管造影(ERCP)及子宫输卵管造影等。

【不良反应】　①静脉注射极少引起不良反应。轻度反应包括恶心、呕吐、轻度过敏反应(如皮肤或呼吸道症状)等;严重不良反应如喉头水肿、支气管痉挛则极少见。②鞘内给药可引起头痛、恶心、呕吐。注射部位不准可引起疼痛、颈痛、放射痛、出汗、血压不稳、发热、虚脱、耳鸣、麻痹、蛛网膜炎、脑膜炎等不良反应。不良反应发生率与药物浓度、用量、注射部位有关。颈段椎管造影不良反应发生率比腰段高。

【注意事项】　禁忌证:严重甲亢症患者、局部或全身细菌性感染患者、短期内反复用碘海醇进行脊髓造影者。慎用:有过敏反应或哮喘史者、肝及肾功能不全者、心脏和循环系统功能不全者、体质虚弱者、进行性脑动脉硬化者、糖尿病患者、脑痉挛者、甲状腺肿者、髓性白血病者。其他注意事项:①哺乳期妇女用药安全性未确定。②孕妇用药安全性未确定。③癫痫病患者不易蛛网膜下腔使用。

给药说明：①勿与其他药物混用，并使用专门的注射器。②使用中避免脱水。③如造影失败，不易立刻进行重复造影。④一旦发现有大量造影剂流入患者脑内的迹象，可考虑用巴比妥酸钠进行抗惊厥处理。⑤曾对含碘造影剂有反应者，可考虑造影前给予皮质激素或抗组胺药。

【制剂与规格】　碘海醇注射剂：300mg I∶1mL；300mg I∶10mL；300mg I∶20mL；300mg I∶50mL；300mg I∶100mL；350mg I∶1mL；350mg I∶20mL；350mg I: 50mL。

第三节　菌斑显示剂

牙菌斑是引起龋齿及牙周病的主要危险因素，因此，牙菌斑控制是预防龋齿和牙周病的有效手段之一。牙菌斑多积聚在牙冠的颈 1/3 处，色泽透明，肉眼难以辨认，常需要使用菌斑显示剂（plaque indicators）来使之染色。牙菌斑形成过程中微生物的含量及其代谢活性不同，菌斑显示剂染色后所呈现的颜色也不同。菌斑显示剂多由染料制成，临床常用碘荧光素钠，剂型有溶液剂和片剂。国外亦有用红色甜菜根提取的天然色素制成片剂、溶液剂或软膏剂型来检查牙菌斑。

四碘荧光素钠　Tetraiodofluorescein Sodium

又名藻红，赤癣红，常用 2% 溶液剂型。

【处方组成】

四碘荧光素钠	20g
糖精钠	1g
苯甲酸钠	3g
95% 乙醇	100mL
香精	适量
纯化水	加至 1 000mL

【临床应用】　能清楚显示牙面残留的牙菌斑，用于洁治后的牙菌斑检查。将 2% 四碘荧光素钠 3～5 滴滴入舌背前 1/3 或口底处，用舌尖添每个牙面，1 分钟后清水漱口，牙菌斑显淡红色。低毒，对黏膜无刺激，临床应用安全。

如使用片剂时，应将其嚼碎，用舌尖将染色的唾液送至牙齿各面，30 秒至 1 分钟后吐出，清水漱口后检查牙菌斑情况。

碱性品红　Basic Fuchsin

人工合成染料，水中溶解度可达 1%，酒精中溶解度可达 8%。可用于生物细胞染色、结核分枝杆菌鉴别诊断等。属有毒物质。

【处方组成】

碱性品红	1.5g
95% 乙醇	25mL
纯化水	加至 100mL

【临床应用】　用于口腔牙菌斑显色。清水漱口后用本品含漱片刻，再用清水漱口，即可见被染成红色的牙菌斑。

第四节　血管硬化剂

鱼肝油酸钠　Morrhuate Sodium

【药理作用】　本品为鱼肝油的脂肪酸钠，局部注射可造成组织无菌性坏死，形成瘢痕。可与钙离子结合形成钙皂，有促进血小板聚集的作用。

【临床应用】　可用于海绵状血管瘤的硬化治疗及肝硬化所致食管静脉曲张破裂出血、前列腺

图片：ER20-6
四碘荧光素钠

图片：ER20-7
牙菌斑图片

图片：ER20-8
碱性品红

图片：ER20-9
鱼肝油酸钠注射液

尿道手术出血、鼻出血、拔牙创口出血的止血、舌下腺囊肿、腱鞘囊肿、痔核等的治疗。此外，本品尚可用于男子节育及颞下颌关节习惯性脱位的治疗。

【用法用量】 为使药液直接注入血管内，海绵状血管瘤注射时应穿刺回抽有血后再注射，不宜注射在血管瘤的软组织内。1周后可重复注射，一次注射剂量以不超过总量 8mL 为宜。如果血管瘤位于舌根、口底、咽旁，应在严密观察下进行注射。注射后一周内要仔细观察患者情况。

舌下腺囊肿、腱鞘囊肿治疗时均应先抽出囊液后再行注射，一次剂量不宜超过 2mL。

鼻出血、拔牙创口出血可用 5% 鱼肝油酸钠浸湿填塞材料局部加压。

颞下颌关节习惯性脱位治疗时，可在内镜下注入盘后区滑膜下，注射点 1～2 个，每个点剂量为 0.25～0.5mL。

【不良反应】 可出现局部肿痛 2～3 天，必要时可口服镇痛药物。疼痛严重者可口服肾上腺皮质激素。偶见发热、胸闷、皮疹等。剂量过大时，可引起组织或器官的损害。

【注意事项】 ①大剂量多次注射时，应缓慢注入，同时应检查肝、肾、心、肺功能；上述器官病变者慎用；②勿注入动脉内，否则可引起动脉分布区组织坏死；③蔓状血管瘤者禁用。

（肖忠革 吴飞华 于世宾）

参考文献

1. 谷志远，傅开元，张震康. 颞下颌关节紊乱病[M]. 北京：人民卫生出版社，2008 年.
2. 马绪臣. 颞下颌关节病的基础与临床[M]. 北京：人民卫生出版社，2004.
3. RENY de Leeuw，GARY D.Klasser. 美国口颌面痛诊疗指南[M]. 于世宾，李力，主译. 西安：第四军医大学出版社，2015.
4. JEFFREY P.Okeson. 贝氏口颌面痛-口颌面痛的临床处置[M]. 陈永进，张旻，赵铱民，主译. 北京：人民军医出版社，2010.
5. GLENN T.Clark，RAYMOND A.Dionne.Orofacial Pain：a guide to medications and management[J]. A John Wiley & Sons，Inc.，2012.
6. 何国祥，王毅翔. 造影剂药理学及临床应用[M]. 上海：上海科学技术出版社，2002.
7. 汪跃平，游云华，梁军等. 顺铂-碘化油混悬乳液经数字减影血管造影舌动脉栓塞化疗对晚期舌癌的临床病理分析[J]. 中华临床医师杂志，2010，4（9）：1658-1661.
8. 孙蔚明，杜晔. 非离子型造影剂致肾损害的临床分析[J]. 中国医学影像学杂志，2005，13（4）：45-48.

ER21-1

图片：ER21-1
晕厥抢救流程

ER21-2

图片：ER21-2
过敏反应抢救
流程

学习笔记

ER21-3

图片：ER21-3
急性心梗疑似
患者处理流程

第二十一章　口腔科急救用药

>> **提要**

口腔疾病诊疗过程中可能突发晕厥、低血糖、体位性低血压、癫痫、过敏反应等不良事件。这些事件的发生率虽然很低，但如处理不当，患者可能产生严重甚至危及生命的不良后果。口腔科急救用药在上述突发事件的救治中发挥着重要作用。要求通过本章学习，掌握口腔科常用急救药品的分类及其代表性药品，以及代表性药品的主要适应证。

第一节　概　　述

严重程度不一、甚至危及生命的突发事件在口腔疾病诊疗过程中随时可能发生。一些发生比较频繁的突发事件往往和应激（疼痛、害怕或焦虑）有关。应激可诱发患者出现血压降低、晕厥和过度换气等状况，而使应激加剧的诊室环境可诱发包括最坏的紧急事件（心血管疾病、支气管痉挛和癫痫）发生。药物不良反应是另一类威胁生命的突发事件，其发生频率比口腔医生想象的要高很多，最常见的是和口腔治疗中广泛使用的局麻药有关。绝大多数局麻的突发事件和应激因素或心理因素有关，其他反应，如过量反应、过敏反应和药物本身有关。

口腔诊室常见突发事件有晕厥、低血糖、体位性低血压、癫痫、过敏反应、过度换气、心绞痛、急性哮喘发作、急性心肌梗死等。口腔颌面外科手术患者在术后还可能发生意外出血、血肿、呼吸道梗阻等手术并发症，以及药物引起的不良反应。口腔科急救用药在患者发生上述突发事件的救治中发挥着重要作用。口腔科常用急救药品有抗休克的血管活性药、抗心力衰竭药、抗心律失常药、抗心绞痛药、利尿药、呼吸兴奋药、平喘药、糖皮质激素、抗过敏药、电解质和酸碱平衡调节药、镇静催眠药等，其分类及其代表性药品见表 21-1。

表 21-1　口腔科常用急救药品分类及其代表性药品

药品分类	代表性药品
抗休克的血管活性药	盐酸肾上腺素注射液、重酒石酸去甲肾上腺素注射液、盐酸多巴胺注射液、重酒石酸间羟胺注射液、盐酸异丙肾上腺素注射液
抗心力衰竭药	去乙酰毛花苷注射液
抗心律失常药	盐酸利多卡因注射液、盐酸普罗帕酮注射液、盐酸维拉帕米注射液、盐酸胺碘酮注射液
抗心绞痛药	硝酸甘油片、硝酸甘油注射液
利尿药	呋塞米注射液
呼吸兴奋药	尼可刹米注射液、盐酸洛贝林注射液、盐酸多沙普仑注射液
平喘药	氨茶碱注射液
糖皮质激素	地塞米松磷酸钠注射液
抗过敏药	盐酸苯海拉明注射液
电解质和酸碱平衡调节药	葡萄糖酸钙注射液、碳酸氢钠注射液
镇静催眠药	地西泮注射液

为满足口腔诊疗中突发事件的急救用药需求,口腔科急救药品往往在抢救车中集中存放,并做到定人管理、定期清点、定区存放、固定数量,医务人员还需经常性开展急救知识、急救技能的培训和演练。

第二节　口腔科常用急救用药

一、抗休克的血管活性药

休克的治疗除进行病因治疗、补充血容量、纠正酸血症外,应用血管活性药物以改变血管功能和改善微循环是治疗休克的一项重要措施。抗休克治疗中,肾上腺素类血管活性药物占有重要的地位。主要作用于 α 受体的拟肾上腺素药如去甲肾上腺素等可引起皮肤、黏膜血管和内脏血管的收缩,使外周阻力增加,血压上升;主要作用于 β 受体的拟肾上腺素药如异丙肾上腺素等可使心收缩力增强,心率加快,心排血量增加,从而亦使血压上升,同时对某些血管有扩张作用,可改善微循环。

肾上腺素　Adrenaline

【临床应用】　用于因支气管痉挛所致严重呼吸困难,可迅速缓解药物等引起的过敏性休克,亦是各种原因引起的心脏骤停进行心肺复苏的主要抢救用药。

常用量:皮下注射,1 次 0.25～1mg;极量:皮下注射,1 次 1mg。①抢救过敏性休克:由于本品具有兴奋心肌、升高血压、松弛支气管等作用,故可缓解过敏性休克的心跳微弱、血压下降、呼吸困难等症状。皮下注射或肌注 0.5～1mg,也可用 0.1～0.5mg 缓慢静脉注射(以 0.9% 氯化钠注射液稀释到 10mL),如疗效不好,可改用 4～8mg 静脉滴注(溶于 5% 葡萄糖注射液 500～1000mL);②抢救心脏骤停:可用于麻醉和手术中的意外、药物中毒或心脏传导阻滞等原因引起的心脏骤停,以 0.25～0.5mg 以 10mL0.9% 氯化钠注射液稀释后静脉(或心内注射),同时进行心脏按压、人工呼吸、纠正酸中毒。对电击引起的心脏骤停,亦可用本品配合电除颤仪或利多卡因等进行抢救。

去甲肾上腺素　Noradrenaline

【临床应用】　用于急性心肌梗死、体外循环等引起的低血压;对血容量不足所致的休克、低血压或嗜铬细胞瘤切除术后的低血压,本品作为急救时补充血容量的辅助治疗,以使血压回升,暂时维持脑与冠状动脉灌注,直到补充血容量治疗发生作用;也可用于椎管内阻滞时的低血压及心跳骤停复苏后血压维持。

用 5% 葡萄糖注射液或葡萄糖氯化钠注射液稀释后静脉滴注。成人常用量:开始以每分钟8～12μg 速度滴注,调整滴速以达到血压升到理想水平;维持量为每分钟 2～4μg。在必要时可按医嘱超越上述剂量,但需注意保持或补足血容量。小儿常用量:开始按体重以每分钟 0.02～0.1μg/kg 速度滴注,按需要调节滴速。

多巴胺　Dopamine

【临床应用】　用于心肌梗死、创伤、内毒素败血症、心脏手术、肾功能衰竭、充血性心力衰竭等引起的休克综合征;补充血容量后休克仍不能纠正者,尤其有少尿及周围血管阻力正常或较低的休克。由于本品可增加心排血量,也用于洋地黄和利尿剂无效的心功能不全。

成人常用量:静脉注射,开始时每分钟按体重 1～5μg/kg,10 分钟内以每分钟 1～4μg/kg 速度递增,以达到最大疗效。慢性顽固性心力衰竭,静脉滴注开始时,每分钟按体重 0.5～2μg/kg 逐渐递增。多数患者按 1～3μg/(kg·min)给予即可生效。闭塞性血管病变患者,静脉滴注开始时按1μg/(kg·min),逐增至 5～10μg/(kg·min),直到 20μg/(kg·min),以达到最满意效应。如危重病例,先按 5μg/(kg·min)滴注,然后以 5～10μg/(kg·min)递增至 20～50μg/(kg·min),以达到满意效应。或本品 20mg 加入 5% 葡萄糖注射液 200～300mL 中静脉滴注,开始时按 75～100μg/min 滴入,以后根据血压情况，可加快速度和加大浓度，但最大剂量不超过每分钟 500μg。

间羟胺 Metaraminol

【临床应用】 防治椎管内阻滞麻醉时发生的急性低血压；辅助性对症治疗由于出血、药物过敏，手术并发症及脑外伤或脑肿瘤合并休克而发生的低血压；也可用于心源性休克或败血症所致的低血压。

成人用量：①肌内或皮下注射：1 次 2～10mg，由于最大效应不是立即显现，在重复用药前对初始量效应至少应观察 10 分钟；②静脉注射，初量 0.5～5mg，继而静脉滴注，用于重症休克；③静脉滴注，将间羟胺 15～100mg，加入 5% 葡萄糖注射液或氯化钠注射液 500mL 中滴注，调节滴速以维持合适的血压。成人极量：1 次 100mg，每分钟 0.3～0.4mg。小儿用量：肌内或皮下注射：按 0.1mg/kg，用于严重休克；静脉滴注 0.4mg/kg 或按体表面积 12mg/m²，用氯化钠注射液稀释至每 25mL 中含间羟胺 1mg 的溶液，滴速以维持合适的血压水平为度。配制后应于 24 小时内用完，滴注液中不得加入其他难溶于酸性溶液配伍禁忌的药物。

异丙肾上腺素 Isoprenaline

【临床应用】 用于心搏骤停，完全房室传导阻滞、心源性休克、感染性休克、支气管哮喘急性发作。静脉滴注：当心率低于每分钟 40 次，以本品 0.5～1mg 溶于 5% 葡萄糖注射液 200～300mL 中缓慢静脉滴注。用于心搏骤停，心腔内直接注射 0.5～1mg。

二、抗心力衰竭药

心力衰竭的主要临床表现为呼吸困难、乏力和液体潴留。抗心力衰竭药能够增强心肌收缩力，使心肌收缩敏捷而有力、心排血量明显增加、左心室压力上升的最大速率加快，从而改善心力衰竭时的血流动力学状况，可用于治疗急慢性心力衰竭。

去乙酰毛花苷 Deslanoside

【临床应用】 主要用于心力衰竭。由于其作用较快，适用于急性心功能不全或慢性心功能不全急性加重的患者。亦可用于控制伴快速心室率的心房颤动、心房扑动患者的心室率。

静脉注射。成人常用量：用 5% 葡萄糖注射液稀释后缓慢注射，首剂 0.4～0.6mg，以后每 2～4 小时可再给 0.2～0.4mg，总量 1～1.6mg。小儿常用量：按下列剂量分 2～3 次间隔 3～4 小时给予。早产儿和足月新生儿或肾功能减退、心肌炎患儿，肌内或静脉注射按体重 0.022mg/kg，2 周～3 岁，按体重 0.025mg/kg。本品静脉注射获满意疗效后，可改用地高辛常用维持量以保持疗效。

三、抗心律失常药

心律失常是指心脏跳动节律和 / 或频率的异常，其发生机制是由于冲动形成异常和冲动传导异常。一般情况下，在心动过速时需应用抑制心脏自律性的药物，心房颤动时需应用抑制房室间传导的药物，房室传导拮抗时则需应用能改善传导的药物，对于自律性过低所引起的心动过缓型心律失常则应采用肾上腺素或阿托品类药物。

利多卡因 Lidocaine

【临床应用】 用于急性心肌梗死所致急性室性心律失常，包括室性早搏、室性心动过速及心室颤动。

静脉注射，首次 50～100mg，缓慢静脉注射 2～3 分钟，必要时每 5 分钟重复注射 1～2 次，但 1 小时之内的总量不得超过 300mg。

普罗帕酮 Propafenone

【临床应用】 用于阵发性室性心动过速、阵发性室上性心动过速及预激综合征伴室上性心动过速、心房扑动或心房颤动的预防，也可用于各种早搏的治疗。

静脉注射：成人常用量 1～1.5mg/kg 或以 70mg 加 5% 葡萄糖注射液稀释，于 10 分钟内缓慢注射，必要时 10～20 分钟重复一次，总量不超过 210mg。静脉注射起效后改为静脉滴注，滴速 0.5～1mg/min 或口服维持。

维拉帕米　Verapamil

【临床应用】　用于快速阵发性室上性心动过速的转复，心房扑动或心房颤动心室率的暂时控制。

静脉注射：初始剂量 5～10mg（或按 0.075～0.15mg/kg 体重），稀释后缓慢静脉注射至少 2 分钟。如初反应不满意，首剂 15～30 分钟后再给一次 5～10mg 或 0.15mg/kg 体重。静脉滴注：加入氯化钠注射液或 5% 葡萄糖注射液中静脉滴注，每小时 5～10mg，每日总量不超过 50～100mg。

胺碘酮　Amiodarone

【临床应用】　用于治疗严重的心律失常，尤其适用于下列情况：房性心律失常伴快速室性心律、W-P-W 综合征的心动过速、严重的室性心律失常、体外电除颤无效的室颤相关心脏停搏的心肺复苏。

静脉注射：负荷量按体重 3mg/kg，稀释后 10 分钟给入，然后以每分钟 1～1.5mg 静脉滴注维持，6 小时后减至每分钟 0.5～1mg，每日总量 1.2g，最大不超过 2～2.2g。以后逐渐减量，静脉滴注胺碘酮持续不应超过 3～4 日。

四、抗心绞痛药

心绞痛是冠状动脉粥样硬化性心脏病的一个重要临床症状。其发生原因一般认为是由于冠状动脉粥样硬化，引起管腔狭窄，心肌血液供应不足，造成心肌需氧与供氧之间的平衡失调。抗心绞痛药的作用或者是减轻心脏的工作负荷，以降低心肌的需氧量；或是扩张冠状动脉，促进侧支循环的形成，以增加心肌的供氧量，从而缓解心绞痛。

硝酸甘油　Nitroglycerin

【临床应用】　①用于治疗急性心绞痛。成人一次用 0.25～0.5mg 舌下含服。每 5 分钟可重复 1 片，直至疼痛缓解。如果 15 分钟内总量达 3 片后疼痛持续存在，应立即就医。②用于控制性降压或治疗心力衰竭。静脉滴注，开始剂量按每分钟 5μg，可每 3～5 分钟增加 5μg/min 以达到满意效果。如在 20μg/min 时无效可以 10μg/min 递增，以后可 20μg/min，一但有效则剂量渐减少和给药间期延长。

五、利尿药

利尿药是一类促进体内电解质（Na^+ 为主）和水分的排出而增加尿量的药物，通过影响肾小球的滤过、肾小管的重吸收和分泌等功能而实现其利尿作用，但主要是影响肾小管的重吸收。

呋塞米　Furosemide

【临床应用】　①用于充血性心力衰竭，肝硬化，肾脏疾病（肾炎、肾病及各种原因所致的急慢性肾衰竭），与其他药物合用治疗急性肺水肿和急性脑水肿等。②预防急性肾衰竭。用于各种原因导致的肾脏血流灌注不足，如失水、休克、中毒、麻醉意外以及循环功能不全等。在纠正血容量不足的同时及时应用，可减少急性肾小管坏死的机会。③高血压危象。④高钾血症、高钙血症、稀释性低钠血症（尤其是当血钠浓度低于 120mmol/L 时）。⑤抗利尿激素分泌过多症。⑥急性药物及毒物中毒。

静脉注射：

1. **成人**　①水肿性疾病，紧急情况或不能口服者，可静脉注射，开始 20～40mg，必要时每 2

小时追加剂量，直至出现满意疗效。维持用药阶段可分次给药。②急性左心衰竭，起始 40mg 静脉注射，必要时每小时追加 80mg，直至出现满意疗效。③急性肾衰竭，可 200～400mg 加入 100mL 氯化钠注射液内静脉滴注，滴注速度不超过每分钟 4mg。有效者可按原剂量重复应用或酌情调整剂量，1 日总剂量不超过 1g。利尿效果差时不宜再增加剂量，以免出现肾毒性，对急性肾衰竭恢复不利。④慢性肾功能不全，通常每日 40～120mg。⑤高血压危象，起始 40～80mg，伴急性左心衰竭或急性肾衰竭时，可酌情增加剂量。⑥高钙血症，1 次 20～80mg。

2. 儿童　治疗水肿性疾病，静脉注射，起始量 1mg/kg，必要时每 2 小时追加 1mg/kg。一日最大剂量可达 6mg/kg。新生儿应延长用药间隔时间。

六、呼吸兴奋药

呼吸兴奋药主要通过刺激外周感受器和 / 或呼吸中枢起作用，以改善患者的通气量，可用于治疗药物引起的呼吸抑制。呼吸兴奋药多经静脉注射和静脉滴注给药，作用时间短。在呼吸兴奋药治疗呼吸衰竭时，需保证气道通畅，并给予恰当的氧疗。因呼吸兴奋药可以兴奋骨骼肌增加机体的氧耗量，在气道阻塞、通气障碍、供氧不足条件下将加重低氧血症，使患者情况恶化。

尼可刹米　Nikethamide

【临床应用】　用于中枢性呼吸抑制及各种原因引起的呼吸抑制。

皮下注射、肌内注射、静脉注射。常用量 1 次 0.25～0.5g，必要时 1～2 小时重复用药，极量 1 次 1.25g。6 个月以下婴儿，1 次 75mg，1 岁 1 次 0.125g，4～7 岁 1 次 0.175g。

洛贝林　Lobeline

【临床应用】　用于各种原因引起的中枢性呼吸抑制。

①静脉注射：常用量：成人 1 次 3mg；极量：1 次 6mg，每日 20mg。小儿 1 次 0.3～3mg，必要时每隔 30 分钟可重复使用；新生儿窒息可注入脐静脉 3mg。②皮下或肌内注射：常用量，成人 1 次 10mg；极量，1 次 20mg，每日 50mg。小儿 1 次 1～3mg。

多沙普仑　Doxapram

【临床应用】　用于呼吸衰竭。

①静脉注射：按体重 1 次 0.5～1.0mg/kg，不超过 1.5mg/kg，如需重复给药，至少间隔 5 分种。每小时用量不宜超过 0.3g；②静脉滴注：按体重 1 次 0.5～1.0mg/kg 临用前加葡萄糖氯化钠注射液稀释后静脉滴注，直至获得疗效，总量不超过每日 3g。

七、平喘药

平喘药是能作用于哮喘发病的不同环节，以缓解或预防哮喘发作的药物。

氨茶碱　Aminophylline

【临床应用】　用于支气管哮喘、慢性喘息性支气管炎、慢性阻塞性肺病等缓解喘息症状，也可用于心功能不全和心源性哮喘。

1. 成人常用量　①静脉注射，1 次 0.125～0.25g，每日 0.5～1g，每次 0.125～0.25g 用 50% 葡萄糖注射液稀释至 20～40mL，注射时间不得短于 10 分钟；②静脉滴注，1 次 0.25～0.5g，每日 0.5～1g，以 5%～10% 葡萄糖注射液稀释后缓慢滴注。注射给药，极量 1 次 0.5g，每日 1g。

2. 小儿常用量　静脉注射，1 次按体重 2～4mg/kg，以 5%～10% 葡萄糖注射液稀释后缓慢注射。

八、糖皮质激素

糖皮质激素属于类固醇激素，生理剂量糖皮质激素在体内作用广泛，不仅为糖、蛋白质、脂肪代谢的调控所必需，且具有调节钾、钠和水代谢的作用，对维持机体内外环境平衡起重要作用。药理剂量糖皮质激素主要有抗炎、免疫抑制、抗病毒和抗休克等作用。

地塞米松 Dexamethasone

【临床应用】 主要用于过敏性与自身免疫性炎症性疾病。多用于结缔组织病、活动性风湿病、类风湿关节炎、红斑狼疮、严重支气管哮喘、严重皮炎、溃疡性结肠炎、急性白血病等，也用于某些严重感染及中毒、恶性淋巴瘤的综合治疗。

一般剂量静脉注射每次 2～20mg。静脉滴注时，应以 5% 葡萄糖注射液稀释，可 2～6 小时重复给药至病情稳定，但大剂量连续给药一般不超过 72 小时。

九、抗过敏药

过敏反应（又称变态反应）是人体接触过敏原后出现的不正常的免疫应答。抗过敏药可用于防治过敏性疾病。

苯海拉明 Diphenhydramine

【临床应用】 用于皮肤、黏膜的过敏如荨麻疹、血管神经性水肿、各种皮肤瘙痒及过敏症；急性过敏反应如输血或血浆所致的急性过敏反应；手术后药物引起的恶心呕吐。

深部肌内注射，1 次 20mg，每日 1～2 次。

十、电解质和酸碱平衡调节药

电解质和酸碱平衡是人体细胞进行正常代谢所必需的条件，也是维持人体生命和各脏器生理功能所必要的条件。当人体因疾病、创伤、感染、物理化学因素及不恰当的治疗而使平衡失调时，如果机体缺乏能力进行调节或超过了机体的代偿能力，将会出现电解质和酸碱平衡紊乱。电解质和酸碱平衡紊乱一旦发生，除了调整失衡，还须针对原发病进行治疗，但是当疾病发展到一定阶段，电解质和酸碱平衡紊乱成为威胁生命的主要因素，则必须及早发现和纠正以挽救患者的生命。

葡萄糖酸钙注射液 Calcium Gluconate Injection

【临床应用】 用于治疗钙缺乏，急性血钙过低、碱中毒及甲状旁腺功能低下所致的手足搐搦症；过敏性疾患；镁中毒时的解救；氟中毒的解救；心脏复苏时应用（如高血钾或低血钙，或钙通道阻滞引起的心功能异常的解救）。

用 10% 葡萄糖注射液稀释后缓慢注射，每分钟不超过 5mL。成人用于低钙血症，1 次 1g，需要时可重复；用于高镁血症，1 次 1～2g；用于氟中毒解救，静脉注射本品 1g，1 小时后重复，如有搐搦可静脉注射本品 3g；如有皮肤组织氟化物损伤，每平方厘米受损面积应用 10% 葡萄糖酸钙 50mg。

碳酸氢钠 Sodium Bicarbonate

【临床应用】 ①用于治疗代谢性酸中毒。治疗轻至中度代谢性酸中毒，以口服为宜。重度代谢性酸中毒则应静脉滴注，如严重肾脏病、循环衰竭、心肺复苏、体外循环及严重的原发性乳酸性酸中毒、糖尿病酮症酸中毒等。②碱化尿液。用于尿酸性肾结石的预防，减少磺胺类药物的肾毒性，及急性溶血防止血红蛋白沉积在肾小管。③静脉滴注对某些药物中毒有非特异性的治疗作用，如巴比妥类、水杨酸类药物及甲醇等中毒。

代谢性酸中毒：静脉滴注，所需剂量按下式计算：补碱量（mmol）=（−2.3− 实际测得的 BE 值）× 0.25× 体重（kg），或补碱量（mmol）=[正常的 CO_2CP− 实际测得的 CO_2CP（mmol）]×0.25× 体重（kg）。除非体内丢失碳酸氢盐，一般先给计算剂量的 1/3～1/2，4～8 小时内滴注完毕；心肺复苏抢救：首次 1mmol/kg，以后根据血气分析结果调整用量（每 1g 碳酸氢钠相当于 12mmol 碳酸氢根）；碱化尿液：静脉滴注，2～5mmol/kg，4～8 小时内滴注完毕。

十一、镇静催眠药

镇静催眠药是一类对中枢神经系统具有抑制作用的药物，小剂量时引起安静或嗜睡状态，表现为镇静作用；较大剂量时可诱导入睡、延长睡眠时间，即催眠作用。镇静催眠药中的苯二氮䓬类药物还具有抗焦虑、中枢性肌肉松弛、抗惊厥、抗癫痫、抗震颤等作用。

地西泮注射液　Diazepam Injection

【临床应用】　可用于抗癫痫和抗惊厥，静脉注射为治疗癫痫持续状态的首选药，对破伤风轻度阵发性惊厥也有效。

静脉给药。成人常用量：①镇静、催眠或急性酒精戒断，开始 10mg，以后按需每隔 3~4 小时加 5~10mg。24 小时总量以 40~50mg 为限。②癫痫持续状态和严重频发性癫痫，开始静脉注射 10mg，每隔 10~15 分钟可按需增加甚至达最大限用量。③破伤风可能需要较大剂量。静脉注射宜缓慢，每分钟 2~5mg。

小儿常用量：①抗癫痫、癫痫持续状态和严重频发性癫痫，出生 30 天~5 岁，静脉注射为宜，每 2~5 分钟 0.2~0.5mg，最大限用量为 5mg。② 5 岁以上每 2~5 分钟 1mg，最大限用量 10mg。如需要，2~4 小时后可重复治疗。③重症破伤风解痉时，出生 30 天到 5 岁 1~2mg，必要时 3~4 小时后可重复注射，5 岁以上注射 5~10mg。④小儿静脉注射宜缓慢，3 分钟内按体重不超过 0.25mg/kg，间隔 15~30 分钟可重复。

（郑利光）

参考文献

1. 姬爱平. 口腔急诊常见疾病诊疗手册[M]. 北京：北京大学医学出版社，2013.
2. STANLEY F M. 口腔急症处理. 胡开进，译. 北京：人民卫生出版社，2010.
3. 陈新谦，金有豫，汤光. 新编药物学[M]. 第 17 版. 北京：人民卫生出版社，2011.
4. 国家药典委员会. 中华人民共和国药典临床用药须知（化学药和生物制品卷）[M]. 2015 年版. 北京：中国医药科技出版社，2017.

中英文名词对照索引

G

H

J

K

L

R

S

T

W